ライフステージから学ぶ

# 地域包括
## リハビリテーション
### 実践マニュアル

編 河野　眞

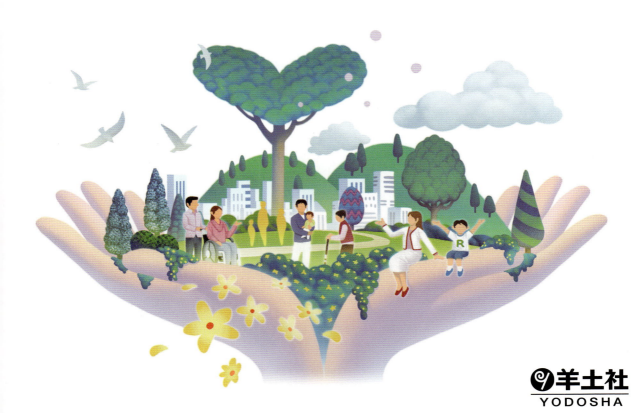

**謹告**

　本書に記載されている診断法・治療法に関しては，発行時点における最新の情報に基づき，正確を期するよう，著者ならびに出版社はそれぞれ最善の努力を払っております．しかし，医学，医療の進歩により，記載された内容が正確かつ完全ではなくなる場合もございます．

　したがって，実際の診断法・治療法で，熟知していない，あるいは汎用されていない新薬をはじめとする医薬品の使用，検査の実施および判読にあたっては，まず医薬品添付文書や機器および試薬の説明書で確認され，また診療技術に関しては十分考慮されたうえで，常に細心の注意を払われるようお願いいたします．

　本書記載の診断法・治療法・医薬品・検査法・疾患への適応などが，その後の医学研究ならびに医療の進歩により本書発行後に変更された場合，その診断法・治療法・医薬品・検査法・疾患への適応などによる不測の事故に対して，著者ならびに出版社はその責を負いかねますのでご了承ください．

# 序

今，本書を手に取ったあなたは
　　　臨床に出て間もないセラピストだろうか？
　　　これから地域に出ることをめざしているセラピストだろうか？
　　　病院や施設での臨床経験はあるものの，はじめて地域で活動することになり不安を感じているセラピストだろうか？
　　　活動の幅を広げたい地域で活動するセラピストだろうか？
　　　セラピストをめざす学生だろうか？
本書はそのすべての方々の力になるものと確信している．

　地域包括ケアの進展に代表されるように，近年セラピストが地域で活躍することを期待する声がどんどん大きくなっている．共生社会やインクルーシブな社会を実現するためにも，セラピストが地域での活動の場を広げ，地域への関与を深めていくことは不可欠である．そういった意味からも，セラピストを求める地域の声の高まりは理解できるところだろう．

　一方で，地域がセラピストに求める役割は従来のリハサービスの提供にとどまるものではなく，健康成人への予防的なかかわりや地域づくりへの貢献など多様である．そのため，この新たな地域からの要求に戸惑いや不安を感じるセラピストがいることは自然なことだと思う．

　本書では，地域がセラピストに求める新たな役割を「地域包括リハビリテーション」と名付けた．そして，地域で暮らす人々のリハ関連課題をライフステージごとに整理し，一つひとつの課題に対してセラピストができることの紹介を試みた．

　第1章では地域包括リハに取り組むにあたって必要な基礎知識を分かりやすく概説した．第2章は本書の核であり，ライフステージごとの地域生活課題とそれへの取り組み方法を具体的かつ実践的に紹介するマニュアル部分である．実際の地域活動例をふんだんに織り交ぜているので，自分の活動の参考になる例をきっと見つけられることだろう．第3章はワークブックという形式になっている．これは，その記載通りに一歩一歩作業を進めていくことで，地域包括リハの活動の一つをそのまま実現できる，実施手順書のイメージである．実際にこれらの活動の経験がある執筆者たちにより，一般的な教科書には記載されていない実施上のコツが紹介されている点もこの章の特徴である．

　さあ，セラピストの皆さん，本書を携えて地域に出よう．本書を1つの足掛かりとして，幅広くかつ柔軟に地域包括リハを展開し，地域の人々のさまざまな声に応えよう．
　地域はあなたを待っている．

2018年2月

河野　眞

# 地域包括リハビリテーション実践マニュアル

## CONTENTS

- ■ 序 ———————————————————————————————— 河野 眞
- ■ 地域包括リハビリテーションの見取り図 ———————————— 河野 眞　10

### 第1章　セラピストが地域で活動するための基礎知識

- ❶ 地域包括ケアの時代のリハビリテーションとは ———————— 河野 眞　14
  - 1 地域とリハビリテーション
  - 2 地域包括ケアシステム
  - 3 地域包括ケアシステムにおけるセラピストの役割
- ❷ 地域とリハに関する制度の変遷 ———————————————— 山口佳小里　19
  - 1 歴史
  - 2 今後へ向けた提言
- ❸ 地域とPT ——————————————————————————— 知脇 希　24
  - 1 地域生活支援におけるPTの現状と今後期待される役割
  - 2 地域づくりにおけるPTの現状と今後期待される役割
- ❹ 地域とOT ——————————————————————————— 平野大輔　28
  - 1 地域生活支援におけるOTの現状と今後期待される役割
  - 2 地域づくりにおけるOTの現状と今後期待される役割
- ❺ 地域とST ——————————————————————————— 鈴木 倫　33
  - 1 地域生活支援におけるSTの現状と今後期待される役割
  - 2 地域づくりにおけるSTの現状と今後期待される役割
- ❻ 地域で出会う他職種 ———————————————————— 下田信明　38
  - 1 医師
  - 2 歯科医師
  - 3 看護師
  - 4 保健師
  - 5 薬剤師
  - 6 歯科衛生士
  - 7 管理栄養士・栄養士
  - 8 義肢装具士
  - 9 社会福祉士
  - 10 精神保健福祉士
  - 11 介護福祉士
  - 12 訪問介護員（ホームヘルパー）
  - 13 介護支援専門員（ケアマネジャー）
  - 14 教育職員（教員）
  - 15 臨床心理士
  - 16 一般行政職員
  - 17 弁護士
  - 18 民生委員・児童委員
  - 19 就労移行支援事業所や就労継続支援A型・B型事業所の職員
  - 20 車いす業者・座位保持装具製作業者・福祉機器業者・家屋改造業者
  - 21 患者移送サービス業者
  - 22 障がい者スポーツ指導員
  - 23 当事者組織・自助グループメンバー
  - 24 ボランティア
- ❼ 制度の変化をすばやく捉えるプロトコル ———————————— 山口佳小里　47
  - 1 制度の変化をめぐる動き
  - 2 制度の変化を捉えるプロトコル

# 第2章　地域包括リハビリテーションマニュアル

## ❶ 乳幼児期

### 1) 乳幼児期における地域生活の課題 ……………………………………… 河野　眞　52

### 2) 乳幼児健康診査・発達相談 ……………………………………………… 清山真琴　54
1. 乳幼児健診の概要
2. セラピストが健診にかかわる際の立場・枠組み
3. 乳幼児健診の流れ
4. 乳幼児健診におけるセラピスト対応例
5. 発達相談にかかわる際の留意点

### 3) 在宅生活 ………………………………………………………………… 平野大輔　60
1. セラピストが在宅生活支援にかかわる際の立場・枠組み
2. 在宅生活支援におけるセラピストの役割
3. セラピストが在宅生活支援にかかわる際の留意点
4. セラピストが在宅生活支援に使えるツール（制度・サービス，その他）

### 4) 保護者の仲間づくり・家族への支援 …………………………………… 佐野美沙子　65
1. 保護者の仲間づくり・家族支援の概要
2. 保護者の仲間づくりや家族支援におけるセラピストの役割，かかわり方と留意点

### 5) 保育園・幼稚園への支援 ………………………………………………… 清山真琴　72
1. セラピストが園支援にかかわる際の立場，枠組み
2. 園への支援・園での支援におけるセラピストの役割とかかわり方
3. セラピストが園への支援・園での支援にかかわる際の留意点
4. 園支援に使えるツール

● 地域活動例 ●
起業：法人の設立から障害児通所支援の開業までのプロセス ── 嘉門邦岳，平野大輔　78

## ❷ 学齢期

### 1) 学齢期における地域生活の課題 ………………………………………… 平野大輔　82

### 2) 就学支援：特別支援学校 ………………………………………………… 渡邉貴子　84
1. 特別支援学校の概要
2. セラピストが特別支援学校にかかわる立場・枠組み
3. 特別支援学校におけるセラピストの役割とかかわり方
4. セラピストが特別支援学校にかかわる際の留意点
5. 活動例

### 3) 就学支援：小中学校 ……………………………………………………… 平野大輔　92
1. 普通小中学校における特別支援教育の概要
2. セラピストが学校にかかわる立場・枠組み
3. 学校におけるセラピストの役割とかかわり方
4. セラピストが学校にかかわる際の留意点
5. 学校で使える外部リソース・制度的なツール・学校リソース活用アイディア集

### 4) 就学支援：高校・大学 …………………………………………………… 山口佳小里　100
1. 高校・大学における特別支援教育の概要
2. セラピストが高校・大学にかかわる立場・枠組み
3. 高校・大学におけるセラピストの役割・留意点
4. 活動例

### 5) 余暇活動・仲間づくり・放課後活動 …………………………………… 渡邉純子　105
1. セラピストが余暇活動・仲間づくり・放課後活動の支援で使える枠組み・制度
2. 余暇活動・仲間づくり・放課後活動におけるセラピストの役割とかかわり方
3. セラピストが余暇活動・仲間づくり・放課後活動にかかわる際の留意点
4. 活動例

# CONTENTS

- 6) 家族への支援 ...................................................... 渡邊純子 112
  - 1 学齢期の家族支援の概要
  - 2 セラピストが学齢期の家族への支援にかかわる立場・枠組み
  - 3 学齢期の家族支援におけるセラピストの役割
  - 4 セラピストが学齢期の家族支援にかかわる際の留意点
  - 5 活動例

## ❸ 成人期

- 1) 成人期における地域生活の課題 .......................... 河野 眞 120
- 2) 住まいの支援 .................................................. 下田信明 122
  - 1 障害者が住まいを確保することの課題
  - 2 住まいの種類と住まいの確保のための支援組織
  - 3 住まいの確保におけるセラピストの役割と留意点
- 3) 地域生活への移行 ................................ 安部恵理子, 田中 匡 125
  - 1 地域生活への移行支援の枠組み：障害者総合支援法に基づく障害福祉サービス
  - 2 地域生活への移行支援にセラピストがかかわる際のポイント
  - 3 地域生活への移行支援に使える制度の例
  - 4 活動例
- 4) 在宅生活の維持 .................................................. 林 寿恵 133
  - 1 在宅生活支援におけるセラピストの役割
  - 2 セラピストが在宅生活支援にかかわる際の留意点
  - 3 活動例
  - 4 セラピストが使える在宅生活継続支援のツール
- 5) 就労移行 .................................................. 山口佳小里 139
  - 1 セラピストが就労移行にかかわる立場と枠組み
  - 2 就労移行におけるセラピストの役割とかかわり方
  - 3 活動例
  - 4 セラピストが就労移行にかかわる際の留意点
- 6) 就労継続支援 .................................................. 中村賢二 144
  - 1 就労継続支援の概要
  - 2 セラピストが就労継続支援にかかわる立場と枠組み
  - 3 就労継続支援におけるセラピストの役割とかかわり方
  - 4 活動例
  - 5 セラピストが就労継続支援にかかわる際の留意点

● 地域活動例 ●
  事業所立ち上げ：就労継続支援事業所立ち上げ奮闘記 ........................ 中村賢二 151

- 7) 日中活動の支援 .................................................. 河野 眞 158
  - 1 日中活動の支援の概要
  - 2 日中活動の支援にセラピストがかかわる枠組みと立場
  - 3 日中活動の支援におけるセラピストの役割
  - 4 活動例
- 8) 仲間づくり・ピアサポート .......................... 安部恵理子 162
  - 1 仲間づくり・ピアサポートの概要
  - 2 ピアサポートの実際
  - 3 セラピストのかかわり方・留意点
  - 4 セラピストが使える仲間づくり・ピアサポートの支援ツール
- 9) 余暇活動・地域活動 ................................ 安部恵理子 168
  - 1 余暇活動・地域活動支援の概要
  - 2 セラピストのかかわり方・留意点
  - 3 活動例

## ❹ 老年期

1) 老年期における地域生活の課題 ··················································· 小野和美　174
2) 住まいの支援 ·························································································· 小野和美　176
   1. セラピストが知っておくべき高齢者の住まいの支援一覧
   2. セラピストが住まいを支援する際に利用できる枠組み
   3. 住まいの支援にセラピストがかかわる際の役割とかかわり方
   4. 住まいの支援にセラピストがかかわる際の留意点
   5. 活動例
3) 在宅生活 ·································································································· 小野和美　181
   1. セラピストが在宅生活を支援する際に利用できる枠組み
   2. 在宅生活支援におけるセラピストの役割
   3. 在宅生活支援にセラピストがかかわる際の留意点
   4. 在宅生活支援に知っておくと便利な制度やサービス一覧
   5. 活動例
4) 通所サービス ························································································ 小野和美　187
   1. 通所サービスの概要
   2. 通所サービスにおけるセラピストの立場と役割
   3. 通所サービスへのかかわり方と留意点
   4. 活動例
5) 地域活動 ·································································································· 山口佳小里　193
   1. セラピストが地域活動にかかわる際に利用できる枠組み
   2. 地域活動におけるセラピストの役割
   3. 地域活動へのかかわり方と留意点

● 地域活動例 ●
　地域活動：宗吾地区住民自主サークル観察記録 ············ 山口佳小里, 河野　眞　198

6) 介護予防PT系 ···················································································· 知脇　希　203
   1. PTが介護予防でできること
   2. PTによる介護予防活動例：男性向け健康講座
7) 介護予防OT系 ··················································································· 山口佳小里　208
   1. OTが介護予防でできること
   2. OTによる介護予防活動例：Iさんへの介護予防的支援
8) 介護予防ST系 ···················································································· 鈴木　倫　212
   1. STが介護予防でできること
   2. STによる介護予防活動例

● 地域活動例 ●
　行政セラピスト：新米行政セラピストがみたベテラン行政セラピストの一週間
　　　　　　　　　　　　　　　　　　　　　　　　　　　　　　　 伊賀裕貴子, 清山真琴　217

● 地域活動例 ●
　難病：多系統萎縮症男性の生活支援 ······················································ 知脇　希　221

## ❺ 看取り ··········································································································· 下田信明　225
   1. 看取り・終末期における患者の死亡までに生じる変化
   2. 家族への配慮を十分に行う
   3. 呼吸困難のケア
   4. 身体機能維持
   5. ADL維持
   6. ものづくり，あるいは好きな作業・活動ができるように援助する

# 第3章　地域包括リハはじめてワークブック

## ❶ 地域のニーズを捉えるレシピ ──────────────── 河野　眞・232
- **1** セラピストによる地域を中心とした実践
- **2** 地域のリハ関連ニーズを捉える
- ■ ワークブック：地域のニーズを捉えるレシピ
  1) 下ごしらえ ◆ 2) はじまり ◆ 3) 地域ニーズのあぶり出し ◆ 4) 発表と共有

## ❷ 地域活動事業予算化の歩き方 ──────────────── 山口佳小里・244
- ■ ワークブック：地域活動事業予算化の歩き方
  1) 旅支度：制度や地域背景に関する情報収集 ◆ 2) 事業予算化の歩き方

## ❸ 委託事業の取扱説明書 ──────────────── 小野和美，石川未来・253
- **1** イタクの基本とトリセツの使い方
- **2** イタクの実際
- ■ ワークブック：イタクの手順
  1) はじまり ◆ 2) 委託契約を締結する ◆ 3) 事業開催の準備をする ◆ 4) 事業を開催し，進行する ◆ 5) 事業を終了する
- **3** イタクよくあるQ＆A

## ❹ 地域生活活動チェックリスト ──────────────── 岩上さやか・269
- **1** 地域生活活動という言葉の意味
- **2** 地域生活活動を知るうえで重要なこと
- ■ ワークブック：地域生活活動チェックリスト
  1) チェックリストの成り立ち ◆ 2) チェックリストの使い方 ◆ 3) チェックリストの使用例
- **3** チェックリストを用いた実例

---

**他職種からのメッセージ**

- 乳幼児健診でセラピストのこれに期待！ ……………… 花井愛理菜　59
- 学校生活でセラピストのこれに期待！ ……………… 岡崎貴志　91
- 放課後等デイサービスでセラピストのこれに期待！ ……………… 戸倉　一　111
- 在宅生活支援でセラピストのこれに期待！ ……………… 水島　妙　138
- 通所でセラピストのこれに期待！ ……………… 室伏美佐子　192
- 研究者からみた地域包括ケア時代におけるセラピストに期待される役割 ……………… 大夛賀政昭　220
- 在宅看取りでセラピストのここに期待！ ……………… 水島　妙　230

## 巻末付録　地域包括リハに即使える資料集

### ❶ 代表的な疾患・障害の地域生活支援の押さえどころ
河野　眞，山口佳小里，平野大輔，小野和美　280

### ❷ 制度の変化をすばやく捉えるダイレクトリー
山口佳小里　282

### ❸ 団体一覧
1）親の会連絡会参加団体一覧　　　　　　　　　　　　　　　佐野美沙子　284
2）全国親の会一覧　　　　　　　　　　　　　　　　　　　　佐野美沙子　289
3）自助グループ：全国組織・主要団体　　　　　　　　　　　安部恵理子　291

### ❹ 地域で役立つ図表集　292
　就学支援における課題の整理　　　　緩和医療行動スケール
　チェックリスト経過記録表　　　　　対象者カード
　支援計画：目標・取り組む活動　　　事業計画概要
　支援経過記録　　　　　　　　　　　進行管理表の書式例

■ 索引　299

# 地域包括リハビリテーションの見取り図

地域に暮らすこんな人たちが，これまで利用してきた・これから利用する，地域のなかの支援やサービスを示す．対象者個別支援の観点からは，担当事例に現在そして将来どんな支援が必要か，見通しをつける参考に，また地域づくりの観点からは，自身の地域にあるライフステージごとの支援を確認する際の参考にしていただきたい．

**自閉症スペクトラム症の少年Aくん**

**元気な女性Bさん**

- 乳幼児健康診査・発達相談 …第2章❶-2) 乳幼児健康診査・発達相談

- 乳幼児健康診査・発達相談
  …第2章❶ -2) 乳幼児健康診査・発達相談
- 障害児の親の会
  … -4) 保護者の仲間づくり・家族への支援
- 保育所等訪問
  … -5) 保育園・幼稚園への支援

- 小中学校への巡回相談 …第2章❷ -3) 就学支援：小中学校
- 高校での特別支援教育 … -4) 就学支援：高校・大学
- 障害児の余暇支援 … -5) 余暇活動・仲間づくり・放課後活動
- 障害児の親の会 … -6) 家族への支援

- 就労移行支援 …第2章❸ -5) 就労移行
- ピアサポート … -8) 仲間づくり・ピアサポート
- 障害者の余暇の会 … -9) 余暇活動・地域活動

**脳出血後片麻痺の男性Dさん**

- 障害者向け公営住宅
  …第2章❸ -2) 住まいの支援
- 自立訓練（機能訓練）
  …    -3) 地域生活への移行
- 就労継続支援
  …    -6) 就労継続支援
- 障害当事者の会
  …    -8) 仲間づくり・ピアサポート
- 余暇活動支援
  …    -9) 余暇活動・地域活動

**認知症の高齢女性Cさん**

- 訪問リハ　…第2章❹ -3) 在宅生活
- 通所リハ　…    -4) 通所サービス
- 地域の老人会 …    -5) 地域活動

- 認知症高齢者
  グループホーム …第2章❹ -2) 住まいの支援
- 通所介護　…    -4) 通所サービス
- 地域の
  老人イベント …    -5) 地域活動

- サービスつき
  高齢者住宅　…第2章❹ -2) 住まいの支援
- 地域の老人会活動 …    -5) 地域活動
- 介護予防　…    -6) 7) 8) 介護予防PT/OT/ST系

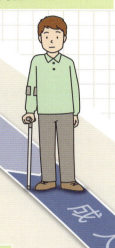
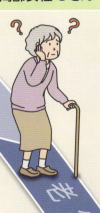

# 執筆者一覧

## ◆ 編　集

河野　眞　　国際医療福祉大学成田保健医療学部

## ◆ 執　筆 (敬称略, 掲載順)

河野　眞　　　国際医療福祉大学成田保健医療学部
山口佳小里　　国際医療福祉大学成田保健医療学部
知脇　希　　　帝京平成大学健康メディカル学部
平野大輔　　　国際医療福祉大学成田保健医療学部
鈴木　倫　　　国際医療福祉大学成田保健医療学部
下田信明　　　杏林大学保健学部
清山真琴　　　南相馬市健康福祉部健康づくり課母子保健係
花井愛理菜　　南相馬市健康福祉部男女共同こども課発達支援室
佐野美沙子　　心身障害児総合医療療育センター
嘉門邦岳　　　株式会社アクト・デザインこども発達支援ルームまあち
渡邉貴子　　　栃木県特別支援学校
岡崎貴志　　　栃木県特別支援学校
渡邊純子　　　富山医療福祉専門学校
戸倉　一　　　放課後等デイサービスまいまい
安部恵理子　　国立障害者リハビリテーションセンター自立支援局
田中　匡　　　国立障害者リハビリテーションセンター自立支援局
林　寿恵　　　阿蘇温泉病院リハビリテーション科
水島　妙　　　医療法人社団圭恵会すずらんクリニック
中村賢二　　　生活リハビリサポートいな
小野和美　　　国際医療福祉大学成田保健医療学部
室伏美佐子　　日本赤十字社総合福祉センターレクロス広尾
伊賀裕貴子　　南相馬市健康福祉部長寿福祉課地域包括ケアシステム推進係
大夛賀政昭　　国立保健医療科学院医療・福祉サービス研究部
石川未来　　　日本赤十字社総合福祉センターレクロス広尾
岩上さやか　　国際医療福祉大学小田原保健医療学部

# 第1章
# セラピストが地域で活動するための基礎知識

第1章　セラピストが地域で活動するための基礎知識

# ❶ 地域包括ケアの時代の
# リハビリテーションとは

- 生活空間としての地域と社会的関係性としての地域の捉え方を身につける
- 地域包括ケアの時代のセラピストに必要な考え方を身につける

## 1　地域とリハビリテーション

### 1) 地域，またはコミュニティの捉え方

- **地域**（または**コミュニティ**）※1にはさまざまな定義や捉え方がある．ただし，本書では次の2つの側面から「地域」を捉えるものとする．つまり，人々の**生活空間**としての側面と，人々の**社会的関係性**としての側面である．
- 例えば，大規模災害後に設置される応急仮設団地では，団地それ自体が**生活空間としての地域**であり，その住民の営む社会が**社会的関係性としての地域**であるといえる（図1）．
- セラピストが地域のなかで活動する際は，この2つの側面に偏りなく留意が必要となる．本書を読み進むにあたっても，各項が地域の2つの側面にどうかかわるかを意識することで内容の理解が深まるだろう．

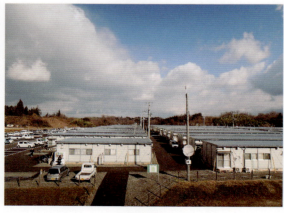
生活空間としての地域

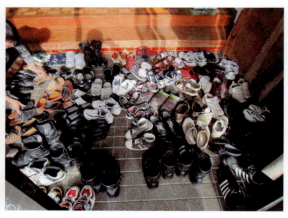
社会的関係性としての地域

図1　応急仮設団地という地域

※1　本書における地域
　　　本書では地域という言葉をそのままコミュニティという言葉にも置き換え可能なものとして使用している．

## 2) これまでの地域におけるリハビリテーション[1)〜3)]

- 日本に理学療法士（PT）・作業療法士（OT）の資格が整備された当初（1960年代），セラピストによるリハの提供は病院が中心であり，地域でのセラピストによるリハの提供はほとんどなかった．しかし，1960年代から保健師の訪問活動による地域でのリハ的取り組みは行われていた．
- 1970年代後半以降になると，特に1982年の老人保健法成立を契機として，通所介護事業，機能訓練事業などが整備され，地域でのセラピストによるリハの提供が本格化した（第1章❷参照）．
- ただし，その後も含めた長きにわたって，地域でのセラピストの活動は人々の生活空間としての地域のなかでどのようにリハサービスを対象者に届けるかという点に終始したことは否めない．つまり，セラピストが**地域の社会的関係性としての側面にかかわることはほとんどなかった**．
- 前述の状況は，国による**地域包括ケアシステム**の提唱によって大きく変わりつつあり，セラピストが**地域の社会的関係性の側面にかかわることの必要性**が認識されるようになった．
- 例えば，2016年に改訂された，日本リハビリテーション病院・施設協会による地域リハの定義・推進課題（表1）をみると，リハサービスの提供だけでなく，支え合いづくりや地域ぐるみの支援体制づくりなどの**地域づくり**[※2]もリハの取り組むべき課題とされている．

### 表1　地域リハビリテーションの定義・推進課題

| 定義 |
|---|
| 地域リハビリテーションとは，障害のある子どもや成人・高齢者とその家族が，住み慣れたところで，一生安全に，その人らしくいきいきとした生活ができるよう，保健・医療・福祉・介護および地域住民を含め生活にかかわるあらゆる人々や機関・組織がリハビリテーションの立場から協力し合って行う活動のすべてをいう． |
| 推進課題 |
| 1.　リハビリテーションサービスの整備と充実 |
| ①介護予防，障害の発生・進行予防の推進 |
| ②急性期・回復期・生活期リハビリテーションの質の向上と切れ目のない体制整備 |
| ③ライフステージにそった適切な総合的リハビリテーションサービスの提供 |
| 2.　連携活動の強化とネットワークの構築 |
| ①医療介護・施設間連携の強化 |
| ②多職種協働体制の強化 |
| ③発症からの時期やライフステージにそった多領域を含むネットワークの構築 |
| 3.　リハビリテーションの啓発と地域づくりの支援 |
| ①市民や関係者へのリハビリテーションに関する啓発活動の推進 |
| ②介護予防にかかわる諸活動を通した支えあいづくりの強化 |
| ③地域住民も含めた地域ぐるみの支援体制づくりの推進 |

文献3より引用．

---

※2　地域づくり
「地域開発」，「コミュニティ開発」といい換えることもできる．

## 2　地域包括ケアシステム

### 1) 概要

- 現在わが国では2025年までの地域包括ケアシステムの確立を目標とした，国家をあげての取り組みが進められている．
- 地域包括ケアシステムは，「ニーズに応じた住宅が提供されることを基本としたうえで，生活上の安全・安心・健康を確保するために，医療や介護のみならず，福祉サービスを含めたさまざまな生活支援サービスが日常生活の場（日常生活圏域）で適切に提供できるような地域での体制」と定義されている[4]．
- 地域包括ケアシステムの構成要素として，**すまいとすまい方**，**医療・看護**，**介護・リハビリテーション**，**保健・福祉**，**介護予防・生活支援**の5つがあるとされ，その関係性を示す植木鉢の絵が知られている（図2）．
- 地域包括ケアシステムの推進主体として，**地域包括支援センター**がある．
- 保健師，社会福祉士，ケアマネジャーなどが配置されており，**ケアプラン策定**，**相談支援**，**地域ケア会議**の開催などに取り組んでいる．
- 今日特に，介護予防の推進，在宅医療・介護連携，認知症施策，生活支援コーディネーターなどへの取り組みの充実や，**社会資源のネットワーク化**への貢献が期待されている．

### 2) 自助・互助・共助・公助

- 前述の地域包括ケアシステムの定義では，生活空間としての地域のなかでどのように必要なサービスを提供するかということにのみ焦点があたっているようにみえる．しかし，地域包括ケアシステムでは同時に，**自助・互助・共助・公助**という概念が強調されている（図3）．
- このうち，互助については，住民ボランティアや住民組織，さらには住民相互のインフォーマルな助け合いなどが含まれる．

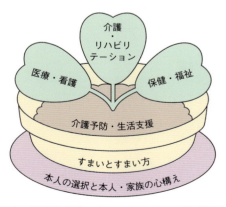

図2　地域包括ケアシステムにおける構成要素
文献5をもとに作成．

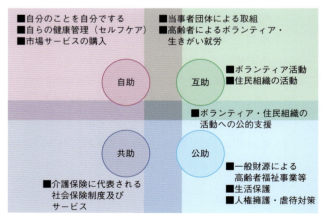

図3　自助・互助・共助・公助の概念図
文献5をもとに作成．

- 互助の概念も踏まえつつ展開される地域包括ケアシステムは，社会的関係性としての地域をどのようにつくっていくかという視点をも備えたものとして構想されたといえる．

## 3 地域包括ケアシステムにおけるセラピストの役割

### 1) 地域生活上の課題への働きかけ

- 地域包括ケアシステムにおけるセラピストの役割として，1つには，個々の対象者が地域生活を送るうえで直面する**リハ関連課題に働きかけること**，があげられる．
- 具体的には，介護予防を含む予防を目的とした活動や維持期を中心とした対象者への訪問や通所によるリハサービスの提供が含まれる．
- 地域生活上の課題は，個々の対象者の障害の有無やその種類だけでなく，**発達段階や社会的役割の影響も強く受ける**ことを念頭に置く必要がある．

### 2) 地域づくりへの参画

- 地域包括ケアシステムがめざす地域づくりに**リハの専門性**という観点から**参画すること**，がもう1つのセラピストの役割である．
- 具体的には，表2の活動が含まれる．
- 地域づくりへの参画では，**社会的関係性としての地域という視点**がセラピストにも必要になる．

表2 地域づくりへの活動

| 活動レベル | 例 |
|---|---|
| ミクロレベル | 個々の対象者に関係する近隣住民の支援の輪をつくる |
| メゾレベル | 地域のなかにリハサービス提供事業所を設立・運営する |
| マクロレベル | リハ関連地域連携パスの構築など市町村の体制整備 |

### 3) CBRの活用[6]

- さらに地域包括ケアシステムと合わせて**地域に根ざしたリハビリテーション**（Community-Based Rehabilitation：**CBR**）の考え方を理解し活用することは，地域で活動するセラピストの役割の1つといえるだろう．
- CBRとは障害児・者の地域生活支援の枠組みとして，WHOが1970年代から提唱している**障害インクルーシブな地域づくり**を実現するための一手法のことである※3．
- 地域包括ケアシステムは高齢者を対象とする施策として構想された色合いが強い．しかし本来，その理念は乳幼児期，学齢期，成人期といった**あらゆる発達段階の障害児・者の地域生活支援**に適用されるべきものであり，障害シンクルーシブな地域づくりをめざしている点でCBRと共通性がある．

---

※3 CBRの適用
当初CBRは発展途上国での活用を目的として開発されたが，現在は先進国でも適用されている．

● 例えば，障害児・者の地域生活課題を捉える枠組みとして**CBRマトリックス**がある．この項目群に地域包括ケアシステムに含まれる**ニーズに応じた住宅**を加えることで，わが国の障害児・者の**地域生活支援で検討すべき項目はほぼ網羅**することができる（図4）．

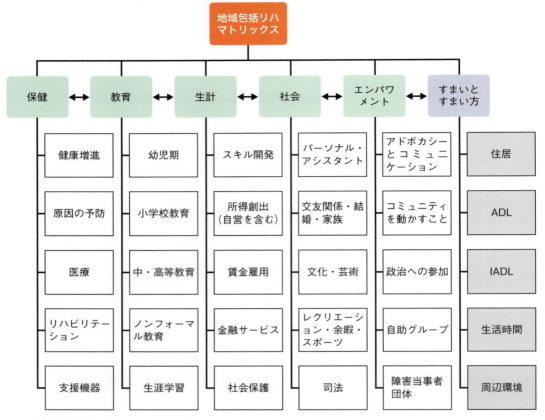

**図4　地域包括リハマトリックス（試案）**
CBRマトリックス（　）にすまいとすまい方コンポーネント（筆者作成　）を加えた．文献6をもとに作成．

---

## 文 献

1) 「標準作業療法学 専門分野 地域作業療法学 第2版」（矢谷令子/監，小川恵子/編），医学書院，2012
2) 「地域リハビリテーション白書3　地域包括ケア時代を見据えて」（沢村誠志/監，日本リハビリテーション病院・施設協会/編），三輪書店，2013
3) 「地域リハビリテーション 定義・推進課題・活動指針 2016年版」（日本リハビテーション病院・施設協会）http://www.rehakyoh.jp/images/pdf/2016110402.pdf
4) 「地域包括ケア研究会報告書〜今後の検討のための論点整理〜」（地域包括ケア研究会，平成20年度老人保健健康増進等事業）http://www.mhlw.go.jp/houdou/2009/05/dl/h0522-1.pdf
5) 「地域包括ケアシステムと地域マネジメント」（地域包括ケア研究会，三菱UFJリサーチ＆コンサルティング）http://www.murc.jp/uploads/2016/05/koukai_160509_c1.pdf
6) 「CBR Guidelines, 2010」（WHO）http://www.who.int/disabilities/cbr/guidelines/en/

# ❷ 地域とリハに関する制度の変遷

- 近現代における，地域での人々の生活にかかわる社会的・文化的背景を知る
- 地域包括ケアに関連する社会・制度の変遷を知る
- 地域でのニーズにセラピストなどがどのようにかかわってきたかを知る

## 1 歴史 1)〜6)

- 近現代の日本の制度の変遷について，便宜上いくつかの時期に分けて説明する．

### 1) 〜1945年：第二次世界大戦前

- 戦前の日本における高齢者や障害者などの福祉は，伝統的な家制度を基盤として，**家族や地域の共同体による，私的な相互扶助**にゆだねられていた．
- 補完的な措置として**救護法**が制定された．困難を抱える高齢者，児童，障害者などを対象に生活扶助などの支援がなされた．

### 2) 1945〜1950年代：戦後の制度基盤整備期 (表1)

- 戦後の日本国憲法（1946年）の制定により，既存の**「家」制度が崩壊**し，「子どもがいれば老後は安心」という状況が崩れていった．
- 浮浪児対策を契機に，児童一般の福祉を図るために**児童福祉法**（1947年）が制定された．

表1　1945〜1950年代

| | |
|---|---|
| 1945 | （旧）生活保護法 |
| 1946 | 日本国憲法 |
| 1947 | 児童福祉法，学校教育法 |
| 1949 | 身体障害者福祉法 |
| 1950 | ・精神衛生法<br>・（新）生活保護法 |
| 1958 | 国民健康保険法 |
| 1959 | 国民年金法 |

年は交付・制定年を記載．

- 身体障害者の更生（自立）と社会参加を促進するための援助と保護に関する法律，**身体障害者福祉法**（1949年）が制定され，**福祉事業所**や**更生相談所**が市町村・都道府県に設置された．
- **地域リハ**の取り組みについては，本法律のもとで，高木憲次や澤村誠志ら医師が，それぞれ北海道，兵庫県で障害児・者に**巡回相談**を行った記録がある．

### 3) 1960〜1970年代：高度成長期・老人福祉法における訪問支援 (表2)

- 日本経済の成長に伴い国民の生活が大きく変化し，高齢者介護などを家族のなかで解決する能力が低下した．対策として**老人福祉法**（1963年）が制定された．
- この法律のもと，老人居宅生活支援事業が実施され，**特別養護老人ホーム，老人福祉センター**などが新設された．また同法において，**家庭奉仕員制度**（いわゆる**訪問介護などの在宅サービス**）が位置づけられ，低所得の一人暮らし高齢者への家事や介護のサービスの提供が制度化された．
- この制度を利用し，**保健師が寝たきり老人に対する訪問支援**を行っていた．脳卒中者への在宅訓練指導を行ったという記録もある．
- PT，OT誕生後，**セラピストが同行訪問**をするようになった（現在の訪問リハのはじまり）．

表2　1960〜1970年代

| 年 | |
|---|---|
| 1960 | ・精神薄弱者福祉法（後の知的障害者福祉法）<br>・身体障害者雇用促進法 |
| 1962 | 老人家庭奉仕員派遣事業 |
| 1963 | ・老人福祉法：特別養護老人ホーム新設<br>・日本リハビリテーション医学会創立 |
| 1965 | ・母子保健法<br>・理学療法士及び作業療法士法 |
| 1966 | 地域精神医学会設立（現：日本社会精神医学会） |
| 1970 | 心身障害者対策基本法 |
| 1971 | 視能訓練士法 |
| 1974 | リハビリテーションに関連する診療報酬点数新設 |
| 1977 | 日本人の平均寿命世界一（男性72.7歳，女性78.0歳） |
| 1979 | 特殊教育（障害児教育）の開始 |

年は交付・制定年を記載．

### 4) 1980年代：老人保健法における機能訓練，施設から地域へ (表3)

- 高度経済成長の終焉と財政悪化への対応から，社会保障制度が見直された．
- 高齢者福祉対策は，施設中心から，**在宅での生活支援中心へ**と転換がなされた．
- **老人保健法**（1982年）が制定され，機能訓練事業，老人訪問看護制度が策定された．
- 機能訓練事業（リハビリ教室とよばれた）は，市町村に義務づけられた保健事業であり，**寝たきりの3次予防**として行われた．保健師が中心になって行う訪問活動との連動や，住民ボランティアの参加など，事業内容は大きく展開した（図1）．

表3　1980年代

| 1982 | ・老人保健法成立<br>・機能訓練事業開始<br>・老人訪問看護制度 |
|---|---|
| 1986 | 老人保健施設（中間施設）新設 |
| 1987 | 医療関連職種の資格制度化法案（義肢装具士，社会福祉士，介護福祉士，臨床工学技士） |
| 1988 | ・精神保健法：入院中心から地域生活中心へ<br>・PT協会OT協会合同地域リハビリテーション研修会 |
| 1989 | 高齢者保健福祉推進10カ年戦略（ゴールドプラン）：寝たきりゼロ作戦・在宅介護支援センター |

年は交付・制定年を記載．

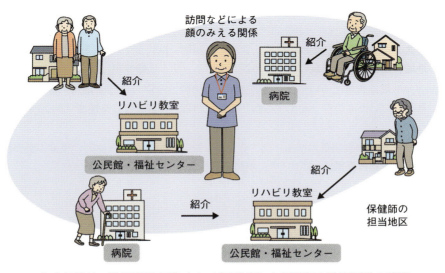

図1　老人保健法：機能訓練事業（リハビリ教室）と保健師の訪問活動の連携

- 同法律のもと，病院から在宅復帰までの中間施設として**老人保健施設**が設立された．その際，100床に対し**PTまたはOTいずれか1名以上の配置**が義務づけられた．

## 5) 1990年代：市町村が中核となる高齢者福祉，介護保険制度にむけて（表4）

- 社会保障の構造改革として，保健・医療・福祉の連携を図り，総合的に展開する方針がとられた．
- 住民に身近な市町村を中核とする在宅サービス中心の高齢者福祉体制の構築が明確にされ，10年間で**在宅福祉サービスを大幅に拡充**させた．
- **介護保険法**（1997年）が制定され，老人保健と老人福祉にわかれていた介護に関する制度を再編成した．また，介護を医療保険から切り離した．

**表4　1990年代**

| 年 | |
|---|---|
| 1990 | 老人福祉法等福祉関係八法改正 |
| 1991 | 全国精神保健福祉センター開始（全国精神障害者家族会連合会） |
| 1993 | 障害者基本法，通級制度の開始，福祉用具法 |
| 1994 | 新ゴールドプラン，エンゼルプラン |
| 1995 | 障害者プラン～ノーマライゼーション7カ年戦略～ |
| 1996 | 第1回日本デイケア学会 |
| 1997 | 介護保険法，言語聴覚士法，精神保健福祉法 |

年は交付・制定年を記載．

## 6) 2000年代以降：介護保険制度・地域包括ケア，障害者自立支援法・総合支援法（表5）

- 2000年に介護保険が施行された．これまでの改定で**介護予防重視型**への転換や**地域密着型サービス**の創設が盛り込まれている．さらに，団塊の世代が75歳以上となる2025年までに，**地域包括ケアシステム**の構築をめざしている（第1章❶参照）．
- 障害者保健福祉施策については，これまで3つの障害種別（身体・知的・精神）ごとの法律に基づいていたものを一元化するなどの観点から，**障害者自立支援法**（2006年）が創設された．
- その後，利用者の費用負担増加に関する見直しや，地域生活支援体制の整備の必要性などから，**障害者総合支援法**（2013年）が制定された．

**表5　2000年代以降**

| 年 | |
|---|---|
| 2000 | ・介護保険制度<br>・回復期リハビリテーションの新設<br>・社会福祉法<br>・ゴールドプラン21，健康日本21 |
| 2002 | 健康増進法 |
| 2003 | 介護・医療保険改定，支援費制度，重点施策実施5カ年計画（新障害者プラン） |
| 2005 | 発達障害者支援法 |
| 2006 | 障害者自立支援法 |
| 2007 | 学校教育法改正：特殊教育から特別支援教育への転換 |
| 2008 | ・後期高齢者医療制度（老人保健法廃止）<br>・障害者基本計画後期（2008～2012年度）の5カ年計画：「福祉から雇用へ」 |
| 2011 | ・地域包括ケアの推進<br>・歯科口腔保健の推進に関する法律 |
| 2013 | 障害者総合支援法 |
| 2015 | 認知症施策推進総合戦略（新オレンジプラン） |

年は交付・制定年を記載．

## 2 今後へ向けた提言

- 高齢者だけでなく，**児童，教育，雇用・就労，障害**など，さまざまな課題を抱える地域住民を包括的に支援できるような体制づくりに向けて，議論がなされている[7]．このような状況において，セラピストの果たせる役割は非常に大きい．
- 例えば，保健師のような，**地域を専門としたセラピスト**（Public Health Therapist：**PHT**）が行政に配置されてもよい．
- PHTは，**コミュニティ開発に資する支援**と，**住民個人や個々の機関の支援**を行う．
- コミュニティ開発に資する支援には，集いの場づくり，ネットワーク形成，人材育成が含まれる．住民個人や個々の機関の支援には，巡回指導や研修が含まれる．具体例を図2に示す．
- 今日の流れとして，すでにセラピストが行政で活動している地域もあり，例に示した項目のうちのいくつかはすでに取り組まれはじめている地域がある．
- 今後，この動きが広がり，より多くの地域で充実した支援が提供される必要がある．そのために，リハ領域での地域を対象とした**専門分野の確立**，専門性を備えた**人材の育成**，**体制づくり**が喫緊の課題である．

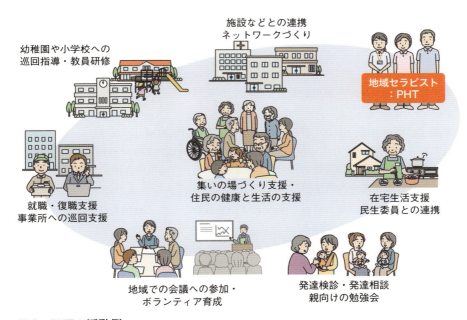

**図2　PHTの活動例**

## 文献

1) 「地域リハビリテーション白書3」（澤村誠志/監，日本リハビリテーション病院・施設協会/編），三輪書店，2013
2) 「高齢者への支援と介護保険制度」（大和田猛/編），みらい，2014
3) 「日本作業療法士協会　五十年史」（日本作業療法士協会），2016
4) 「地域リハビリテーション原論 Ver.6」（大田仁史/著），医歯薬出版，2014
5) 「新・基礎からの社会福祉5 社会保障」（埋橋孝文，大塩まゆみ/編著），ミネルヴァ書房，2015
6) 「社会保障入門2016」（社会保障入門編集委員会/編），中央法規，2016
7) 「地域包括ケアの深化・地域共生社会の実現」（厚生労働省）
http://www.mhlw.go.jp/file/05-Shingikai-12601000-Seisakutoukatsukan-Sanjikanshitsu_Shakaihoshoutantou/0000130500.pdf

第1章　セラピストが地域で活動するための基礎知識

# ❸ 地域とPT

- 地域生活支援におけるPTの現状を知る
- 地域づくりにおけるPTの現状を知る

## 1 地域生活支援におけるPTの現状と今後期待される役割

- 理学療法では，基本的動作能力の改善を中心に，ベッド上の生活から社会参加まで支援する．その際，評価・治療を行うとともに，装具・福祉用具の適応も助言していく．

### 1）医療・介護・福祉における理学療法：1対1のかかわりが中心

#### ❶医療

- リスク管理を行いながら廃用症候群を防止し，地域生活に戻れるよう評価・治療・指導を行う．
- 理学療法は医療分野を中心に提供されており，多くは疾患別リハビリテーション料が算定されている．また，PTなどの配置が義務付けられた地域包括ケア病棟入院料等が2014年度から新設され，急性期医療からの受け入れ，在宅・生活復帰支援，緊急時の受け入れを行っており，短期集中の理学療法介入が行われている[1]．
- 運動器疾患の保存的治療の場合，外来にてかかわりをもち，地域生活が継続できるよう痛みや活動性改善に対応している．
- 小児理学療法では，発達段階を考慮してかかわること，親など養育者への支援・指導が重要である．多くの障害児の運動機能は7歳頃には最高に達するが，社会的機能などは15歳程度まで改善が期待できるため，社会で生活していく視点でのかかわりが重要である[2]．
- 乳幼児期の理学療法は安楽な抱き方やポジショニングを**養育者**に伝えたり，**発達**を促す運動を遊びを通じて行う．座位が可能な場合，食事や勉強が行いやすい座位姿勢を保てるよう座面の高さを調整したり，座位保持装置などを作製する．移動は，能力に合わせた練習を行い，活動量を増やすため福祉用具の使用を提案する．
- 在宅生活の場合，外来において評価・治療を行う．医療保険による訪問看護事業所からPTの訪問が行われることもある．
- 今後の課題として，現在診療報酬上明確に位置づけられていない糖尿病患者に対する運動指導や，退院した後のがん患者に対する外来理学療法など，地域生活者に対する医療的なかかわりも期待されている．また，小児分野では対応できる医療機関，PTの確保や地域療育との連携促進が期待されている．

## 2 介護

- 介護保険では，ケアプランを立てプランに沿ったサービスが総合的に提供される．
- 介護では，高齢者が住み慣れた地域や住まいで尊厳ある自立した生活を送ることができるよう，**自立支援**を行う取り組みが進められるとともに，終末期に対するかかわりも進められている．
- PTは自宅の状況を確認し，生活の場で活動性が向上するよう環境整備を行ったり，筋力トレーニングや動作練習などを行っている．また，痛みを軽減する治療や，COPDに対する呼吸理学療法も行われている．
- PTがリハビリテーションサービスを提供しているのは，訪問リハビリテーション，通所リハビリテーション，介護老人保健施設でのサービスである．通所介護などでは機能訓練指導員，訪問看護では訪問看護サービスとして提供されている（図1）．
- 自立支援に特化した通所介護サービス・訪問サービスや，多職種連携，マネジメントにPTの専門性を生かしていくことが期待されている．

## 3 福祉

- 障害者福祉においては，**ノーマライゼーション**の推進のために自立と社会参加の促進が図られており，地域生活を営むうえでの自立訓練（機能訓練）として，PTによる通所サービスが提供されている．
- 小児の場合，**療育**の視点をもったかかわりが行われる．通所の場合，児童福祉法に基づく通所支援事業（児童発達支援・放課後等デイサービス）にてPTがかかわりをもっている（図2）．
- 障害児福祉は，種類や量が少なく，今後総合的なかかわりをもつ施設の設置が期待されている．

## 4 その他

- 特別支援学校に勤務し，障害児の生活や学びの支援を行ったり[3]，自治体に勤務し，地域保健活動に携わったりするPTもいる[4]．必要な場所でPTが活動できる体制が望まれている．

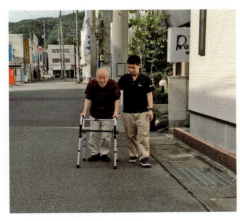

**図1** 床屋や集いの場を訪ねられるようになるための屋外歩行練習

提供：宮古・山田訪問リハビリステーションゆずる．

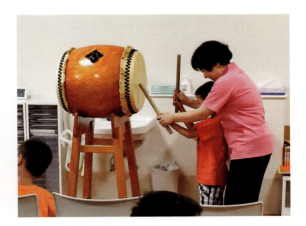

**図2** 小児の理学療法場面

提供：第2北総病院附属小児リハビリテーション事業所かざぐるま．

## 2)「予防」の視点：健康増進活動の支援

- 現在，理学療法においても**予防**の重要性が高まっている．さまざまな年齢において，生活に合わせた予防活動が推進できるよう，サポートしていく必要がある．

### ❶ 学齢期

- 現代の子どもたちは，運動不足による体力・運動能力の低下と運動のし過ぎによるスポーツ障害の二極化が生じている．このため，PTが学校や運動クラブとかかわりをもち，傷害の予防や運動能力の改善に取り組んでいる．
- 生活習慣病など食と運動にかかわる予防も注目されている．

### ❷ 成人期

- 日本人の自覚症状をみると，男性第1位，女性第2位が腰痛であり，成人期における課題といえる[5]．産業理学療法において，体操の取り組みや作業環境・作業姿勢の指導で腰痛予防が行われている．
- 女性は尿失禁，骨盤臓器脱のリスクが高い．予防として骨盤底筋トレーニングが一部の医療施設や市区町村事業でPTによる指導が実施されている．

### ❸ 老年期

- 要介護状態の発生をできる限り防ぐ（遅らせる）こと，そして要介護状態にあってもその悪化をできる限り防ぐこと，さらには軽減をめざすことが介護予防である．
- 老年期はこの介護予防が重要である．PTは，活動性向上につながるかかわりを行っている（第2章❹6)参照）．

## 2 地域づくりにおけるPTの現状と今後期待される役割

### 1) 住民の活動拠点への支援

- 地域づくりによる介護予防として，週1回，運動ができる身近な通いの場が構築され，要介護認定率が低下する成果が上がっている．これは，体操をきっかけにはしているが，指導者として元気な高齢者が活動したり，集まったグループのなかで新たな取り組みを行ったりしている[6]．
- これらの活動の中心は住民であり，PTは側方支援役として定期的な体力測定を行ったり，リーダー育成やボランティア育成を支援する役割が期待されている（図3）．

### 2) まちづくりへのかかわり

- まちづくりは，各自治体に担当部署がある．経済活動ともかかわりが深い．起業して理想とするまちづくりに貢献する者や，一職員・社員として，健康事業を行う者，公務員や政治家など，公的立場で広く市民の健康寿命を延伸させる取り組みを進める者もいる（図4）．
- 福祉のまちづくりの条例，学会，市民団体があるが，これらにかかわりながら，PTの視点を生かしている者も多い．バリアフリーや合理的配慮の取り組みを推進できるよう，さまざまな場で啓発を進めることが必要だろう．
- まちづくりには，さまざまな立場でかかわることが可能である．

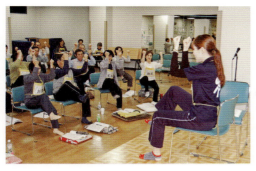
図3　シルバーリハビリ体操指導士養成講習会での指導の様子
提供：茨城県立健康プラザ．

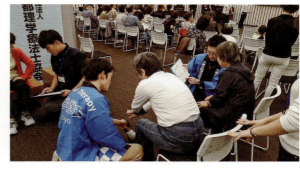
図4　「介護予防大作戦！Inとしま2017」に参加
提供：東京都理学療法士協会区西北部ブロック豊島区支部．

### 3) 地域づくりへの入り口：都道府県理学療法士会の活動

- PTについて多くの方に知ってもらい，市民の健康に貢献していくために，日本では7月17日「理学療法の日」に，海外では9月8日「World physical therapy day（世界理学療法の日）」に合わせて，体力測定，体操，施設見学会，公開講座などが実施されている．また，学術集会においても，公開講座を実施している．
- PTの専門性を生かし地域の健康に貢献するためのイベントは，都道府県理学療法士会（以下，士会）で実施している．また，自治体との折衝なども士会単位で行われており，これから地域づくりに取り組みたいPTは地域の士会活動へ参加することで，地域づくりの一歩を踏み出す機会は増えるだろう．

---

### 文献

1) 「地域包括ケア病棟のイメージと要件」（厚生労働省）http://www.mhlw.go.jp/file/06-Seisakujouhou-12400000-Hokenkyoku/0000039380.pdf
2) 高橋一史：理学療法ジャーナル，49：1009-1013, 2015
3) 「理学療法士が特別支援学校で働くために」（日本理学療法士協会）http://www.japanpt.or.jp/upload/japanpt/obj/files/chosa/specialsupport_141224%20.pdf
4) 「自治体等に所属する理学療法士・作業療法士の地域包括ケアシステムへの活動推進事業」（日本公衆衛生協会，日本理学療法士協会，日本作業療法士協会）http://www.jaot.or.jp/wp-content/uploads/2015/03/chpp28new.pdf
5) 「平成25年 国民生活基礎調査の概況」（厚生労働省）http://www.mhlw.go.jp/toukei/saikin/hw/k-tyosa/k-tyosa13/dl/16.pdf
6) 「地域づくりによる介護予防を推進するための手引き」【地域展開編】（日本能率協会総合研究所）http://www.mhlw.go.jp/file/06-Seisakujouhou-12300000-Roukenkyoku/0000122064.pdf

第1章　セラピストが地域で活動するための基礎知識

# ❹ 地域とOT

- 作業療法の現状と地域生活支援を行うOTに求められることを身につける
- 地域づくりにおける作業療法の現状と今後に求められることを身につける

## 1　地域生活支援におけるOTの現状と今後期待される役割

- 作業療法では，応用的動作能力および社会的適応能力の回復を図る．そのため，病院や施設内にとどまらず，対象者の生活の場である「地域」へのかかわり，対象者の生活全体を支援することが必須となる．

### 1) OTの現状

- OT養成教育のカリキュラムのなかには「地域作業療法」が組み込まれており，その教育目標は「家庭生活，地域生活，職業関連生活等における作業行動の形成について，各障害に即した地域ケア活動を展開するための能力を養う」とされている[1]．ここからもわかるように，OTの求められている能力の1つに「地域作業療法」があることが明確である．
- 作業療法の現状を知るうえでは，日本作業療法士協会が公開している会員統計資料が役立つ．会員統計資料は表1から得られる．

表1　会員統計資料

| |
| --- |
| 日本作業療法士協会誌9月号（毎年度更新） |
| 日本作業療法士協会ホームページ会員用掲示板（毎年度更新） |
| 作業療法白書（5年ごとに更新） |

特に作業療法白書にはさまざまな情報が記されているため，参考にしてほしい．

### 2) 作業療法の実践

- 作業療法の実践は，子どもから高齢者に至る生涯発達のすべての過程において，前述の通り**応用的動作能力**と**社会的適応能力**に焦点をあて行われている．ただ，対象児・者の状態やかかわっている他職種，作業療法の実施場所によっては基本的動作能力にも介入しているのが現状であり，作業療法と理学療法の境界がわかりにくくなっている．

表2 発達段階別の生活する場

| 乳児期 | 家庭（＋近所） | 家庭が主な生活の場になるため，家庭や近隣における児とその家族支援が大きな役割となる．特に児に対しては，障害種別にかかわらず，発達の促進と二次障害の予防が目的となる．発達の促進については各機能の発達段階の1つ上をめざした支援が求められる |
|---|---|---|
| 幼児期 | 家庭＋保育園・幼稚園 | 家庭に加え保育園・幼稚園が加わるため，園生活についても評価・支援する必要がある．園での情報を把握する場合，家族を介することで情報がわかりにくくなることも少なくないため，可能な限り家族の許可を得たうえで園から直接情報を得ることが的を射た支援につながる．この時期には園生活への適応から年長児においては就学準備に向けた支援も加わってくる |
| 学齢期 | 家庭＋学校 | 通常学級，通級による指導，特別支援学級，特別支援学校のどこに在籍するかによっても作業療法の役割は異なるが，学校生活に児が適応できるかが大きな焦点となる |
| 成人期 | 家庭＋職場 | 先天性・後天性障害の違いによっても，具体的な支援は異なる．就職や復職，就労継続のために，対象者に適した職に就けるか，その職を続けられるかについての十分な評価が求められる |
| 老年期 | 家庭（＋近所） | 最近では介護予防の視点からいかに健康寿命を長くするかに向けた地域での役割が求められる．他方で，認知症や終末期の在宅支援についても家族を含めた支援も必要となる |

- ここでは，作業療法の立場から地域生活支援を考えていくための前提として，**発達段階別に生活する場を見直してみると**，大まかには表2のようになる．生活する場によって求められる応用的動作能力と社会的適応能力は異なる．
- OTが不足している地域は多く，PTよりも求人数が多いのが現状である．そのため，OTが対象疾患や病期を限定せずに，**人の生活全体を支援するために自身の職域を広く保つ姿勢**が求められる．

## 2 地域づくりにおけるOTの現状と今後期待される役割

### 1) 国土づくり，地域づくりの方向性に対応した支援

- OTが地域で作業療法を展開する場合や地域づくりに参画する場合に，今後のわが国の国土づくりの方向性や各地域の地域づくりの方向性を把握しておく必要がある．国土づくりについては，国土交通省より，本格的な人口減少社会の到来，巨大災害の切迫などに対する危機意識を共有しつつ，2050年を見据え，未来を切り開いていくための国土づくりの理念・考え方が示されている（図1）[2]．
- OTは，専門職であり同時に**地域住民**である．そのため，地域住民として地域づくりに自然と参加していることは少なくない．この際に作業療法の視点は大いに役立つ．いくつかの地域によっては，OTが行政機関や商工会議所などとともに地域イベント（福祉・健康イベント，地域活性化イベント，子どもを集めるイベントなど）を企画し，地域づくりや地域の活性化に成功を収めている事例もある．

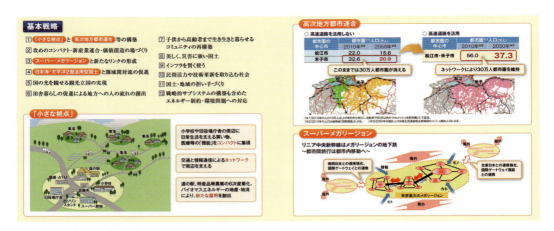

**図1　国土のグランドデザイン2050の基本戦略**
文献2より引用.

## 2) 地域とその変化に対応した支援

- 専門職として，作業療法はその地域背景のうえに成立するため，地域で何が起きているのか，それは，国の施策とどのように関連しているのかを知る必要がある．各都道府県とそのなかでの地域において，保健医療計画や障害福祉計画をはじめ，地域におけるさまざまな計画が策定されている（**表3**）．

**表3　医療計画の前提条件となる地域の現状**

| | |
|---|---|
| (1) 地勢と交通 | 地域の特殊性，交通機関の状況，地理的状況，生活圏など |
| (2) 人口構造（その推移，将来推計を含む） | 人口，年齢三区分人口，高齢化率，世帯数など |
| (3) 人口動態（その推移，将来推計を含む） | 出生数，死亡数，平均寿命など |
| (4) 住民の健康状況 | 生活習慣の状況，生活習慣病の有病者・予備群の数など |
| (5) 住民の受療状況 | 入院・外来患者数，二次医療圏（法第30条の4第2項第12号に規定する区域をいう．以下同じ）または都道府県内における患者の受療状況〔流入患者割合（二次医療圏内の病院の療養病床および一般病床の推計流入入院患者割合をいう．以下同じ）および流出患者割合（二次医療圏内の病院の療養病床および一般病床の推計流出入院患者割合をいう．以下同じ）を含む〕，病床利用率，平均在院日数など |
| (6) 医療提供施設の状況 | ① 病院（施設数，病床種別ごとの病床数） |
| | ② 診療所（有床および無床診療所，歯科診療所の施設数，有床診療所の病床数） |
| | ③ 薬局 |
| | ④ その他 |

文献3より引用.

表4 統計・調査

| | |
|---|---|
| ①人口動態調査 | ⑨診断群分類（DPC）データ |
| ②国民生活基礎調査 | ⑩医療施設調査 |
| ③患者調査 | ⑪病院報告 |
| ④国民健康・栄養調査 | ⑫医師・歯科医師・薬剤師調査 |
| ⑤衛生行政報告例 | ⑬地域保健・健康増進事業報告 |
| ⑥介護保険事業状況報告調査 | ⑭介護サービス施設・事業所調査 |
| ⑦病床機能報告 | ⑮介護給付費実態調査 |
| ⑧レセプト情報・特定健診等情報データベース（NDB） | |

文献3より引用．

- 国の施策や各地域での計画は，地域のなかにあり，将来を予測し変化し続ける．そのため，OTは常に地域とその変化を知ろうとしておく姿勢が求められる．地域づくりにおいては，**地域の現状**を知っておくことが大前提となる[※1]．
- 他にも，地域の医療提供体制の現状を客観的に把握するために，「病床機能の分化・連携や病床の効率的利用等のために必要となる実施可能な施策に関する研究」研究報告書，「精神科医療提供体制の機能強化を推進する政策研究」研究報告書が参考になる[4)5)]．特に疾患や障害，その病期に即した支援体制について記されている点はわかりやすい．
- また，表4のような既存の統計・調査なども参考になり，これらでも十分でない場合は施設・関係団体などに対する調査や患者・住民に対するアンケート調査，ヒアリングなど，積極的に情報を収集することが求められる．

## 3) 地域づくりへの入り口

- これらの他に具体的な地域の現状や活動を知るには，市町村で出されているサービスガイドブックや資源一覧，地域の新聞や回覧板などに多くの情報が含まれている．障害や支援の項目のみではなく，住民対象のものも知るべきである．

## 4) 地域作業療法の心構え

- 『平成7年6月，「地域作業療法研究会」を発足し，今回第一回の学術集会を開催する運びとなりました．「地域作業療法」という新造語をあえて用いましたのは，「生活」・「作業（occupation）」という作業療法の有する基本的な援助技術をもとに，障害児・者（身体・精神）の自主・自助・自立を基盤とした「生活づくり」と「地域づくり」，さらに障害者および家族・地域住民を含めた「ヒトづくり」への支援を目的に，「地域」という場のなかで展開するサービスの在り様（特性と評価・改善技法）について研究するためです』は日本地域作業療法研究会のホームページに出てくる文言である[6)]．20年以上前の文言になるが，現在の日本における地域づくりにおける作業療法の位置づけを明確に記しているように思われる．

---

[※1] 地域の現状を知る
「医療計画について」[3)] のなかで，「地域の現状」の項目が，地域の全体像を知るうえで参考になる．

- また，**地域作業療法**を業とするOTの資質と倫理として，寺山は**表5**をあげ，それぞれに解説をつけている[7]．これらの視点はOTの心構えとして参考になる．

表5 作業療法の心構え

| | |
|---|---|
| 前向きの積極性 | リーダーシップ |
| 好奇心とパイオニア精神 | 信頼感を抱かせる気さくさ |
| 協調性 | 研究心 |

## 文献

1) 「理学療法士作業療法士学校養成施設指定規則」（厚生労働省）http://elaws.e-gov.go.jp/search/elawsSearch/elaws_search/lsg0500/detail?lawId=341M50000180003&openerCode=1
2) 「国土のグランドデザイン2050」（国土交通省）https://www.mlit.go.jp/common/001069201.pdf
3) 「医政発0331第57号」（厚生労働省）http://www.mhlw.go.jp/file/06-Seisakujouhou-10800000-Iseikyoku/0000159901.pdf
4) 平成28年度厚生労働科学研究「病床機能の分化・連携や病床の効率的利用等のために必要となる実施可能な施策に関する研究」研究報告書
5) 平成28年度厚生労働科学研究「精神科医療提供体制の機能強化を推進する政策研究」研究報告書
6) 日本地域作業療法研究会（http://www.chiikiot.net）
7) 「作業療法学全書 改訂第3版 第13巻 地域作業療法学」（日本作業療法士協会/監，太田睦美/編），協同医書，2009

# ❺ 地域とST

- 言語聴覚療法対象者を早期に発見し，介入する技術を身につける
- 患者・家族・地域住民・他職種をつなぐ連携力を身につける
- 対象者に合った地域資源を紹介できる知識を身につける

## 1 地域生活支援におけるSTの現状と今後期待される役割

- 地域生活支援においてSTは，**認知・コミュニケーション障害**や**摂食嚥下障害**のある対象者に対し，住み慣れた地域で家族やその地域に住む人々とともに，**安心して自分らしい生活**を送ることを支援することが求められている．

### 1）乳幼児期

- 障害の早期発見と介入が重要な時期である．また，わが子の障害を知った家族のショックや戸惑いに対し，丁寧な説明や心理的サポートなどが求められる．
- **医療機関における新生児聴覚スクリーニング検査**：現在も新生児聴覚スクリーニング検査は早期に実施されており，今後も対象児をできるだけ早期に発見し，その後の言語発達を見据えたSTの介入が望まれる．
- **各年齢における発達健診・発達相談**：保健センターで実施される1歳6か月児健診，3歳児健診などにSTがかかわり，発達障害などの疑いをより早期に発見する．自治体によってはこれに加え独自により精度の高い評価を実施している．発達健診で，難聴や構音障害，発達障害などの疑いがあった場合，医療機関や発達センターなど訓練機関へ紹介され言語聴覚訓練を行う．
- **難聴児の補聴器装用後，人工内耳手術後の構音訓練，発達・学習支援**：訓練機関を紹介されても，STが不足している地域も多く，発達支援・訓練に至らない場合もある．必要な児に適切に評価や訓練の場，必要な情報が行きわたることが期待される．
- **家族への説明・心理的サポートなどの支援，仲間づくり**：対象児の強みをみつけ，伸ばす工夫や環境づくりの指導を行う．また，家族の心理的サポートのため，発達障害児の家族会などを紹介することが求められる．
- **保育園・幼稚園への支援**：園の先生方と連携をとり，園での過ごし方の情報を得て対象児とのかかわり方の助言などを行う．

## 2) 学齢期

- 就学時の支援や，学習への支援が重要な時期である．対象児の長所を生かし，学校で安心して生活ができるように環境調整や保護者・学校との連携をとる必要がある．
- **就学支援**：対象児の特長に合わせた教育機関の選択・調整をサポートする．特別支援学校が適しているのか，小学校に入学した場合どのような問題が生じる可能性があるのか，発達検査や児とのかかわりを通して予後の見通しを示しながら，保護者の理解を促すことが重要である．
- **学習支援**：学習障害など，学校に入ってから問題が浮き彫りになるケースも多く存在するため，授業中の取り組みなど学校での様子や成績について情報を得たうえで，学習のサポートを行う．
- **学校における仲間づくり**：対象児の，学校での様子やトラブルの情報などを得て，ソーシャルスキルトレーニング（SST）などを行い，学校での仲間づくりのための指導を行うことが必要である（表1）．
- **放課後活動・余暇活動**：対象児の強みを生かした活動，得意な活動をみつけ，長所を伸ばす助言や支援を行う．
- **家族への支援**：学習や学校行事の参加，進学など，イベントごとに直面する問題を家族と話し合い，どのような支援をすることで，より安心して生活できるかを助言し環境調整を行う．
- **学校との連携**：対象児の学校での情報を得るとともに，どのような接し方をすることで，対象児の強みを生かせるか，安心して過ごせるか学校の教員に対しても助言を行う．

表1　SSTの例

| 内容 | 目的 |
|---|---|
| 絵カード・ワークシート | 情景画などを利用し，どのような振る舞いをしたらよいか考える |
| ロールプレイ | 場面を設定し，どのような振る舞いをしたらよいのか演技を通して学ぶ |
| ゲーム | ゲームを通して，ルールを守ったり，役割交代や仲間と協力をしたり，勝ち負けの結果を受け止めたりすることで社会性を身につける |
| ディスカッション | 子どもの興味あるテーマで，相手の意見をしっかりと聞きつつ，自らの意見を述べる練習をする |
| 共同行動 | 工作，調理など，何かを作る過程で，他者と相談したり，役割分担をしたりして，社会性を身につける |

これらを通して学校や社会で必要な社会性を身につける．

## 3) 成人期

- 脳卒中やがん，進行性の疾患などによって，機能障害が生じた患者に対し，機能訓練および家庭や社会・職場への復帰をめざしたリハビリテーションを行う．
- **家庭復帰や社会復帰に向けた言語聴覚療法の提供**：現状の，主に医療機関での機能回復を中心とした訓練のみにとどまらず，在宅生活や就労を意識した継続的な訓練も求められる（図1）．
- **仲間づくり・友の会（患者会）**：家庭や職場に復帰しても，そこでさまざまなトラブルや孤立が起きる場合もあり，継続的に心理的なサポートを行う必要がある．同じ病気や障害を抱える仲間が集まる友の会などの紹介をする．

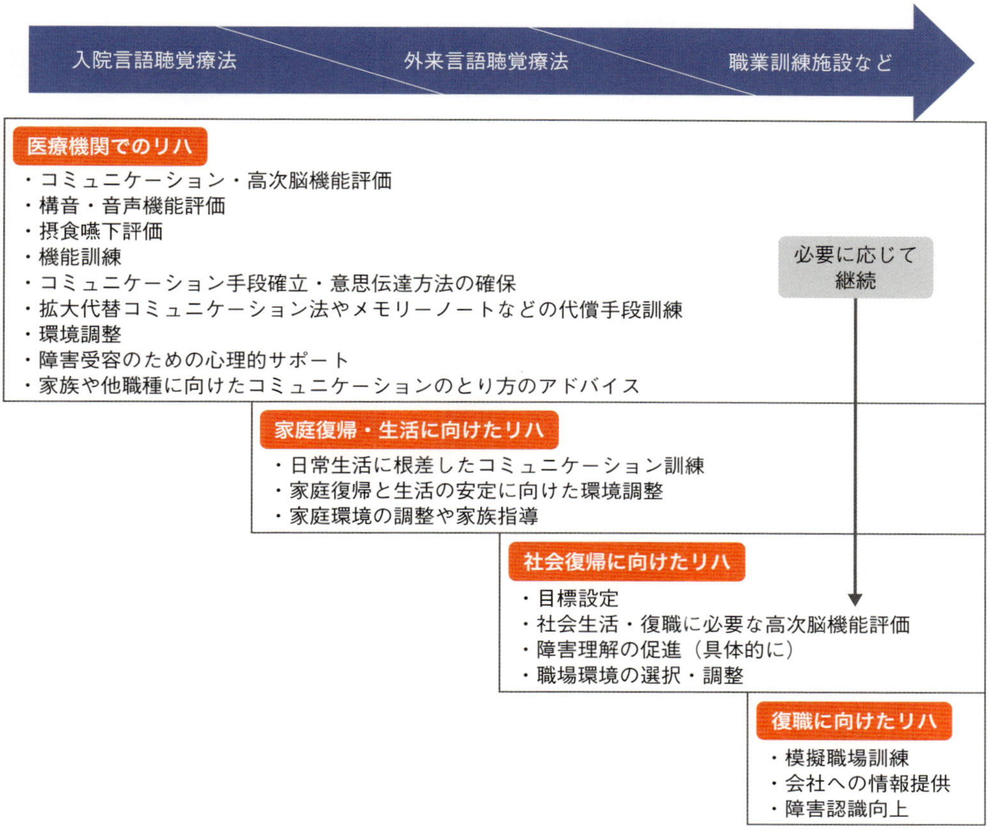

```
入院言語聴覚療法 → 外来言語聴覚療法 → 職業訓練施設など →
```

**医療機関でのリハ**
- コミュニケーション・高次脳機能評価
- 構音・音声機能評価
- 摂食嚥下評価
- 機能訓練
- コミュニケーション手段確立・意思伝達方法の確保
- 拡大代替コミュニケーション法やメモリーノートなどの代償手段訓練
- 環境調整
- 障害受容のための心理的サポート
- 家族や他職種に向けたコミュニケーションのとり方のアドバイス

必要に応じて継続

**家庭復帰・生活に向けたリハ**
- 日常生活に根差したコミュニケーション訓練
- 家庭復帰と生活の安定に向けた環境調整
- 家庭環境の調整や家族指導

**社会復帰に向けたリハ**
- 目標設定
- 社会生活・復職に必要な高次脳機能評価
- 障害理解の促進（具体的に）
- 職場環境の選択・調整

**復職に向けたリハ**
- 模擬職場訓練
- 会社への情報提供
- 障害認識向上

図1　復職に向けたリハビリテーション

## 4) 老年期

- 老年症候群や，脳損傷後の失語症や高次脳機能障害，麻痺などによる構音障害や摂食嚥下障害，廃用症候群など，身体状態は多岐にわたる．また，認知症をはじめとした進行性疾患などを抱えている対象者も多く，一人ひとりに合った生活の支援が求められる．
- **在宅生活支援**：訪問リハなどを通し，認知・コミュニケーション機能・摂食嚥下機能，口腔衛生などの評価・指導を行い，対象者の変化をいち早くみつけ，適切な指導・訓練を行う必要がある．
- **介護保険施設におけるサービス（入所施設・通所施設）**：機能障害へのアプローチのみでなく，社会参加や社会資源の利用を支援するような働きかけが求められている（図2）．具体的には，買い物などの社会生活を想定した実用コミュニケーション訓練や，介護保険サービスなどの社会資源の紹介が期待される．
- **地域活動，介護予防**：介護予防を目的とした通いの場，認知症カフェなどへの参加の促しやその運営への支援．

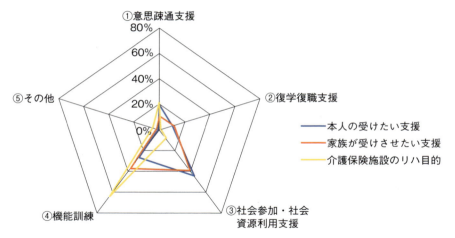

**図 2　失語症のある人・家族が受けたい支援と介護保険施設における言語リハビリテーションの目的の比較**

文献1をもとに作成.

## 2　地域づくりにおけるSTの現状と今後期待される役割

- STは対象者や地域のニーズをくみとり，専門的な知識をもとに対象者の家族や地域の住民，地域づくりにかかわる他職種への指導や**啓蒙活動**を支援することが求められる．
- **言語聴覚療法の啓蒙活動**：地域によってはまだSTの認知度が低く，医療福祉関係者や行政関係者もSTに何ができるかを十分に把握していない場合がある．どのような支援が可能かSTから発信していくことが重要である．また，地域住民や医療福祉・行政スタッフへ向けた講習会などで，コミュニケーション障害や認知症，摂食嚥下障害についての理解を促すことも患者支援につながる．
- **地域の特色や社会資源の把握と，対象者に対する社会資源の利用推進**：地域の特色や資源を把握し，デイケア・デイサービス・ショートステイなどの介護保険サービスの紹介や，友の会，家族会，認知症カフェなどの利用を促すことが求められる．
- **意思疎通支援事業**：従来の意思疎通支援事業は聴覚障害者に対する手話通訳や要約筆記などが主であった．しかし，聴覚障害者に限らず，失語症患者，知的障害や発達障害のある人，重度の身体障害者，音声喪失者も意思伝達の支援は必要である．STがコミュニケーションへの助言・指導や支援者の育成・指導など，コミュニケーション環境の調整を行うことが望まれる．
- **コミュニケーションパートナーの育成**：失語症をはじめとしたコミュニケーション障害のある人々に対してどのようなコミュニケーションのとり方をすると意思疎通が可能か，講習会などを通してコミュニケーションパートナー（コミュニケーションの相手：家族・介護者・地域住民）の指導・育成をする．
- **介護予防における「通いの場」づくり，活動支援**：高齢者や認知症患者が生活の場・地域で長く安心して生活するためには，地域全体で見守り支援する地域づくりが必須であり，これらの活動にもSTがかかわることが求められる（図3）．活動支援としては認知症カフェや認知症サポーター養成なども行う．

- **家族・介護者・養育者，医療・介護スタッフ支援**：情報の共有，コミュニケーション障害のある人への対応のしかたなどの助言，介護者の身体的・精神的支援や，よい対応へのフィードバック，訴えや疲労感への傾聴，社会資源利用を勧めることなどが求められる．

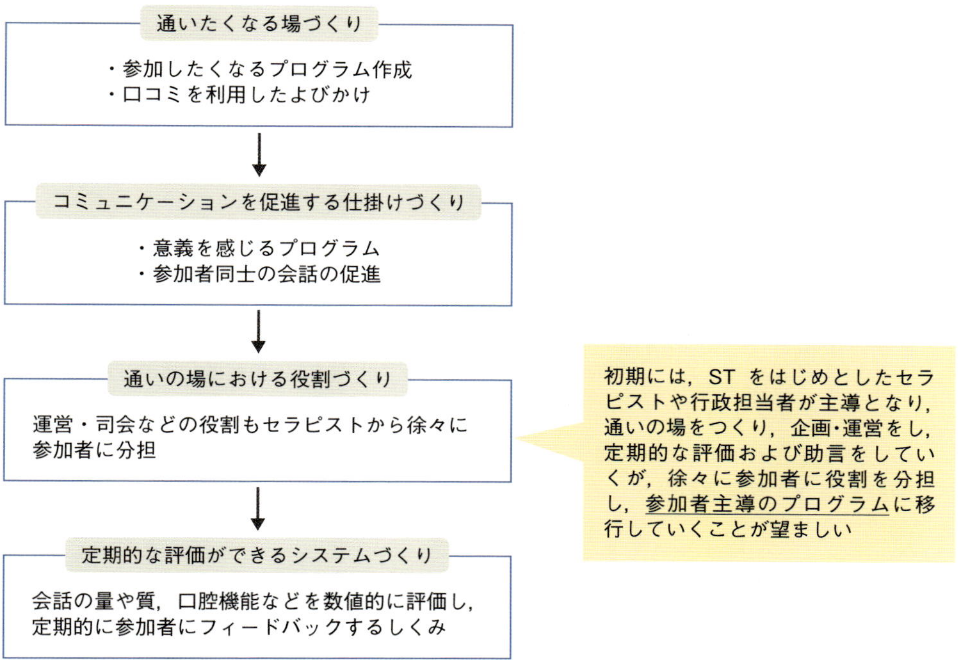

```
┌─────────────────────────────┐
│    通いたくなる場づくり       │
│ ・参加したくなるプログラム作成 │
│ ・口コミを利用したよびかけ    │
└─────────────────────────────┘
              ↓
┌─────────────────────────────────┐
│ コミュニケーションを促進する仕掛けづくり │
│ ・意義を感じるプログラム              │
│ ・参加者同士の会話の促進              │
└─────────────────────────────────┘
              ↓
┌─────────────────────────────┐
│   通いの場における役割づくり   │
│ 運営・司会などの役割もセラピストから │
│ 徐々に参加者に分担           │
└─────────────────────────────┘
              ↓
┌──────────────────────────────────┐
│  定期的な評価ができるシステムづくり    │
│ 会話の量や質，口腔機能などを数値的に評価し，│
│ 定期的に参加者にフィードバックするしくみ │
└──────────────────────────────────┘
```

初期には，STをはじめとしたセラピストや行政担当者が主導となり，通いの場をつくり，企画・運営をし，定期的な評価および助言をしていくが，徐々に参加者に役割を分担し，<u>参加者主導のプログラムに移行していくことが望ましい</u>

**図3　参加者だけでも持続可能なしくみの構築**

STは専門家の視点で通いの場づくりの支援をすることが期待される．具体的には図のような介入を行い，いずれは参加者だけでも持続可能なしくみを構築することが望ましい．

---

## 文　献

1) 「失語症者のニーズに対応した機能訓練事業所の効果的・効率的な運営の在り方に関する調査研究」（日本失語症協議会）http://japc.info/dl_files/Trainning&WorkplaceEffectiveManagement2017-03.pdf

第1章 セラピストが地域で活動するための基礎知識

# ❻ 地域で出会う他職種

● 地域で出会う他職種の役割に関する知識を身につける

- セラピストの現状としては，医療機関や福祉施設などにおいて，主に機能障害に対して1対1の個別のリハビリテーションを提供している．しかし，今後地域生活支援においては，家族や地域住民も巻き込み，多職種が互いに重なり，補いあい，相互的にかかわりながらリハビリテーションを行うことが期待される（図1）．
- このようなリハビリテーションを実現するためには他職種への理解が必須である．本項では地域で出会う他職種の役割とそのセラピストとのかかわりを解説する．

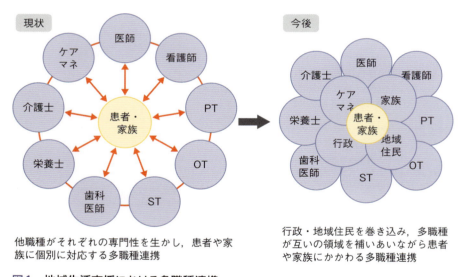

図1 地域生活支援における多職種連携

## 1 医師

- 医療と保健指導を司ることによって，公衆衛生の向上と増進に寄与し，国民の健康的な生活を確保することを任務とする職種である．
- **かかりつけ医**：日本医師会では，かかりつけ医を「なんでも相談できる上，最新の医療情報を熟知して，必要なときには専門医，専門医療機関を紹介でき，身近で頼りになる地域医療，保健，福祉を担う総合的な能力を有する医師」と位置づけている[1]．

- 患者がアクセスしやすい中小病院や診療所の医師が想定されており，かかりつけ医はイギリス，フランスなどでは制度化されている．
- 在宅で生活している神経難病患者のなかには，神経疾患の病像などについては，専門の主治医を年に数回受診し，日常の風邪，肺炎，痛みなどについては，近所の診療所を利用している者がいる．そのような場合，セラピストとして相談したいとき，どちらの医師に相談するのが適切か，相談内容によって慎重に考慮する必要がある．
- 日本在宅医学会認定，**在宅医療専門医**[2]：在宅医療を行う際の専門的知識・技術を有している．
- 全国在宅療養支援診療所連絡会[3]や日本在宅医療学会[4]に所属している医師：在宅医療への取り組みに積極的な可能性が高い．
- 日本緩和医療学会[5]の専門医・認定医や日本在宅ホスピス協会[6]に所属している医師：終末期医療に詳しく，また在宅医療への取り組みに積極的な可能性が高い．
- 認知症サポート医：認知症に関する地域医療体制構築の中核的な役割を担う医師である．厚生労働省が養成研修を行っている（実施主体は都道府県および指定都市）．
- セラピストとは疾患・障害の状態，予後，治療方針，禁忌事項，急変時の対応などについて共有する．

## 2 歯科医師

- 歯科医療と保険指導を司ることによって，公衆衛生の向上と増進に寄与し，国民の健康的な生活を確保することを任務とする職種である．
- 日本訪問歯科協会[7]に所属する歯科医師や認定医：歯科往診に積極的な可能性が高い．
- 近年，虫歯・歯周病治療だけでなく，**摂食・嚥下障害**や栄養障害の相談に応じてくれる歯科医師も増えている．セラピストとは義歯適合などの情報についても共有する．

## 3 看護師

- 医師の指示による医療処置，在宅酸素，人工呼吸器などの管理から療養上の世話までを役割とする，地域包括ケアにおける最重要職種の1つである．
- 日本看護協会[8]が認定する**地域看護**または**在宅看護**の**専門看護師**，あるいは訪問看護ステーションに所属している看護師：地域における医療・保健・福祉に精通している．
- セラピストとは対象者の看護計画・方針・目標，療養上の問題点などの情報を共有する．

## 4 保健師

- 地域住民の健康問題を把握し，**保健指導**に従事する職種である．
- 都道府県や市町村が設置する保健所・市町村保健センター，地域包括支援センター，産業保健師として企業などに勤務している．

- 保健所などが行う健康教室，リハビリ相談会，発達相談，乳幼児定期健診などで協働することが多い．

## 5 薬剤師

- 調剤，医薬品の供給，その他薬事衛生を司る職種である．
- 2016年，かかりつけ薬剤師制度が開始された．担当の薬剤師が重複薬や服薬状況のチェック，訪問による残薬整理，作用・副作用の相談などに，夜間・休日なども含め，対応する．
- 近年，**訪問薬剤業務**を行う薬剤師も増えている．自宅訪問により薬剤を届け，前述の業務に対応する．各都道府県薬剤師会，例えば静岡県薬剤師会のホームページには，静岡県内における在宅訪問可能薬局一覧が掲載されている[9]．
- セラピストとは薬剤の副作用（例：夜間転倒を引き起こす可能性のある薬剤），薬剤の飲み忘れへの対処などについての情報を共有する．

## 6 歯科衛生士

- 歯科診療補助および歯科保健指導などを行う職種である．
- 認定訪問歯科衛生士：日本訪問歯科協会が認定する資格．訪問における歯科衛生指導の専門知識を有している．
- 歯科衛生士の自宅訪問指導は，口腔ケアのみならず，**摂食・嚥下指導**なども行っている[10]．それらの方法や注意点を共有し，セラピストとして少しでも患者本人が行っていけるよう指導する．

## 7 管理栄養士・栄養士

- 管理栄養士は国家資格で，病気や高齢で食事がとりづらい対象者や健常者に，栄養指導や給食管理，栄養管理を行う職種である．
- 栄養士は都道府県知事が交付する免許で，主に健常者を対象にして栄養指導や給食の運営を行う．
- 在宅訪問管理栄養士：日本在宅栄養管理学会[11]が認定する資格．訪問における栄養指導の専門知識を有している．
- 摂食・嚥下障害の程度に合わせた**食べやすい食物の紹介**や**調理のしかた**なども指導する．それらの方法や注意点を共有し，セラピストとして少しでも患者本人や家族が継続して行っていけるよう指導する．例えば台所環境の工夫などがある．

## 8 義肢装具士

- 医師より処方された**義肢装具**の採型・採寸ならびに適合・調整を行う職種である．
- 現段階では，訪問にて対応する義肢装具士は少ない．セラピストは在宅生活をしている対象者の義肢装具に不具合をみつけた場合，それを製作した義肢装具士や病院に連絡をとり，対応を協議する必要がある．

## 9 社会福祉士

- 医療・福祉・教育・行政機関などにて，さまざまな理由で日常生活を営むのに問題がある人からの相談に対して助言・指導・援助を行う職種である．
- 病院，施設，地域包括支援センターなどさまざまな場所に勤務している．特に，**社会制度・福祉制度**に詳しく，地域包括ケアにおいて欠かせない職種である．
- 社会福祉士の国家資格制度ができる以前から，主に医療機関において，社会福祉の立場から，患者や家族の経済的問題への対応，退院先調整などの役割を担ってきた医療ソーシャルワーカーという職種がある．近年では，社会福祉士や精神保健福祉士の資格を有する者が増えている．
- セラピストとは対象者に必要な社会福祉制度の利用についての情報などを共有する．

## 10 精神保健福祉士

- 精神障害の医療を受け，または精神障害者の社会復帰の促進を図ることを目的とする施設を利用している者からの**相談**に対して助言・指導・援助を行う職種である．
- 精神病院，地域活動支援センター，精神保健福祉センター，社会福祉協議会などに勤務している．
- セラピストとは精神障害をもつ対象者に必要な社会福祉制度の利用についての情報などを共有する．

## 11 介護福祉士

- 身体上または精神上の障害があることにより日常生活を営むのに支障がある者に対し，心身の状況に応じた介護を行い，またその者およびその介護者に対して介護に関する指導を行う職種である．
- 病院，介護老人保健施設，介護老人福祉施設，訪問介護事業所などに勤務している．**実生活上のADL状況**をよく把握しているため，セラピストにとってたいへん有益な情報をもたらしてくれる職種である．例えば，睡眠や夜間の排泄回数や自立度，徘徊の状況，実際の更衣や入浴の介護負担などの情報は，リハビリテーション計画立案に有益な情報となる．

## 12 訪問介護員（ホームヘルパー）

- 対象者の自宅を訪問し，食事，排泄，入浴などの介護（**身体介護・生活援助**）を行う職種である．
- 各都道府県の指定を受けた事業者が実施する「介護職員初任者研修」もしくは，「実務者研修」を受講することで認定される．
- セラピストとは介護福祉士と同様，実生活におけるADL遂行状況などの情報を共有する．

## 13 介護支援専門員（ケアマネジャー）

- 介護保険制度において，要支援・要介護認定者の**介護サービス計画（ケアプラン）**を作成し，また介護サービス事業者との調整などを行う職種である．
- 居宅介護支援事業所，介護保険施設，グループホーム，小規模多機能型居宅介護事業所などに勤務している．
- 介護支援専門員の実務経験が5年以上あり，所定の専門研修課程を修了した者は，主任介護支援専門員として，他の介護支援専門員に対する助言・指導なども行う．
- 介護保険制度におけるサービスを受けるためには，介護サービス計画（ケアプラン）を作成することが必須であり，介護支援専門員は，地域包括ケアにおける最重要職種の1つである．
- セラピストとはケアプラン立案に必要な情報（ADL自立度や障害の予後予測など）を共有する．

## 14 教育職員（教員）

- 特に**発達障害**についての認識が広まるにつれ，教育の現場における就学支援において，以下の教員とともに地域包括リハに取り組む必要が生じている．
- 保育士[※1]，幼稚園教諭，普通学校教諭（小学校・中学校），特別支援学校教諭（幼稚部・小学部・中学部・高等部），高等学校教諭，高等教育（大学[※2]・高等専門学校・専門学校など）の教師．
- 非常勤教育職員：市町村により，独自に，聴覚障害や発達障害を有する生徒に対し個別に対応するために採用されている．
- 養護教諭：保健室などに常駐し，生徒の怪我・疾病などの応急処置を行ったり，心身の健康を把握する．
- スクールカウンセラー[※1]：児童・生徒・学生の心理相談業務に従事する．国家資格・認定資格ではない．文部科学省のスクールカウンセラー事業においては，任用規程がある．

---

※1 教育職員ではないがここにあげた．
※2 例えば富山大学など，発達障害を有する学生への支援組織を設置している大学も増えている．

- スクールソーシャルワーカー※1：学校や日常生活における子どもの問題について，子ども本人だけでなく，家族や友人，学校，地域など周囲の環境に働きかけて問題解決を図る職種である．学校に配置される，教育委員会に所属し学校に派遣される，などの活動形態がある．
- 児童相談所職員※1：児童相談所は，各都道府県に設けられた児童福祉の専門機関である．児童に関するさまざまな問題について，家庭や学校などからの相談に応じることや指導，児童の一時保護などに対応する．
- セラピストとは，対象者の発達上の特徴やそれに対する対処法を具体的に共有し，かかわる皆が統一した対応をとることができるように調整する．心理的問題に対しても同様である．

## 15 臨床心理士

- 日本臨床心理士資格認定協会による民間認定資格である．対象者の**精神心理的問題・不適応行動**などへの援助・改善指導や心理検査，知的機能検査などを行う職種である．
- 文部科学省のスクールカウンセラー事業における資格要件の1つである．また，医療機関，行政機関，司法機関などに勤務している．
- 公認心理師法が2015年9月9日に議員立法により成立し，9月16日に公布された．**公認心理師**※3という国家資格が誕生する予定である．
- セラピストとは検査結果や対応方法などを共有する．

## 16 一般行政職員

- 地域包括リハを進めるにあたり，以下の一般行政職員と連携する必要が生じる場合がある．
- 高齢福祉・障害福祉・生活保護・国民健康保険・国民年金・介護保険・公共職業安定所（ハローワーク）などを担当する職員．社会福祉主事※4任用資格を有する者もいる．これらの職員とは，対象者が必要な行政サービスをスムースに受けることができるよう協働する．
- 警察官※5：現代の日本は，少子高齢社会であるとともに**多死社会**になりつつあり，**孤独死**が問題となっている．訪問リハに従事するセラピストは，孤独死の第一発見者となる可能性がある．また，精神障害者の措置診察のための**警察官通報**が必要な場面や認知症者の徘徊による行方不明の場面に遭遇する可能性もある．このような場合，警察官とともに問題解決する必要が生じる．

---

※3　公認心理師
公認心理師登録簿への登録を受け，公認心理師の名称を用いて，保健医療，福祉，教育その他の分野において，心理学に関する専門的知識および技術をもって，次に掲げる行為を行うことを業とする者である．①心理に関する支援を要する者の心理状態の観察，その結果の分析，②心理に関する支援を要する者に対する，その心理に関する相談および助言，指導その他の援助，③心理に関する支援を要する者の関係者に対する相談および助言，指導その他の援助，④心の健康に関する知識の普及を図るための教育および情報の提供．

※4　社会福祉主事
生活保護法，児童福祉法，母子および父子ならびに寡婦福祉法，老人福祉法，身体障害者福祉法および知的障害者福祉法に定める援護，育成または更生の措置に関する事務を行う職種である．

※5　公安職であるがここにあげた．

## 17 弁護士

- 当事者その他関係人の依頼または官公署の委嘱によって，訴訟事件，非訟事件および審査請求，再調査の請求，再審査請求等行政庁に対する不服申立事件に関する行為その他一般の法律事務を行うことを職務とする職種である．
- 訪問リハ時の転倒，疾患の急性発症時の不適切対応，守秘義務違反などにより，**訴訟問題**が起こる可能性がある．また，遺言書作成（司法書士も対応可能）や後見人[※6]に関する相談を受けることもある．
- セラピスト個人で対応することはないと思われるが，弁護士とともに問題解決する必要が生じる可能性がある．

## 18 民生委員・児童委員

- 民生委員法で規定されている，市町村区域に配置されている**民間の奉仕者**である．児童委員も兼ねている．
- 住民の生活状態を把握し，必要に応じて生活に関する相談に応じ，助言・援助を行う．しかし近年，なり手が不足している．相談したい住民は，住んでいる市区町村役場に問い合わせることで民生委員・児童委員に関する情報を得ることができる．
- セラピストは，民生委員・児童委員からの相談・情報に対し組織の一員としてかかわることがある．

## 19 就労移行支援事業所や就労継続支援A型・B型事業所の職員

- これらの事業所では，さまざまな**事業**〔例えばパン工房（食工房ゆいのもり[12]），パソコン指導（LITALICOワークス[13]）など〕を行っている．
- セラピストとして地域包括リハを推進する際，協働する必要がある．対象者の疾患・障害の特徴や，それにより引き起こされる行動や作業遂行上の特徴について共有する．

## 20 車いす業者・座位保持装具製作業者・福祉機器業者・家屋改造業者

- これらの業者は，在宅における**福祉機器**などの利用や**家屋改造**について，丁寧に対応してくれることが多い．さまざまな例があるが，例えば在宅生活をしている筋萎縮性側索硬化症患者の自宅にきてもらい，食事時のポータブル・スプリング・バランサー利用について，設定調整に協力してもらった経験がある．

---

※6　後見人
　判断能力が不十分と考えられる者を補佐する者で，法律上の後見人は，財産に関するすべての事項で，未成年者あるいは成年被後見人の法定代理人となる者である．

- 社員のなかには，福祉用具専門相談員[※7]や福祉住環境コーディネーター[※8]の資格をもつ者が増えている．

## 21 患者移送サービス業者

- 地域包括リハに携わっているセラピストは，障害者の移動・旅行や受診を拒む精神障害者の病院移送について，**介護タクシー業者**や**精神障害専門の移送サービス業者**と協働する可能性がある．
- 東京防災救急協会のホームページには，事業者の一覧[14]が記載されている．

## 22 障がい者スポーツ指導員

- 日本障がい者スポーツ協会[15]により認定された，障がい者に対するスポーツの導入と指導ができる者である．
- 同協会に問い合わせることで，地域で援助している対象者の参加可能なスポーツがみつかる可能性がある．

## 23 当事者組織・自助グループメンバー

- 同じ疾患や障害をもつメンバーで構成される当事者組織・自助グループや**ピアサポート・ピアカウンセリング**は，対象者にとって大きな力になる可能性がある．セラピストは地域で援助している対象者に対し，当事者組織・自助グループの紹介を行ったり，運営を援助したりする．
- 日本脳卒中者友の会[16]，日本リウマチ友の会[17]，断酒会などが有名であるが，その他の多くの疾患・障害にも当事者組織がある．

## 24 ボランティア

- 地域包括リハを円滑に進めるためには，ボランティアも大きな力となる．市町村の社会福祉協議会などで，必要なボランティアの情報を得ることができる．大学生のボランティア・サークルも利用可能である．
- **自助具製作ボランティア**の組織もある（例：自助具の部屋[18]など）．

---

※7 福祉用具専門相談員
介護保険制度において，指定居宅サービスとして福祉用具貸与を行う場合に必要な資格であり，適切な福祉用具の選定にあたる職種である．福祉用具専門相談員指定講習を受講し，修了評価試験に合格することで資格を得ることができる．

※8 福祉住環境コーディネーター
高齢者や障害者などに対し，より使いやすい住宅になるような改修や整備を提案する職種である．東京商工会議所が主催する民間資格である．

## 文 献

1）「日医かかりつけ医機能研修制度」（日本医師会ホームページ）http://www.med.or.jp/doctor/kakari/
2）「制度全体の解説」（日本財託医学会）http://www.zaitakuigakkai.org/k-senmon.html
3）「本会について」（全国住宅療養支援診療所連絡会）http://www.zaitakuiryo.or.jp/honnkai/index.html
4）日本在宅医療学会（http://jsfhm.org）
5）日本緩和医療学会（http://www.jspm.ne.jp）
6）「日本在宅ホスピス協会のご案内」（日本在宅ホスピス協会）http://n-hha.com/guidance_ja/
7）日本訪問歯科協会（http://www.houmonshika.org）
8）「専門看護師」（日本看護協会）http://nintei.nurse.or.jp/nursing/qualification/cns
9）「在宅訪問可能薬局一覧」（静岡県薬剤師会）http://www.shizuyaku.or.jp/zaitaku/index.html
10）山縣千開，他：第13回日本摂食・嚥下リハビリテーション学会学術大会，2007
11）日本在宅栄養管理学会（http://www.houeiken.jp/）
12）「ゆいのもり事業所一覧＆活動場所案内」（食工房ゆいのもり）http://yuinomori.or.jp/03_bussiness/index.html
13）「よくわかる！就労移行支援」（LITALICOワークス）https://works.litalico.jp/syuro_shien/about/
14）「東京民間救急コールセンター登録 事業者一覧」（東京防災救急協会）http://www.tokyo-bousai.or.jp/tokyocallcenter-list/
15）日本障がい者スポーツ協会（http://www.jsad.or.jp）
16）日本脳卒中者友の会（http://noutomo.com）
17）日本リウマチ友の会（http://www.nrat.or.jp）
18）自助具の部屋（http://daishikyo.or.jp/jijogu/index.htm）

# ❼ 制度の変化をすばやく捉える プロトコル

- 制度の変化をめぐる動きを知る
- 制度について調べる際のポイントを知る

## 1 制度の変化をめぐる動き[1)〜6)]

- 制度の策定について，一般には，社会的な課題解決のために議論された，あるいは調査により明らかにされた内容が法整備に反映されるという流れで行われる．

### 1) 検討会による審議

- 行政において，常設の審議会・審査会・協議会の他，**特定の社会的課題**に関する制度や施策について検討する必要がある場合に，その課題に特化した**検討会**などが設けられる．
- 検討会などで十分に審議された事項が，改正法案などに盛り込まれる．
  - ▶例：今後の地域包括ケアに関して，厚生労働省では2016年7月に，「"我が事・丸ごと"地域共生社会実現本部」を設置し，「地域における住民主体の課題解決力強化・相談支援体制の在り方に関する検討会（地域力強化検討会）」を同年10月から開催している．このなかで，これからの地域福祉のあり方について，地域包括ケアの深化・地域共生社会の実現に向けた議論を進めている．

### 2) 関連領域における調査研究

- 検討会での審議と並行して，関連領域における**調査研究**が行われることもしばしばある．調査研究は，施策を科学的根拠に基づいたものにするため，例えば具体的で適切な目標設定のために実施される．そして，その調査結果を踏まえて施策の検討がなされる．
- 調査研究は**厚生労働省委託事業**や，**厚生労働科学研究**として研究機関によって実施される．また，これらの例に関しては，厚生労働省社会・援護局の事業や，老健局の老人保健健康増進等事業として予算が組まれている．
- **調査研究が先行**して実施され，社会的ニーズが明らかになることによって，既存の制度が変更される場合もある．
  - ▶例：高次脳機能障害者に関して，長期的な追跡調査から社会参加のための支援（IADLや就労などの支援）の必要性が明らかとなった．この調査結果をもとに，高次脳機能障害者支援の体制づくりに向けて，障害者福祉に関する法律が改正され，さまざまな施策が盛り込まれた（表1）．

表1　高次脳機能障害者支援に関する制度の変化の例

| 代表的な施策：支援普及事業 |
|---|
| 「高次脳機能障害及びその関連障害に対する支援普及事業」が，障害者総合支援法に基づく地域生活支援事業のうちの専門性の高い相談支援事業として明確に位置づけられた |

| 精神障害者保健福祉手帳に関する改正 |
|---|
| ・制度実施要領<br>・障害等級の判定基準について<br>・診断書の記入にあたって留意すべき事項<br>上記について改正が行われ，診断書様式・記入例，判定基準，状態の判定などに高次脳機能障害が明記された |

| 福祉サービスの利用 |
|---|
| ・休職中の就労移行支援サービス・就労継続支援B型<br>・障害者自立支援法に基づく障害福祉サービス<br>・上記について，高次脳機能障害者でも利用が可能になった |

| 国民年金・厚生年金保険に関する改定・改正 |
|---|
| ・障害認定基準の一部改定に伴う診断書の項目が改正され，「障害の状態」の欄に高次脳機能障害の項目が追加された |

## 2　制度の変化を捉えるプロトコル

- 施策をめぐる動向については，さまざまな形で**情報公開**がなされる．例えば地域包括ケアについては，**会議の議事録**の他，**中間報告**などが公開されている．また，会議によっては傍聴が可能なものもある．これらの情報にたどり着くための方法を図1，2に示す．また，webページの活用について図3に示す．

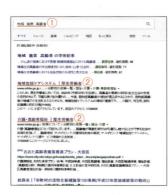
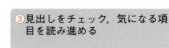
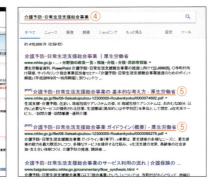

① 「地域　施策　高齢者」で検索
② 厚生労働省のページをチェック

③ 見出しをチェック，気になる項目を読み進める

【参考】
④ 可能な限り正式名称で検索
⑤ PDF資料を優先的に確認

図1　プロトコル例1「地域における高齢者施策の概要を捉えたい」

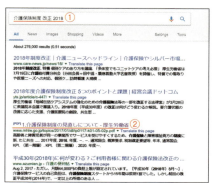
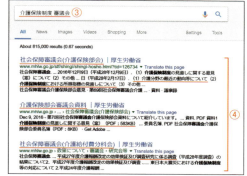

① 「介護保険制度　改正　2018」で検索
② 厚生労働省が出しているPDF資料をチェック

【参考：具体的な内容を示した資料がない場合】
③ 「介護保険制度　審議会」などで検索
④ 検索結果の正式名称を用いて再度検索する

図2　プロトコル例2「次の介護保険改正でどのような変更があるか知りたい」

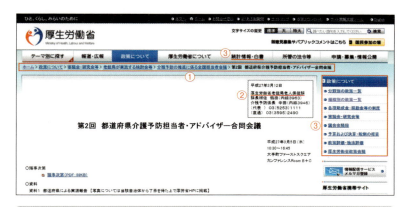

① パンくずリスト：ホームから現在のページまでどのようにたどり着くかを示している．ページに示された事項が行政内のどの領域で扱われているかを知るうえで参考になる
② ページに示された事項を厚生労働省内のどの部局で扱っているかわかる
③ 思いがけず，簡単に欲しい情報にたどり着けることがある

図3　参考：webページからわかること

- 情報収集におけるポイントは，以下の5点である．
  - 厚生労働省など，省庁から出ている情報を選ぶ．
  - PDF資料はわかりやすくまとめられたものが多いので優先的に確認する．
  - 可能な限り正式名称で検索する．
  - 厚生労働省など，省庁のトップページから探しはじめない．
  - 検索結果からたどり着いた厚生労働省のページ上の情報をうまく活用する．
- 調査研究については，実施機関が**報告書**などを**成果報告**として情報公開していることが多い．参考までに研究機関などに関する情報を巻末付録 2 「制度の変化をすばやく捉えるダイレクトリー」に掲載する．

## 文 献

1) 「地域における住民主体の課題解決力強化・相談支援体制の在り方に関する検討会（地域力強化検討会）資料」（厚生労働省）http://www.mhlw.go.jp/stf/shingi/other-syakai.html?tid=383233
2) 「高次脳機能障害者の障害状況と支援方法についての長期的追跡調査に関する研究」（中島八十一），厚生労働科学研究，http://www.rehab.go.jp/brain_fukyu/data/研究成果
3) 「高次脳機能障害者に対する地域支援ネットワークの構築に関する研究　総合研究報告書」（中島八十一），厚生労働科学研究，http://www.rehab.go.jp/brain_fukyu/data/研究成果
4) 「高次脳機能障害者の地域生活支援の推進に関する研究」（中島八十一），厚生労働科学研究，http://www.rehab.go.jp/brain_fukyu/data/研究成果
5) 「高次脳機能障害者の社会参加支援の推進に関する研究」（中島八十一），厚生労働科学研究，http://www.rehab.go.jp/brain_fukyu/data/研究成果
6) 「支援普及事業に関する資料」（高次脳機能障害情報・支援センター）http://www.rehab.go.jp/brain_fukyu/shien/pol_tsuchi

# 第2章
# 地域包括
# リハビリテーション
# マニュアル

❶ 乳幼児期

❷ 学齢期

❸ 成人期

❹ 老年期

## ❶ 乳幼児期
### 1) 乳幼児期における地域生活の課題

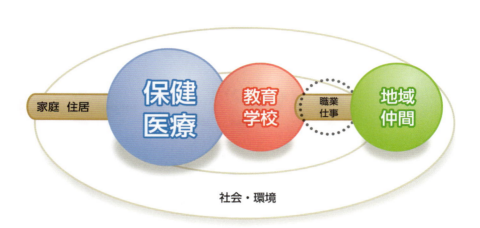

**乳幼児期の地域生活4色団子**
発達段階ごとの地域生活上の課題について，重要度の違いを視覚的に示した．大きなものほど，その時期の課題として重要度が高いことを意味している．

### ● 保健・医療

- **早期発見・予防**：対象となる子どもに障害や疾患がある場合，できるだけ早期に発見することは介入効果を高める意味だけでなく，二次障害を予防する意味でも重要である．

- ここでいう二次障害には，障害や疾患が原因となって機会が奪われ，子どもの全体的な発達が阻害されることや，障害や疾患をきっかけとした虐待的環境などがあげられる．

- 障害や疾患が明確でない，いわゆるグレーゾーン児など発達に気がかりな点のある子どもの場合もできるだけ早期に把握できることが望ましい．早期からの見守りや保護者への情報・支援の提供が子どものその後の適応状況に影響を与える．

- 乳幼児期の早期発見では，対象となる子どもを発見し介入するだけでなく，その保護者や家族とできるだけ早期につながることも同様に重要である．特に，将来にわたってつながりを保ち続けられるようなファーストコンタクトを意識する必要がある．

- **医療・リハ**：入院・外来・在宅など医療やリハの提供の場所をどう選択するかという課題が一つある．これは，主に医療的な必要性によって決定されるが，対象となる子どもの発達段階と発達課題という側面からの選択も考えられる．

- 近年，特に発達障害では医療やリハなど専門的支援の確保自体が課題となっている．専門的支援を確保できた場合もその利用頻度は非常に限定されることが多い．
- そのような状況のなかでは，子ども自身への支援や介入だけでなく，保護者などの家族や幼稚園・保育園などの関係者に働きかけ，発達環境を整えることが重要となる．

### 🔴 教育・学校
- **家庭教育**：家庭でのしつけはこの時期の重要な発達課題である．しかし，発達障害のある子どもや発達障害が疑われる子どもではしつけが著しく困難になる場合がある．
- 子どものしつけが上手くいかないとき，しばしばその責任が保護者に押しつけられる．しかし，このような責任の押しつけによる保護者の孤立は避けなくてはならない．
- **就学前教育**：子どもの障害や疾患が明確な場合，対応として障害児保育に熱心で経験豊富な幼稚園・保育園・こども園（以下，園）の紹介が一つ考えられる．障害児保育の経験が浅い園を利用する場合，セラピストは支援方法の助言や利用可能な制度の紹介を行う必要がある．
- グレーゾーン児の場合，子どもの行動に困惑した園に対し，セラピストの助言や支援がしばしば必要となる．また，園と保護者が対立関係になることを防ぐために，セラピストが仲介者役割をとる必要性も時に生じる．

### 🟢 地域・仲間
- **友人関係・仲間関係**：2, 3歳～就学前の時期は友人関係・仲間関係を体験しはじめる時期である．たとえ障害のある子どもであっても，その機会は保障したい．
- 多様な友人関係・仲間関係を経験する機会の提供が望ましい．例えば，障害の有無にかかわらず園が同じ者同士や自宅が近所の者同士，または，障害のある子ども同士など．
- **保護者の仲間づくり**：保護者の心理的孤立を防ぎ，保護者間の互助を活性化することは，子どもの発達環境を整える意味でも重要である．
- 子どもの友人関係・仲間関係と同様に，同じ園に通う子どもの親同士，自宅が近所の親同士，同じ障害をもつ子どもの親同士など，多彩な関係性の仲間をつくれると望ましい．

### 🟤 家庭・住居
- **家族関係**：家族への支援は，子ども本人への支援と並んで，この時期の重要な課題である．
- 障害の有無にかかわらず，発達段階に相応の親子関係の経験をめざす．虐待的な状況に気づいた場合は，関連機関と情報共有し，必ず介入を検討する．
- 障害のある子どもとそのきょうだいが葛藤を抱え，時に介入が必要となる場合もある．
- 障害のある子どものきょうだいも発達段階に相応の親子関係を経験する必要がある．
- 保護者やきょうだい以外の同居家族との関係性も把握し，必要に応じて介入する．

### ⚪ 社会・環境
- **社会サービス**：縦横連携のはじまりの時期であり，現在の関連機関や将来関連する機関との協働体制をセラピスト自身が意識してつくる必要がある．
- **インフォーマルな地域資源**：さまざまな地域資源を障害のある子どもの支援に利用する柔軟性と，時に自らが新たな地域資源を創出する創造性がセラピストには求められる．

第2章 地域包括リハビリテーションマニュアル

## ❶ 乳幼児期
## 2) 乳幼児健康診査・発達相談

- 対象児の評価だけではなく，保護者に行う問診などの評価方法も身につける
- 評価と解釈が困難なケースに出会っても，「なぜその言動を習得するに至ったか」と考えるクセを身につける

### 1 乳幼児健診の概要

- 乳幼児健康診査（以下，乳幼児健診）は，**乳幼児の健全育成**を主なねらいとした母子保健政策の1つとして開始され，時代の流れとともに内容も変化してきた（表1）．
- 例として南相馬市における健診の種類を示す（表2）．
- 乳幼児健診にセラピストがかかわる場合，保護者からの相談と子どもの観察・検査・測定が主な役割となる．セラピストは診断をすることが目的ではなく，今できていることとできていないことを評価し，各機能の側面においてできていることの次の段階へつながる支援をする必要がある．ただ，表3のような障害がみつかりやすいのも事実である．

表1　乳幼児健診の年代別の目的

| 年代 | 1965年以前 | 1970年頃～ | 1990年頃～ | 現在 |
|---|---|---|---|---|
| 主なねらい | 栄養状態の改善，感染症対策，先天性股関節脱臼の早期発見・治療など | 脳性麻痺の早期発見・療育，障害児や先天性代謝異常のマススクリーニングなど | 子どもの心の健全育成，虐待防止のための要支援家庭の早期発見と支援など | 育児支援など |

表2　乳幼児健診の種類（南相馬市の例）

| 健診名称 | 4か月児健診 | 10か月児健診 | 1歳6か月児健診 | 3歳児健診 |
|---|---|---|---|---|
| 南相馬市開催月年齢 | 3～5カ月 | 10～12カ月 | 1歳7～10カ月頃 | 3歳6～8カ月頃 |
| | 実施時期が法律で定められていないもの | | 実施時期が法律で定められているもの | |
| 母子保健法 | 市町村は，必要に応じて乳幼児に対して，健康診査を行い，または受けることを勧奨しなければならない | | 満1歳6カ月を超え満2歳に達しない幼児 | 満3歳を超え満4歳に達しない幼児 |

諸事情により数カ月遅れて受診することもある．また，月齢・年齢は必要に応じて在胎週数の修正も確認する．

表3 乳幼児健診のシステム

| 4か月児健診 | 1歳6か月児健診 | 3歳児健診 |
|---|---|---|
| 先天性疾患，脳性麻痺，運動遅滞を伴う精神遅滞 | 重度精神遅滞 | 中等度精神遅滞，自閉症 |

文献1をもとに作成．

## 2 セラピストが健診にかかわる際の立場・枠組み

### 1) 立場

- 乳幼児健診は多職種で児の状況を総合的に評価し，心身ともに健やかに成長できるようサポートすることである．
- 健診でのセラピストの立場は，治療者ではなく市民の健康を守るために保健支援・助言・相談[2]をする専門職である．

### 2) 枠組み

- セラピストが乳幼児健診に従事できるのは，行政から依頼を受けたときだろう．
- セラピストがかかわる枠組みとしては表4の4つがあげられる．

表4 セラピストがかかわる枠組み

| 個別相談対応 | 保健師が個別（対象児と保護者）に問診を行い，運動面や行動面での相談希望があれば個別相談対応となる． |
|---|---|
| 個別相談時間 | 数分〜15分程度．1回の相談時間は非常に限られているが，次の健診は6カ月〜2年後である．このため，評価漏れがないよう注意が必要である． |
| 集団での観察 | 個別対応以外の時間は，児らと一緒に遊ぶなどしながら観察している．特徴的な言動（❸2) 参照）が，複数項目該当する場合はカンファレンスで他職種と情報共有する． |
| 集団教育 | 各専門職（保健師，栄養士，歯科衛生士など）から5分程度のミニ講話を実施している．すべての健診で各月齢・年齢に合った発達の話や親子体操を実施している．特に体操は，愛着を促すように保護者と児が顔を合わせスキンシップを多く取り入れている． |

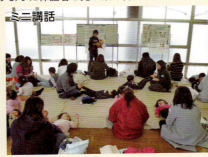
ミニ講話

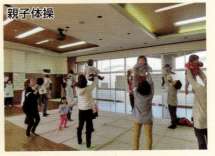
親子体操

南相馬市の例．

## 3 乳幼児健診の流れ

### 1) 事前準備

- 健診開始前までに対象児らの個別カルテ[※1]すべてに目を通す．
- 身長，体重，頭囲，出生時の記録（分娩時間，アプガースコア，新生児仮死の有無など），**家庭背景**の記録（同居家族の人数，家族の育児支援の有無，家族の疾患，虐待の有無など），前回の健診時結果などを特に重点的にみる．

### 2) 各健診で留意する点

- 健診会場において対象児の特徴的な行動の評価も重要だが，保護者の言動などからも児の全体像が掴みやすくなる．**保護者観察**も重要な評価である．評価の一例を表5，6に示す．

#### 表5 発達障害児の特徴的行動

|  | 4M | 10M | 1Y6M | 3Y |
|---|---|---|---|---|
| 共通 | 自己刺激行動，感覚遊び，不器用，協調運動が苦手（目や手の動きがぎこちない）感情の変動（急に笑ったり怒ったり，泣く契機が不明．など）極端な偏食，異食 | | | |
| 各健診 | そりが強い | つま先歩行・シャッフリング，変形四つ這い | 始語がママ，パパでなく大人びた単語（あったかいね～，など）．ワンパターン（電話ごっこなど一見問題なさそうにみえるが，大人の模倣をしているだけで応用がきかず終始ワンパターン）・多弁（さまざまな単語の表出があるが会話にならない）・他者にべたべたくっつく（初対面でもくっついたり話しかけたりするが，相手から触れることは嫌がることが多い） | |

4M（4か月児健診），10M（10か月児健診），1Y6M（1歳6か月児健診），3Y（3歳児健診）．文献3をもとに作成．

#### 表6 各月齢・年齢で留意する保護者の言動

|  | 4M～ | 10M～ | 1Y6M～ | 3Y～ |
|---|---|---|---|---|
| 保護者観察 共通 | 母子手帳などの忘れものはないか，健診時間を守るか，集団教育の話より保護者同士の私語に夢中になっていないか？児との接し方は月齢・年齢に合っているか，スマホばかり触っていないか，または児にスマホを見せっ放しではないか，たばこの臭い有無など | | | |
| 保護者観察 各健診 | 抱き方，洋服の着脱のぎこちなさから育児手技 | 児の姿勢を変える，立たせるなど過剰な手助けの有無 | 児が歩き回っているときの対応．放置or見守る？ | 児がままごとに誘ったときの保護者の対応 |
| 留意すべき問診（例） | 「首が座りません」→母の抱き方を観察．縦抱きの指導，腹ばい遊びの勧めなど | 「ハイハイします」→変形ハイハイ（シャッフリング，アザラシ這い，背這い，膝歩行，ローラーなど） | 「うちの子，何でもしゃべります」→自発語はなく，大人のオウム返しのことも＊ | 「うちの子，大人しくて育てやすいです」→好きな遊びは？の問いに「ゲーム，DVD」など |

＊問診票の「お子さんが話すことばを記載してください」の欄に，「どうも，こんにちは，いただきます」と，名詞ではなく挨拶が記載してあることがある．一見有意語があるようにみえるが，オウム返しの可能性もある．オウム返しか自発語かの確認をとること．

---

※1 個別カルテ（市区町村作成）
市区町村において母子保健に関する個別カルテを作成する．このカルテには，母子健康手帳の記録内容（出生時の記録など）や，乳幼児健診や支援経過の記録なども記載されている．

表7 3歳児健診（着目点の一例）

| 1. 受付 | 入室を怖がっていないか？ | 場所見知り？ 保護者への試し行為？ 不安が強い？ |
|---|---|---|
| 2. 保健師による問診 | 保健師の問診に着座して応じるか？ | 注意転動しやすい？ 集中短い？ マイペース？ |
| 3. 集団教育 | 玩具片づけは，どう応じるか？ | 指示理解は？ 切替はスムーズか？ 完遂できるか？ |
| 4. 身体計測 | 洋服は自分で着脱？ | 脱衣拒否の場合は，過去の記憶（入院など）？ 不安が強い？ 手指の巧緻性は？ |
| 5. 小児科診察 | 順番を待つ時の言動は？ | 保護者とどう過ごしながら待つか？ 怒られたり物で釣られて待っているか？ |
| 6. 歯科健診 | 「歯ブラシもって，あの部屋（歯科健診室）に行ってね」の指示理解は？ | 全文理解しているか？ 前半or後半のみの理解か？ |
| 7. 事後 | 帰りの挨拶は？ | あいさつを返せるか？ 母親に「バイバイして」と促されたときOTをみていうか，進行方向のまま「バイバイ」というか？ |

- 前述の情報を頭に入れておき，健診当日は受付時から細心の注意を払う（表7）．

## 4 乳幼児健診におけるセラピスト対応例

- 専門職チームの一員という立場で，児の身体機能の評価，認知面や精神面の評価を行うのがセラピストの役割であろう．
- 以下に対応例を示す．

### ■「ハイハイのしかたが変わっている」という相談

- 変形ハイハイ〔シャッフリング（図1），アザラシ這い，膝歩行，背這いなど〕は**広汎性発達障害に多い**[3] とされるので，経過観察の対象にもなるが，なぜその移動方法をとらざるを得なかったか理由も考える．
- **対応例**：シャッフリングベビーに腹臥位を促すも嫌がる，体幹や上肢に比べ，下肢の筋緊張低下や，立たせようとすると足を宙に浮かせるなど足底過敏が窺えた．座位にて片手で音響玩具を把持し鳴らすも，対側の上肢も同様の動きをしていることから，左右分離運動困難も窺えた．対応として以下の自宅でできる遊びがあげられる．
  - ▶ 児が嫌がらず腹臥位ができるであろう場所（仰臥位になった母親のお腹の上，サテン生地の座布団，やわらかい絨毯など）をいくつか紹介し，うつぶせ遊びをする．
  - ▶ 大きめのクッションを床に置き，玩具などで誘導してその上でのハイハイを誘導する〔床からの段差（クッションの高さ）分を，股関節屈曲させて登らざるを得ない状況をつくり，股関節周囲の筋力向上を狙う〕．

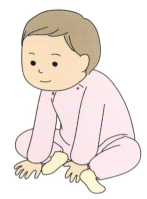

図1　シャッフリング

- ▶ 足底への刺激（保護者が手で押すなどのマッサージを行う，タオルやスポンジで触る，やわらかい絨毯の上で立つ，など）．
- ▶ 左右分離運動（腹臥位で玩具などに対して片手でリーチを促す．左右とも片手リーチが上達したら，その後はピボットを誘導し，上肢の左右分離を促す）．
- **記録方法**：個別相談を受ければ，個別カルテにも相談内容や評価を記載する．現在は情報公開法に基づき，情報開示請求があれば応じる義務がある．保護者がみてもショックを受けない記載を心掛けるとよいだろう．
  - ▶ 例として，肥満体：ふくよかな体型，長時間乱暴に落ち着きなく走り回る：集団教育の15分は会場内を大きく右回りで走行し続け，時折契機なく他児らを押すなどの行為がみられた，など．

## 5 発達相談にかかわる際の留意点

- 健診などで発達相談会や専門病院の受診を勧めることもあるのだが，受診を拒否したり先延ばしにする保護者もいる．
- わが子の発達に関して，専門職からのことばを心穏やかに聞くことは難しいだろう．児の得意なところ，苦手なところ両方を伝えるも，得意なところだけがインプットされ，「うちの子，〇〇が得意だから問題ないんですよね？」と，解釈する方もいる．
- 発達状態は事実を伝え，母らの育児を労い（落ち込む母をみて「大丈夫大丈夫」と声を掛けたくなるが，根拠がなければ発言しないこと），心配事や悩みにはいつでも相談に乗りますよ，とつながっておくことが重要である（第2章❶4）段階説参照）．
- 保護者の心が決まらないまま無理に療育機関につなげても，途中で頓挫することも多い．そのときつながらなくても，数カ月〜数年後に保護者の納得を得て，しっかりと療育につながるケースもある．どうあれば「行ってよかった」と思ってもらえる健診や相談になるか考え続けていくべきだろう．

---

### 文献

1) 「ADHD, LD, HFPDD, 軽度MR児保健指導マニュアル」（小枝達也／編），診断と治療社，2002
2) 「写真でみる乳幼児健診の神経学的チェック法」（前川喜平，小枝達也／著），南山堂，2017
3) 「乳幼児の発達障害診療マニュアル」（洲鎌盛一／著），医学書院，2013

## 乳幼児健診でセラピストのこれに期待！

南相馬市健康福祉部男女共同こども課発達支援室　花井愛理菜（保健師）

　健診以外の業務も含めて，保健師が行政で働くセラピストに期待することは，①専門性に基づく評価と生活に役立つ具体的な支援方法の提供，②関係機関との連携とチームワーク，③フットワークがよいこと，の3点です．

　乳幼児健診にセラピストがかかわっている自治体は少ないと思いますが，南相馬市では，4か月児健診，10か月児健診，1歳6か月児健診，3歳児健診のすべてにセラピストが携わっています．乳幼児健診は，市内のほぼすべてのお子さんと保護者に会うことができるメリットがあります．一方，時間制限や場面が一定条件であるため，得られる情報は一側面であると認識しています．制約があるなかで発達の評価や支援につながる情報を得るために，それぞれの職種が専門性を活かした役割を担っています．

　乳幼児健診には，保健師，医師，看護師，OT，ST，臨床心理士などの多職種が従事しています．OTは，運動発達面や感覚統合の視点での観察と保護者への助言や，発達を促す遊びの提案などを行っています．

　例えば，担当している親子体操では，「たかいたかい」や「ぎゅーっ」とお子さんを抱きしめてもらうことや頬と頬を触れ合わせるなど，いろいろな感覚をとり入れて体験できる工夫をした体験型の健康教育を行っています．体操がおわるころには親子とも笑顔になり，保護者からは「こんな簡単なことで楽しめるんだ」との感想が聞かれています．

　お子さんを支援する場合には，家庭はもとより幼稚園・保育園など，お子さんが多くの時間を過ごす機関との連携や就学時の連携など，縦横の連携が重要です．日ごろからの顔のみえる関係づくりやおのおのの職種や機関の得意分野を知っておくことが強みになります．

　保護者が支援を必要として相談につながるチャンスは，思ったより少なく短いので，いざというときに即動けるフットワークは重要です．

第2章 地域包括リハビリテーションマニュアル

# ❶ 乳幼児期
## 3）在宅生活

**point**
- 乳幼児期の在宅生活支援を行う際のセラピストのかかわり方，役割を身につける
- 乳幼児期の在宅生活支援を行う際の留意点，使えるツールの探し方を身につける

## 1　セラピストが在宅生活支援にかかわる際の立場・枠組み

- セラピストが在宅生活支援を行う際，さまざまなかかわり方がある．
- セラピストの立ち位置は「障害児への地域支援の推進を図るためには，都道府県全域，障害福祉圏域，市町村域等といった形で区域ごとに，それぞれの実情に応じて障害児入所施設や発達障害者支援センター，児童発達支援センター，児童発達支援事業所等が直接的な支援とバックアップ支援の役割分担を明確にし，十分な連携が確保された重層的な支援体制を構築する必要がある．都道府県および市町村は，（一部略）障害福祉計画の作成のなかで，それぞれの支援類型に関する利用者数等を見込むだけでなく，各施設・事業所間の広域的な役割分担の在り方等も含めて検討すべきである」と記されている[1]．
- **区域ごとに**，**実情に応じて**，**直接的な支援**，**バックアップ支援**，**重層的な支援体制**は，セラピストが在宅生活支援を行う際に，立ち位置を確認するキーワードになる．
- 乳幼児期の子どもの在宅生活支援を行う際，セラピストの所属や立場は，おおむね**図1**のどこかになり，その際の所属や立場によって役割は異なる．
- セラピストが在宅生活支援を行う際の具体的なかかわり方としては，**表1**のように場合分けができる．このようなかかわりの機会および頻度によっても変わってくる．

## 2　在宅生活支援におけるセラピストの役割

- 今後の障害児支援が進むべき方向の1つである縦横連携によるライフステージごとの個別の支援の充実において，乳幼児期に関したものとして，保育，母子保健などと連携した保護者の「気づき」の段階からの乳幼児期の障害児支援がある（**図2**）[1]．
- 乳幼児健康診査や地域子育て支援拠点事業，保育所，幼稚園，認定こども園など，同年代の他児とのかかわりの機会によって，保護者が子どもの障害や遅れなどに気づくことは多く，セラピストもこのような場面にかかわる機会が増えている．
- 地域子育て支援拠点事業や保育所，幼稚園，認定こども園などでセラピストがかかわる場合，検査・測定の機会は少なく，主に**観察**によって子どもを評価する．保護者に加えて職員などからの情報収集も適切な評価をするうえで役立つ．

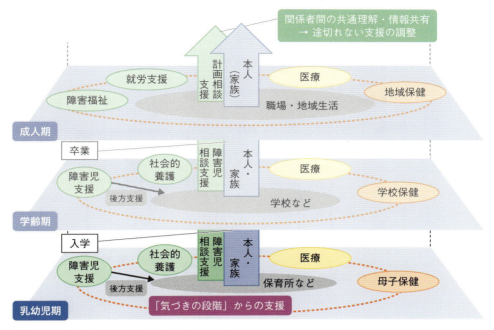

**図1 地域における「縦横連携」のイメージ**
文献1をもとに作成.

**表1 かかわり方の場合分け**

| | | |
|---|---|---|
| 子ども・家族がセラピストのところにくる場合 | 定期的にかかわる場合 | 例：外来や通所 |
| | 不定期にかかわる場合 | |
| | 一度だけかかわる場合 | |
| セラピストが子ども・家族のところに行く場合 | 定期的にかかわる場合 | 例：訪問や巡回 |
| | 不定期にかかわる場合 | |
| | 一度だけかかわる場合 | |

- セラピストの職種の専門性に縛られ過ぎずに子どもの発達全体を評価・支援することが求められる．これらによって，気になる子どもを具体的な支援につなげることばかりでなく，**一般的な子育て支援とも密接な連携をとったうえで継続的な見守り**を行うことが可能となる．

## 3 セラピストが在宅生活支援にかかわる際の留意点

- 障害の有無や程度にかかわらず，**子育ては容易なことではない**．そのため，障害を前提としたやりとりではなく，子どもの現在の状態，できていること，できていないこと，できそうなこと，今は難しいこと，くり返しても難しいことなどを評価し，支援する視点が求められる．

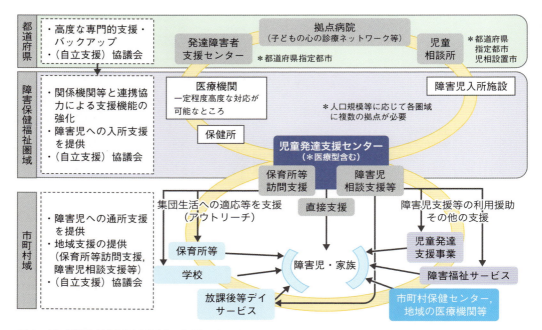

**図2　障害児の地域支援体制の整備の方向性のイメージ**
文献1をもとに作成.

**表2　5W1H**

| | |
|---|---|
| WHAT | 何をしているか |
| WHO | だれが（だれとだれが）WHATのことをしているか |
| WHY | なぜWHATのことをしているか |
| WHEN | いつWHATのことをしているか |
| WHERE | どこでWHATのことをしているか |
| HOW | どのようにWHATのことをしているか |

- 子どもたちの成長・発達の個人差は大きいため，暦年齢との比較には留意が必要であり，前述のように子どもの現在の状態と次の段階の状態を見据えた支援が必要になる．
- 子どものみではなく，両親，きょうだい，祖父母といった家族全員を支援することも求められる．子どもは困っておらず，周囲の家族が困っていることは少なくない．また，その子どもと家族が住んでいる地域の様子を知っておく必要がある（第2章❶4)参照).
- 地域によっては，住宅が密集している地域もあれば，隣の家まで数百メートル離れている地域，鉄道やバスの公共交通機関を使用するのがあたり前の地域，自家用車での移動があたり前の地域もある．そして，子どもと家族が日ごろどのような生活をしているか，1日の中や1週間の中でといったように広く理解しておく必要があり，生活の地図や三間表も役立つ．5W1Hを意識した理解をすることで，生活を具体的にイメージできる（表2).

- **生活の地図**とは子ども（当事者）を中心としたその家族を取り巻く支援機関や人（専門職や親戚，友人など）の存在を確認し，それらを視覚的に短時間で確認することを目的にしたものである（図3）．①かかわる機関，②かかわる専門職とその他の人（親戚や友人），③頻度が必須である．次に必要に応じて，①機関の役割または，機関へ行く目的，②専門職や人がかかわる内容，その人の名前，③子どもとの関係ある機関とその他の家族と関係ある機関とを結ぶ線を分けて描き入れる[2]．
- **三間表**は，①時間ごとの活動内容を記入する．②次にだれがどこ（空間）でかかわっているかを記入する（表3）[2]．
- これらのように，家族の様子や住んでいる地域，生活のスタイルなどによって，だれが，どこで，どのように困っているか，生きづらさを感じているかを把握し，それに対し，**具体的・具現的**な支援を行う必要がある．

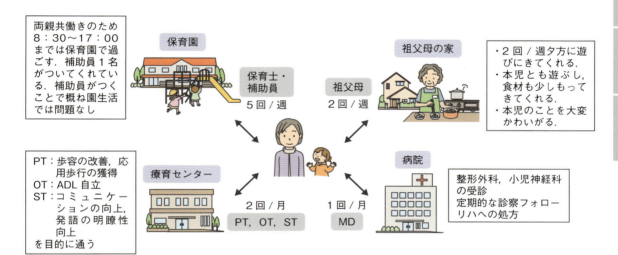

図3 生活の地図の例

表3 三間表の例

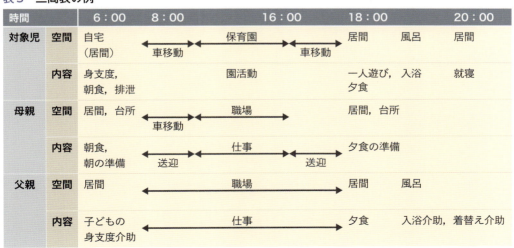

## 4 セラピストが在宅生活支援に使えるツール（制度・サービス，その他）

- 市町村の福祉サービスガイドブックや子育て応援サイトなどに詳細な資源が示されている．ホームページのみではなく，**市町村の該当する課の窓口に足を運ぶ**ことも必要な情報収集の近道となる．これによって，子どもたちが利用できる施設や制度の全体像を把握できる．
- 例えば，千葉県成田市の「障がい者福祉のしおり」[3]には，所持している手帳によって使用できる制度・サービスの一覧がある．乳幼児期においては，主に身体障害者手帳と療育手帳をもっている場合が多い．
- 一覧の一つひとつの項目を確認していくと，担当事例において使用できる制度・サービスがあるかもしれない．担当事例にかかわる際に，まずは，手帳をはじめ前述の制度・サービスについて，何をどの程度利用しているかを確認しておくことが必要となる．
- 具体的な内容や手続きについては，市町村ホームページや窓口などに確認することが確実である．市町村によっては独自な制度・サービスをもっている場合もあるため，市町村ホームページや窓口などに確認することは必須となる．

---

### 文献

1）「今後の障害児支援の在り方について（報告書）」（障害児支援の在り方に関する検討会）http://www.mhlw.go.jp/file/05-Shingikai-12201000-Shakaiengokyokushougaihokenfukushibu-Kikakuka/0000051490.pdf

2）「発達障害をもつ子どもと成人，家族のためのADL」（辛島千恵子/著），三輪書店，2008

3）「障害別該当制度一覧表」（成田市）https://www.city.narita.chiba.jp/content/000047046.pdf

## ❶ 乳幼児期
## 4) 保護者の仲間づくり・家族への支援

**point**
- 保護者の仲間づくりと家族支援に利用できる地域の社会資源について知る
- 保護者の障害受容の過程について知る
- セラピストの役割を知り，かかわり方を身につける

- 地域で働くセラピストにとって，障害をもった子どもの保護者，家族に対する支援は重要なかかわりの1つである．
- 現代は少子社会で核家族化が進み，身近に育児の手本が少なくなってきている．さまざまな情報が氾濫し，育児不安の強いなかで子育てをしなければならない時代である．そのようななか，障害のある子どもがいると母親だけに育児が集中しすぎる傾向もある．
- そのためセラピストは，母親や子どもだけへの支援ではなく，家族全体を視野に入れたかかわりをし，さらには保護者の仲間づくりについても積極的にかかわっていけるとよいだろう．

## 1 保護者の仲間づくり・家族支援の概要

### 1) 保護者の仲間づくり・家族支援のポイント

- 経済的な支援や社会的な援助が受けられる福祉の支援など，地域のなかでどのような社会資源を利用できるかを把握しておく．
- 保護者の障害受容過程や心理状況について理解する．
- 家族を支える場として親の会などがあり，そういった地域の活動の場に関する情報収集をし，必要に応じて保護者に情報提供するとともに，機会があればセラピストもそういった場へのかかわりをもっていく．
- 子どもの発達を促す場である療育施設やデイサービスなどで，子どもの支援だけでなく，保護者と一緒に子どもへのかかわり方を考える場を提供していく．

### 2) 子どもの生活を支える地域資源

- 子どものライフステージや相談・支援内容によって，支援にかかわる人と通う場所，相談窓口は異なる（図1）[1]．

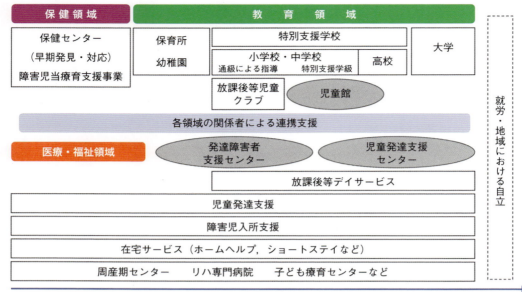

図1 子どもの生活を支える場所と機関

- 地域で利用できる場所やサービスには，だれもが利用可能なところと，障害のある子どもや支援の必要な子どもが主に利用するところがある．また，子どもの生活を支えるこれらの場所やサービスのなかには，子どもだけでなく，家族支援や保護者の仲間づくりに関する情報やサービスが多く提供されている．
- これらの情報は，自治体の障害福祉課や母子保健課，保健所，地域療育センター，発達障害者支援センター，または，インターネットからも得られるため，自分の地域については把握しておく必要がある．
- そのうえで，保護者の障害受容の程度や心理状況，障害の種別などを考慮し，適切な仲間づくりの場所を提供し，よりよい家族支援につなげていく．

## 3）乳幼児期にかかわる支援場所やサービス[1]

### ❶母親の健康の支援

- 各市町村における子育て支援事業の一環として，保健センターや各事業提供場所では，妊娠健康検査（妊婦一般・歯科検査など），妊婦指導教室など，母親に対して育児に対する心構えや生活習慣などの教育指導が医師・保健師などの連携で実施される．

### ❷育児支援

- 母親に対して支援が必要な場合は，早期から専門家がかかわりサポートする．
- 近年，育児不安による精神的ストレスが虐待などに発展することや，母親だけでなく療育者の家族内で何らかの問題を抱えていることがあり，家族支援が必要な場合がある．
- 母親の自主的な参加が得られない場合は，保健師や相談員などの支援による定期的な訪問が重要となる．

## 3 乳幼児健診

- 障害の**早期発見**と**早期支援**につなげるため，子どもの身体的・精神的発達などの状況を定期的に見極め，子どもだけでなく母親支援の必要性の有無を見定める．
- 健診後支援が必要な場合は，子育て支援事業への参加を促し，必要に応じて医療専門機関へつなげる（詳細は第2章❶2)参照）．

## 4 フォロー教室（市町村保健事業）

- 市町村により各種事業名がある．乳幼児健診やその他の相談により，子どもの障害が疑われる場合かつ母親の育児支援の必要性を認めた場合に，一般的な相談や遊びを通して親子のかかわり方や子どもの障害の理解を促すことについて対応する（例：子育て相談・親子遊びの広場・育ちの支援教室など）．

## 5 児童発達支援事業（母子通園および単独通園施設）

- 障害があっても利用することができる保育所・幼稚園として，母親と一緒に利用する**母子通園**と，3歳児以降では必要に応じて子どものみを受け入れる**単独通園**がある．
- 母子通園では，保護者が子どもの障害を理解することを促進し，育児を支援することも大切な役割となる．

## 6 専門機関での相談，発達支援

### ①相談支援

- 子育て支援センター，保健所・保健センター，児童家庭支援センター，児童相談所などがある（表1）．

### ②発達支援

- 各都道府県に1カ所以上設置されている**発達障害者支援センター**では，発達障害児・者または疑いのある本人とその家族・発達障害にかかわる関係機関の職員であればだれでも利用でき，発達支援を実施している．
- 一般病院での専門外来においても発達支援が行われている．

## 7 障害児入所施設

- 障害児入所支援では，重度・重複障害や被虐待児への対応を図る他，自立（地域生活移行）のための支援を実施している．
- 医療提供の有無により**医療型**，**福祉型**のどちらかとなっている．

表1 相談支援

| 専門機関 | 役割 |
| --- | --- |
| 子育て支援センター | 子育て全般にかかわる相談や子どもの交流，保護者の交流の場を提供している |
| 保健所・保健センター | 心や体の健康について，年齢や内容にかかわらず相談することができる．子育て支援教室や相談・栄養指導・予防接種・健康情報の提供なども行っている |
| 地域の児童家庭支援センター，児童相談所 | 子どもの生活や行動に関する相談や，養育の困難，虐待などの子育て全般についての相談が可能 |

## 4）保護者の障害受容の過程

- 保護者にとって，子どもが誕生した直後に，もしくは，子育ての途中で子どもに障害があるという事実を受け止めていく過程は非常につらい体験である．また，保護者の障害受容の過程は多様であり，子どもの障害種による告知時期の違いも影響する[2]．
- 保護者の仲間づくりや家族支援を行うにあたり，保護者の障害受容の状況をできる限り把握し心理状況をよく知ったうえで，寄り添いながら対応していく必要がある．
- 保護者の障害受容過程には，**段階説**[3]，**慢性的悲哀説**[4]，**らせん形モデル**[5] などいくつかのモデルが提唱されている．

### ❶ 段階説

- 段階説は，先天異常をもつ子どもの誕生に対して，その親の反応を①ショック，②否認，③悲しみと怒り，④適応，⑤再起の5段階に分けてとらえたモデルである（図2）．
- はじめて障害の告知を受けた親はたいへんな衝撃を受け，最初は，「この診断は何かの間違いではないか」，「本当にそうなのだろうか」，「他の病院で診てもらえば違うかもしれない」と障害を認められない時期がある（①**ショック**，②**否認**）．
- その後，③**悲しみと怒り**の時期では，「なぜ私だけが」という思いがこみ上げ，何かのせい，だれかのせいにして，このどうしようもない怒りをぶつけたくなる．この時期は，何もする気が起きないことも多く，むやみに頑張れと励ましたり安易に「大丈夫」というより，悲しむだけ悲しみ，その辛さをしっかり聴いていくことが大事になる．
- ④**適応**，⑤**再起**の時期になると，障害を受け入れ，自分も子どもとともに歩んでいこうという気持ちになる．

### ❷ 慢性的悲哀説

- 慢性的悲哀説は，障害児の親の心理は絶え間なく悲しみ続けている状態であるとし，その慢性的悲哀を正常な反応として認めるべきであるとしている（図3）[7]．

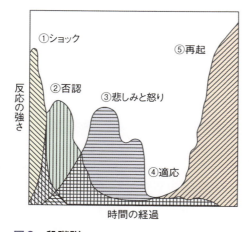

**図2　段階説**
文献3より引用．

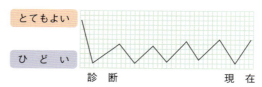

**図3　慢性的悲観説**
文献6より引用．

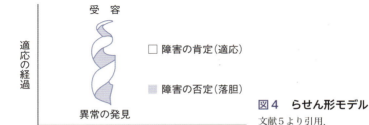

図4 らせん形モデル
文献5より引用.

### 3 らせん形モデル

- らせん形モデルは，障害受容の過程は段階ではなく，肯定と否定の両面をもつらせん状の過程とするモデルであり，どの親も本質的には受容の過程を進んでいるとしている（図4）．

### 4 心理状態を理解する

- 保護者が陥りやすい心理としては，①罪悪感をもちやすい，②不安感をもちやすい，③孤立感をもちやすい，④普通の子どものようにと願う気持ちがつよい，などの特徴があげられる．
- 特に乳幼児期においては，このような保護者の障害受容過程や心理状態を十分に理解したうえで，適切な仲間づくりや家族支援を進めていきたい．

## 5) 実際の保護者の仲間づくりの場

- 保護者の仲間づくりの場として主なものを以下にあげる．
- セラピストは自分の働く地域や自治体でどのようなサービスや場所があるか，情報収集をしておくとよいだろう．

### 1 親の会

- 地域には，障害種別ごと単独で，または，異種障害団体が大同団結した**親の会**がある．
- 親の会は，同じ障害のある子どもの親が集まり，すでに経験のある親の体験談を知ることができる．それだけでなく，専門家による講習会，茶話会やキャンプなどの行事と，保護者の仲間づくりの場として大きな役割を果たしている．
- 特に珍しい疾患をもつ場合には，悩みの共有や情報交換は非常に重要である．
- 親の会は組織として成り立っているため，実際の活動参加だけでなく，運営も保護者が協力しながら行っている．
- 巻末付録3 1）に，全国の主な親の会を掲載した．各都道府県の親の会については，全国親の会から情報が得られるため，自分の地域の親の会についてもそれぞれ調べるとよい．

### 2 施設での保護者向け講習会

- 地域にある医療療育機関では，保護者向けの講習会などが開かれており，子どもの障害の理解や子どもとのかかわり方・育て方について学ぶことができる．
- 同じような立場にいる保護者同士のつながりを構築することができる．

### 3 母子通園・入所施設

- 子どもだけでなく，保護者も一緒に通園・入園できる施設がある．
- 子ども同士だけでなく保護者も一緒に一定期間を過ごすなかで，その後も長く続く保護者同士のかかわりができることも多い．

### 4 施設の父母会
- 地域にある医療療育機関には，父母会がある．
- 父母会に参加することでさまざまな情報交換をすること，保護者の仲間づくりをすることができる．

### 5 ペアレント・メンター
- 自らも発達障害のある子育てを経験し，かつ相談支援に関する一定のトレーニングを受けた親が，同じような発達障害のある子どもをもつ親に対して，共感的なサポートを行い地域資源についての情報を提供する，家族支援システムである．
- 地域の自治体，関連施設で提供される．

### 6 ペアレント・プログラム（ペアレント・トレーニング）
- 子育てが難しいと感じている保護者や，発達障害の子どもをもつ保護者に対して，子育てへの段階的で丁寧な支援を行うプログラムである．
- 子育てに前向きな気持ちで向き合える方法を学ぶプログラムや，家族の精神面でのケアなどがある．
- 地域の自治体，関連施設などで提供される．

### 7 地域での講習会や母子会・茶話会
- 地域にある医療療育機関だけでなく，自治体の障害福祉課や母子保健課の主催で，保護者向けの講習会，母子会，茶話会が開催されている．
- 一般的な子育て支援の一環として行われる場合もあり，さまざまな保護者と出会うことができる．

### 8 地域施設での行事
- 地域にある医療療育機関では，夏祭りやキャンプ，クリスマス会，スキー教室，体験会など，季節に合わせた行事が催される．
- 最初から親の会や父母会に参加することに抵抗がある場合は，このような行事に参加することでも同じ悩みをもつ保護者と知り合うことができる．

## 2 保護者の仲間づくりや家族支援におけるセラピストの役割，かかわり方と留意点

### 1) セラピストの役割
- 地域においてどのような立場で働いているかにもよるが，保護者の仲間づくりや家族支援におけるセラピストの役割として，主に，①実際の家族支援，②仲間づくりや家族支援の場に関する情報提供，③地域における仲間づくりや家族支援の場の提供やそういった場への専門家としての参加，があげられる．

### 2) セラピストのかかわり方
- 実際に発達支援として子どもや保護者にかかわっている場合は，直接的な家族支援を行うことができる．

- 相談支援をメインに行っている場合には，保護者の心理状況や性格特性などに応じて，他の保護者たちとかかわることを進めたり仲間づくりの場について情報提供したりしていく．
- どちらの場合でも，セラピスト自ら勤務する施設で母親支援につながる講習会を開いたり，地域の支援施設などで**外部専門家**として保護者向けの講習会を開いたりすることも，保護者の仲間づくりを促すことにつながる．
- 親の会や父母会など実際に参加してみることもよいだろう．

## 3) セラピストのかかわり方の留意点

- まず，若いセラピストや新米セラピストにとって，自分より年長の保護者や家族とのかかわりは決して簡単ではないかもしれない．
- 専門職として常に指導的立場でなければならないと思ってしまったり，子育てをしたことのない自分などが意見をいえる立場にはないと遠慮してしまったり，とにかく仲よくならなければと思ってしまうなど，慣れるまでは難しさを感じることもあるだろう．基本的には，柔軟で対等な関係づくりを心掛けたい．
- 自分がどんな関係をつくりがちか，相手に応じて柔軟でいるか，適宜点検しながらかかわりをもっていきたい．
- 実際の家族支援においては，父親がどのくらい子育てに参加しているかにも注意をはらい，さらには，きょうだいのライフサイクルを含めて母親，父親にアドバイスをする必要がある[8]．また，虐待の予防・早期発見・早期支援についても意識したい．
- 保護者の仲間づくりは**ピアカウンセリング**[※1]的要素も大きいため，基本的には積極的に進めてよいだろう．
- ピアカウンセリングでは，同じ状況にある人たちが集まることで互いを尊重しながら精神的サポートを行っていけると同時に，現状，将来に向けてさまざまな情報交換が可能となる．
- 一方で，他者とかかわりをもつことや新しい関係を築いていくことに対する不安の大きい保護者もいること[9]，親の会や父母会では役員など役職がつくなど別の負担がかかる場合もあるため，保護者の状況を把握したうえで進めていく必要がある．

## 文献

1) 「子どもに対する作業療法」（日本作業療法士協会／編），日本作業療法士協会，2014
2) 小林倫代：国立特別支援教育総合研究所研究紀要，35：75-88，2008
3) Drotar D, et al：Pediatrics, 56：710-717, 1975
4) 「家庭福祉」（Louise Y, 他／著，松本武子，他／訳），家政教育社，1968
5) 中田洋二郎：早稲田心理学年報，27, 83-92, 1995
6) Damrosch S & Perry L：Nursing Research, 38：25-30, 1989
7) 岩崎久志，海蔵寺陽子：流通科学大学論集，20：61-73, 2007
8) 「発達障害児の家族支援」（日本作業療法士協会／編），日本作業療法士協会，2003
9) 野田香織，中坪太久郎：日本教育心理学会 第53回総会発表論文集，7-57, 2017

※1　ピアカウンセリング
ピアカウンセリングとは，同じ立場や悩みを抱えた人たちが集まって，同じ仲間として行うカウンセリングのこと．同じ立場や体験をした仲間だからこそ分かり合える，あるいは，こころの支えになることができるということを基本においている．悩みを共有し，共感できる仲間をもつことで，精神面のサポートをつくる．さらに，社会での自立した生活のための知識や経験などの情報交換を行うこともできる．

# ❶ 乳幼児期
## 5）保育園・幼稚園への支援

- 保育者の困りごとに対して，助言や提案を複数提示できる知識を身につける
- 限られた時間内に数十人の児の評価を同時に行うコツを身につける

## 1　セラピストが園支援にかかわる際の立場，枠組み

- 今まで，児がリハビリテーションを受けようとするときは，通所が主流であった．
- しかし近年，セラピストが児たちの集団生活の場を訪問する**アウトリーチ型支援**が整備されつつある．都道府県や市区町村により多少の違いはあるもののアウトリーチ型支援には大きく分けて2つ，**1）特定の対象児を訪問するもの**と，**2）多数の児に同時にアプローチするもの**がある．

### 1）特定の対象児を訪問するもの[1]

- **保育所等訪問支援**（2012年に創設，図1），知的障害児等療育支援事業（都道府県による），特別支援学校への外部専門家導入事業（都道府県の教育委員会による）など．

### 2）多数の児に同時にアプローチするもの

- 居住地域によって状況は異なるが以下のようなものが考えられる．
- **巡回相談事業**（各市区町村からの依頼），保育園などでの参観日の保護者向け講演会（各保育園，幼稚園からの依頼），地域の子育てサロンや障害児をもつ親の会での講師（各種団体からの依頼）など．

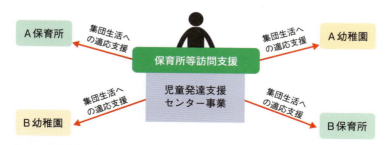

**図1　保育所等訪問支援**
文献2をもとに作成．

**表1　保育所等訪問支援と巡回相談事業**

|  | 保育所等訪問支援 | 巡回相談事業（南相馬市の場合） |
|---|---|---|
| 管轄 | 市区町村 | 市 |
| 対象者 | 保育所など利用中の障害児，または今後利用する予定の障害児（診断や療育手帳の有無にかかわらず，支援が必要であると判断を受けた児） | 幼児健康診査などで経過を観察している未就学児，保育士などが手立てに悩んでいる児，その他，言葉や発達などに何らかの心配をもつ児で，保護者から同意を得ている児 |
| 実施場所 | 保育園，幼稚園，認定子ども園，小・中・高等学校，特別支援学校，その他児童が集団生活を営む施設（放課後児童クラブなど） | 幼稚園・保育園・子ども園など（公立・私立問わず），ただし，託児所は除く |
| 目的 | 当該施設における障害児以外の児童との集団生活への適応のための専門的な支援その他の便宜を供与 | 支援を必要とする児などが適切な環境で成長できるよう支援を行う |
| 内容 | ①障害児本人に対する支援（集団生活適応のための支援など）<br>②訪問先施設のスタッフに対する支援（支援方法の指導など） | 乳幼児健診で経過観察となった児の発達などの確認，困り感を抱えた児に対する支援方法．必要に応じ個別相談やケース会議を行う |
| 回数 | おおむね2週間に1回．ただし，障害児の状況，時期によって頻度は変化 | 各園年2回，ただし園児数が多い園は1回あたり2〜3日実施する |
| 利用料 | 児童福祉法障害児通所給付費に基づき自己負担額あり | なし |
| 訪問職員 | 障害児施設などで障害児に対する指導経験のある児童指導員や保育士，または障害の特性や程度により専門的な知識や経験をもつ者（PT，OT，心理担当職員など） | 保健師・ST・保育士・OT・臨床心理士・特別支援学校教諭などで構成されたグループ |

文献3をもとに作成．

- 本項では，1）として保育所等訪問支援と2）として巡回相談事業について記述したい（表1）．
- 保育所等訪問支援などで個別にかかわるとき，保護者だけでなく園側の全面的な協力や理解があれば，枠組みは自由だといっても過言ではないだろう（**2** 2）参照）．

## 2　園への支援・園での支援におけるセラピストの役割とかかわり方

### 1）セラピストが園で活動する際のポイント

- 園支援におけるセラピストの役割は，対象児自身の評価だけではなく，保育者[※1]や保護者の接し方，児が過ごす環境設定など多方向から考えることであろう．

---

※1　**保育者**
　広義：幼稚園教諭，保育所保育士に限らず，親もすべての幼稚園や保育所のスタッフも包含する言葉である．
　狭義：幼稚園や保育所で直接的に子どもの保育にたずさわるもの[4]．

表2　園支援日のスケジュール一例

| 時　間 | セラピストの活動内容 |
|---|---|
| 9：15～9：45 | 職員室などで園長，保育士らと挨拶．園の記録などから情報収集 |
| 9：45～12：30 | 観察開始．園生活，必要ならば摂食動作まで観察<br>個別対応が必要なときは，その児のクラスの園庭遊びやお遊戯室遊びの時間帯を確認しておき，教室にて個別で評価を行う |
| 12：30～14：00 | 休憩・観察したことをまとめ，園側に伝えるべき要点をまとめる |
| 14：00～16：00 | 園側（担任や主任保育士，園長など）とカンファレンス |

表3　園訪問時の持参物一例

| | |
|---|---|
| ウエストポーチ | 必要時に道具をすぐにとり出す，両手を空け活動しやすくするため |
| キャラクターが書いてある筆記用具 | 記録，児の自発語の確認や色の認識などにも用いる |
| 乳児向け玩具 | ハイハイなど児の動きを確認したいときに誘導するため |
| ティッシュ | 鼻水が出ている児に話しかけられる機会づくりなど．「ティッシュください」とコミュニケーションがとれるか？「ゴミ箱に捨てておいで」の指示を理解できているか？　など |
| メジャー，打腱器，角度計 | 個別でかかわる児の評価 |
| 帽子，飲み物，タオルなど | 園庭遊びのときのセラピストの暑さ対策 |

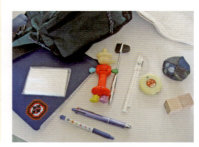

- 園支援におけるスケジュールと持参物の例をあげる（表2，3）．

## 2) 保育所等訪問支援にかかわる際のポイント

- 同じ対象児にかかわるのであっても，保育所・幼稚園などの集団生活場面と病院やリハセンターなどでの臨床場面とでは状況の異なる点が多い．以下では，保育所や幼稚園でセラピストが対象児にかかわる際のポイントをあげる．

### ❶場所

- 敷地内ならばどこでも観察や評価は可能であろう．
- ただし，クラス内に入室すると「あなただれ？　なんできたの？」「みてみて！わたしね…」と多数の園児に囲まれ，対象児とかかわりにくくなってしまうことも多い．個別で対応できる時間と場所を確保できるか（例えば，クラスが外遊びの時間に部屋で個別対応してよいか，など），園側に交渉してみる．

### ❷時間

- 保育所等訪問支援では，今回は午前中の外遊びを観察したい，次回は給食の時間帯で観察したいなど，かかわれる時間帯の自由度は高い．

### ❸集団生活という枠

- 集団生活の枠のなかでは，保育者の絵本の読み聞かせや，製作のときなど，着座して話を聞いたり，製作に一斉に取り組む時間もある．

- 身体を動かしている方が落ち着く児に着座を促すため，着座中に小さな粘土を握り，丸薬丸め運動などを行うことを提案．しかし，園側から1人だけ特別扱いすることはできないとの回答だった．
- 代替えとして「△△を園長先生に届ける当番（身体を一定時間動かせる機会）」という離席できる当番制を保育者に提案した．

### 4 その他
- 保護者に家庭とは異なる様子を見学してもらうのもよい機会だろう．廊下の窓に小さな穴を開けた黒画用紙を貼り，保護者にそこから覗いてもらえれば，児にプレッシャーを与えずに見学することもできる．
- 三者カンファレンス（保護者，保育者，セラピスト）も，児の理解や情報共有のために有効だろう．

## 3) 巡回相談事業にかかわる際のポイント

- 限られた時間内に，数十人の園児らを観察しなければならない．以下にみるポイントを紹介したい．

### 1 自由遊び（図2）
- 1人を好むか，遊ぶ内容は年齢相応か，複数人遊びでは対等な関係か，目的なく視界に入る遊具で転々と遊んでいるのか，「自由」という枠で戸惑っているか？などを観察する．他に対人面，コミュニケーション，なども評価する．

### 2 クラス内での一斉製作
- 一斉製作では表4を評価する．

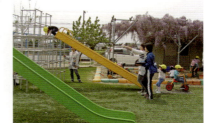

図2　自由遊びの評価例

表4　一斉製作での評価

| | |
|---|---|
| 製作時の表情 | 楽しそうに取り組んでいるか，不安そうな表情（担任の指示を理解していない？家庭内が不安定？），一斉指示以外のことを笑顔で取り組む（自分の興味優先？指示理解できなくても困っていない？）． |
| 環境確認 | 机や椅子は作業をしやすい高さか，集中しやすい室内の明るさ，音，室温など．児が能力を発揮できる環境か． |
| 道具，把持のしかた | スプーン，箸，スコップ，はさみ，クレヨンなど．握り方は，回内握りか，回外握りか，手指の分離運動，左右の分離運動などスムーズか，などの巧緻性，操作性． |
| 視界内に注意がそれやすい刺激物の有無 | 掲示物が風で揺れている，切れかけの電気が点滅しているなど．注意転導性． |
| 入室すると児が泣きだす | 人見知り．時期として早すぎないか，長期間続いているのか，担任が抱っこすれば泣き止むか，などの評価を行う（対応例：そのようなクラスに入るときは，摂食や睡眠に支障をきたさないよう，おやつやお昼寝前などの時間帯以外に入室する）． |
| 人物画や展示物の観察 | 頭足人，天使の羽，耳や黒目を書かない，色塗りのはみ出し具合や色合い．認知面や巧緻性． |

## 3 セラピストが園への支援・園での支援にかかわる際の留意点

- 園児を評価するスキルアップも大事だが，保育者らにセラピストにできることを理解してもらうこと，信頼関係を築いていくことも同様に重要である．
- 保育者から「OTって何者？ 園児をたった半日みて何がわかるんですか？ われわれは何年も前からこの子たちを見ているんですよ！」といわれた例もあった．
- 表5に示す留意点の例を参考に，おのおの考えてほしい．

表5　留意点の例

| |
|---|
| 保育者らの領域にお邪魔させてもらっていることを覚えておく |
| カリキュラムの変更などは原則頼まない |
| カンファレンス時に，先方の意見や考えも十分にうかがうこと．内容を否定しない<br>例：いつも教室内でぐるぐる回って，遊びに誘ってもこないし．どうすればやめさせられますか？<br>危険も伴うから心配ですね．安全にぐるぐる回ってもよい場所と時間を決めて，彼が十分に回った後に誘ってみたら，違う反応があるかもしれません（大人が考え方を変えると双方が楽になれることもある）．園生活における理想的な解決法を考案できても，現実的かどうか考えてから提案する |

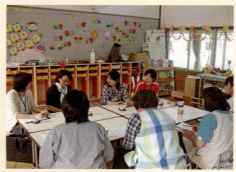

保育者側に提案する際，環境づくりや個別にかかわれる時間などが現実的にあるか考慮すること．保育者も多忙なので，負荷が高い準備やかかわり方などは実施，継続につながりにくい場合もある

## 4 園支援に使えるツール

- 教室の黒板に掲示する1日のスケジュール，声の大きさの図：園生活の流れが身につかない，園児の声が大きすぎていって聞かせても変わらない（この時点で聴覚情報より視覚情報が得意な児かもしれないと推測），などの相談も多い．教室内にスケジュールや声の大きさの図を掲示．視覚的情報で手掛かりがつかめて次の行動に移せたり見通しがもてたり，自分の声の大きさに気づける児もいる（図3）．
- ダンス教室など子ども向け教室や障害児も参加可能なイベントなどの紹介：相談すべてにセラピストだけで対応しようとしても限界がある．市のホームページや広報，市内で入手できるフリーペーパーから資源を探しておく．
  ▶ 運動が苦手な児がダンスに興味があると保育士から相談を受けたとき，ヒップホップやチアリーダーの教室を紹介．

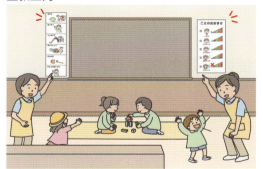 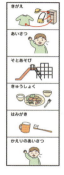 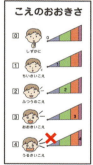

図3　園支援に使えるツール

- 保育士や療育機関職員向け研修会：研修内容は子どもの心と体の発達や，感覚統合療法などが多い．「受講者には記憶に残るものを」と，印象が強い擬似体験なども実施している．受講した保育者らは，園に帰って復命書を作成したり，伝達講習を行ったりする．受講した人数以上の保育者に伝わることを知っておいてほしい．

  ▶ 手指の感覚鈍麻の擬似体験：軍手を2枚はめてから書字動作を行う．「書きにくい，持ちにくいから，肩まで力が入ってすぐに疲れてしまう．あの子はさぼっているのではなく，一生懸命取り組んでいたんだな」などの気づきが，翌日からの保育現場で生かされているような印象を受ける．

## 文献

1）「保育・学校生活の作業療法サポートガイド」（小西紀一/監，酒井康年/編），メジカルビュー社，2016
2）「児童福祉法の一部改正の概要について」（厚生労働省）http://www.mhlw.go.jp/bunya/shougaihoken/jiritsushien/dl/setdumeikai_0113_04.pdf#search=%27児童福祉法＋作業療法士＋保育所等訪問支援%27
3）「保育用語辞典　第7版」（森上史朗，柏女霊峰/編），ミネルヴァ書房，2013

地域活動例

# 起業
## 法人の設立から障害児通所支援の開業までのプロセス

### 1) 会社の概要

ここで紹介する株式会社アクト・デザインは，セラピストが2016年7月に起業した千葉県柏市にある法人である[*1]．事業内容は，訪問看護ステーション，訪問リハビリステーション，児童発達支援事業所・放課後等デイサービスなどを展開している．子どもから成人，高齢者そして心（精神障害）もみられる在宅のトータルヘルスステーションをめざし，事業展開している（図1～3）．

**解説**

**★1**
**セラピストと起業**

介護分野なども含め，セラピストによる起業は年々増え続けている．ただ，その実態は十分に把握されていない．しかし，起業したセラピストたちを中心とするネットワーク団体の増加を踏まえると，相当数のセラピストが起業していることが推察できる．起業セラピストによるネットワーク団体としては，「全国在宅リハビリテーションを考える会」[1)]や「日本OTイノベーション機構あからん」[2)]などがあげられる．

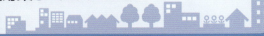

図1　事業概要

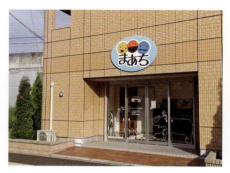

図2　事業所外観

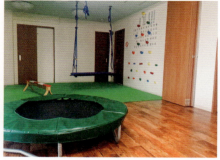

図3　事業所内観

78　地域包括リハビリテーション　実践マニュアル

今回，法人の設立から障害児通所支援事業所の開設までのプロセスを簡単ではあるが，ご紹介する．

## 2) なぜ，起業したのか？

OTである筆者は「なぜ，起業したのか？」と興味をもって聞かれることが多い．この質問の答えは筆者がOTをめざした理由のなかにある．筆者がOTをめざした理由は，患者さんや利用者さんにリハビリテーションを行い，自分のやりたいことができるようになり，生きがいをもてる人生を送れるように支援できればという想いからである．セラピストをめざした方であれば，近い想いの方は多いのではないだろうか．起業した現在もその想いは一緒であり，より実現に近づくために起業したのである．

起業する前は，病院で勤務し小児・高齢者領域のリハビリテーションを行い，活動や社会参加ができるようにアプローチを行ってきた．しかし，小児領域はそもそも活動や参加できる場が少なくつなげる場がないケースを目の当たりにした．小児領域だけではなく，高齢者領域でも地域によってはこのようなことは起こっている．せっかく病院や施設で行ったリハビリテーションも活動や参加できる場所がなければ，徐々に機能低下し活動制限も出て社会参加ができなくなってしまう．病院や施設で行っているリハビリテーションを維持・向上させるためには，対象者を活動や参加ができる場所につなげたり，資源がなければ参加できる場所をつくったりすることも必要なアプローチだと考えるようになった．

## 3) 法人の設立から障害児通所支援の開業

### ❶ 事業計画について

まず**法人設立にあたり**★2，どのような目的で起業するのかを考え，理念を決めることが重要になり，この理念に基づき戦略や事業計画を立てていく．設立した障害児通所支援においてはさまざま形態があるため，なぜ，障害児通所支援が必要で，どのようなコンセプトでどのような方を対象にするか検討が必要である．また理念や思いがあっても，運営にあたり利用者あっての事業になるので，実際に需要があるか**市場調査を行う必要がある**★3．

事業を行うにあたり資金調達が必要になるため，どれくらいの収入が見込め，経費はどれくらいかかるのか収支計算し資金計画も作成する．以上の内容をまとめた事業計画をたてることがまずはスタートとなる．

★2
**起業できる事業**
セラピストが起業によって従事できる主な事業として，訪問看護ステーションや通所介護，居宅介護支援事業所などの介護保険サービス，児童発達支援や放課後等デイサービスなどの障害福祉サービスなどがある．また，公的な制度に依らない自費サービスも起業によって実施できる．自費サービスの例としては，認知症カフェ，旅行プランナー，インソール技師，トリートメント施設などがある．

★3
**市場調査**
起業の前に実施することが必須である．調査項目の例として，①供給サイドの情報：競合事業所の有無・数・規模・サービス内容・評判，宣伝広報方法など，②需要サイドの情報：同種サービスの利用者数・頻度・時間・内容，潜在的な利用者数・頻度・時間・内容，利用者の情報入手経路・利用満足度など，があげられる．事業対象地域についてこれらの情報を収集することになるが，その際の方法としては，①公開データの活用：行政の統計データや競合事業所の事業報告など，②アンケート調査：事業対象者に対して，競合事業所に対してなど，③聞きとり調査：競合事業所利用者によるグループ面談，潜在的利用者のグループ面談など，が考えられる．

★4
**法人格を選ぶ**

起業にあたっては，「法人格」をとるか，「個人事業」とするかを選択する必要がある．「法人格」をとると，社会的信用を得られるというメリットがあるが，一方で設立手続きの煩雑さというデメリットがある．「個人事業」とした場合，設立手続きの煩雑さはないが，社会的信用を得にくいだけでなく，介護保険事業や公的事業に参入できないというデメリットがある．「法人格」をとる手続きには，司法書士などに設立代行を依頼できることがあり，一般にセラピストが起業する際は法人格をとることが多い．その際，選択できる法人格には，株式会社，有限会社，合資会社，合名会社，合同会社，NPO法人などがあげられる．

★5
**事業収支計画を立てる**

障害児通所支援給付費だけでなく，介護保険報酬なども入金はサービス提供の2カ月後となる．このため，起業当初の事業収支計画を事前に立てておくことが非常に重要である．初期投資資金としては，法人設立代行を司法書士などに依頼した場合はその費用40〜50万円（株式会社の場合），資本金（株式会社の場合，出資金は1円でも構わない）などの他に，人件費・法定福利費（社会保険の法人負担分）・光熱費・事務所家賃・各種リース費などをそれぞれ数カ月分準備する必要がある．融資を受ける先としては日本政策金融公庫が一般的であるが，地方銀行なども利用しやすい．

## ❷ 法人設立について

事業を行うにあたり，まずは法人格を取得するため，登記の申請が必要になる．**法人形態はさまざまであり，当法人はNPO法人や合同会社などの選択もあったが，事業の成長スピードを考慮し，株式会社を選択した**★4．

法人設立の手続きに関しては，一見難しいように感じられるが，**定款**※1や発行株数など決めてしまえば，後は形式通りに進めていくだけであるので，インターネットや参考書を調べながらできる．時間のない場合や資金に余裕がある場合は，司法書士に依頼してもよい．

## ❸ 障害児通所支援の指定申請について

児童発達支援や放課後等デイサービスの障害児通所支援を行うためには，各都道府県または政令指定都市から認可（指定）を受ける必要がある．認可（指定）を受けるために人員基準，設備基準，運営基準を満たし申請を行う必要がある．

申請に関しては申請の代行業者もあるが，筆者は自分で行った．こちらも一見難しいように感じられるが，決まった書類に必要事項を記入するだけであるので，時間はかかるが，インターネットや参考書で調べたり，不明な点があれば問合わせたり，自分でできないことでもない．開設後に人員の配置変更などで，変更申請が必要になり，2号店など新規の事業所を立ち上げることもあるため，指定申請は時間と労力はかかるかもしれないが，一度，経験しておいたほうがよいだろう．

## ❹ 雇用について

前述の事業所のコンセプトや人員基準に従って必要な職種を募集し，従業員を雇用していく．募集のしかたはハローワークや有料の求人広告，職能団体ホームページなどを利用する．障害児通所支援の求人に関しては，小児の専門職は集まりにくいため，人脈やコネクションは非常に大切になってくる．

## ❺ 費用について

開設にあたっては，物件の選定費用，改修工事費用，備品購入費用などの開設資金と人件費などの運転資金がかかる．障害児通所支援は収入の9割以上をしめる障害児通所支援給付費がサービス提供月の2カ月後に入金される．そのため**2カ月間は収入が入ってこない**★5．また開設当初は利用者が思うように確保できない場合も想定されるため，余裕をもって4〜5カ月分の運転資金を手元に用意しておく必要がある．

具体的な費用額は事業形態にもよるが，弊社は，約1,500万円は必要であった．資金調達方法は自己資金，銀行からの借入金，助成金などになる．最近だとインターネットサイトを通じて，起業のアイディアに共感した人から広く資金を集めるクラウドファンディング※2で集める方法もある．

---

※1　**定款**
　会社や団体など法人の目的や組織などを定めている文書のことである．

※2　**クラウドファンディング**
　インターネットを介して不特定多数の人々から事業や活動の資金を集めることを指す．クラウドファンディングで資金募集者と出資者をつなぐ主な仲介組織に，「Readyfor」や「Campfire」などがある．

### ❻ 利用者の集客について

　事業所を開設するにあたり利用者あっての事業であるので，まずは事業所を周知する必要がある．各市町村の福祉課，発達センター，相談支援専門員，特別支援学校，幼稚園，保育園などに開設の挨拶に伺った．事業所は，現在では待機が出ている状況ではあるが，開設1カ月目は，利用者は1人であり，経営的にはたいへん厳しい状況であった．セラピストが療育する障害児通所施設は地域に少なく，利用者の集客は早期に確保できる見込みであったが，営業開始のタイミングや，利用者に情報が届くまでに時間がかかったことで，定員一杯になるまでには半年程度は要した．また福祉事業は人とのつながりがあっての事業であるので，地域の方々に信頼される時間もある程度は必要である．

## 4) 起業する意義

　障害児通所支援の運営はもちろんのこと，事務作業も考えなければならない．病院でいえば総務課や医事課が行ってくれる仕事を自身でやらなければならない．もちろん専門の方へ依頼する部分もあるが，一般的なセラピストが行っている業務以外のことで時間を費やすことが多い．自分の時間はもとより，家族との時間も犠牲にするので，家族の理解や協力は不可欠であり，相当の覚悟が必要である．たいへんなことも多くあるが，そのかわり病院勤務していたときと比べられないほどやりがいと使命感を感じている．なにより自分と同じ想いのある仲間と一緒に，地域の課題を解決していくことは，純粋に楽しいものであり，社会的意義を強く感じている（図4）．熱意と覚悟が必要であるが，地域支援の1つのアプローチとして，ぜひチャレンジしていただければと思う．

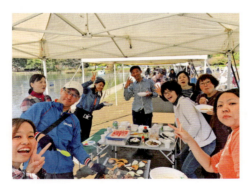

**図4　同じ想いのある仲間**

---

### 文　献

1）全国在宅リハビリテーションを考える会（http://www.zaitaku-reha.com/）
2）日本OTイノベーション機構あからん（http://akaran.kenkyuukai.jp/about/）

## ❷ 学齢期
### 1) 学齢期における地域生活の課題

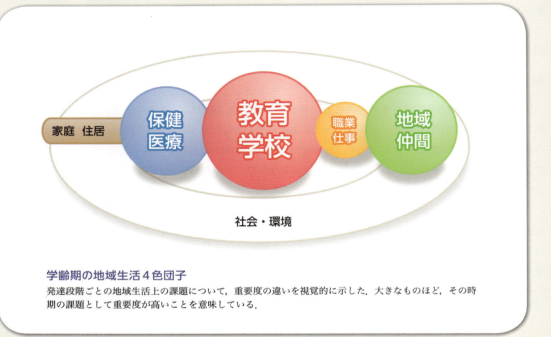

**学齢期の地域生活4色団子**
発達段階ごとの地域生活上の課題について，重要度の違いを視覚的に示した．大きなものほど，その時期の課題として重要度が高いことを意味している．

### ● 保健・医療

- **発見・予防**：乳幼児期と異なり，学校生活が加わることで，学習へのつまずき，集団生活の困難さにより，発達の課題や遅れ，障害が周囲に気づかれることがある．
- **医療**：服薬管理や胃ろう交換など，医療的管理が必要な子どもは，定期的に医療機関にかかわる必要がある．
- **リハ**：肢体不自由の場合，拘縮や変形などの二次障害予防に努める必要があり，発達障害や知的障害の場合は集団生活・教科学習のつまずきによる自己評価低下に留意が必要である．

### ● 教育・学校

- 学齢期の子どもたちは，授業期間の平日は学校に通っている．学校に登校後は以下のように毎日ほぼ同じ時間経過で過ぎる．それぞれの場面で，姿が異なることが多い（ある場面では落ち着いているが，ある場面では落ち着きがなかったり）．この違いは，子どもたちの能力に比べ物理的環境や人的環境によって受ける影響が大きい．

- ▶ 登校までの家庭での様子：起床，朝食，身支度など．
- ▶ 登校時の様子：通学路，登校班など．
- ▶ 学校での様子：朝の会，1〜6時間目の授業，休み時間，業間休み，給食，昼休み，清掃，帰りの会．
- ▶ 下校時の様子：通学路，下校班など．
- ▶ 放課後児童クラブなど，放課後に利用している場．
- ▶ 帰宅後の家庭での様子：夕食，宿題，翌日の準備，余暇など．

## 職業・仕事
- **就労支援**：高等学校や高等部に在籍する場合は，就労支援が課題となる．高等学校や高等部卒業後の対象者には適した過ごし方を早い時期から検討する必要がある．

## 地域・仲間
- **友人関係**：学年進行に伴い，友人との関係がより重要となる．

## 家庭・住居
- **家族関係**：核家族化によって子どもが家で1人で過ごす時間が増えると同時にゲーム機やスマートフォンなどによって，身体を動かす機会も減少している．

## 社会・環境
- **地域特性**：子どもたちが通える場・使える場・過ごせる場が家の近くにどの程度存在するのかによって異なる．近年，公園の遊具撤去や田畑の減少，空地の減少などによって，子どもの遊ぶ場が減っている．
- **安全**：事件が多いため子どものみでの外出を避けたい保護者も多い．子どものみで外出できる地域にある施設（常に大人がいる場所や公共の施設など）や公園を紹介する．

## ❷ 学齢期
## 2）就学支援：特別支援学校

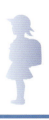

- 特別支援学校とはどんなところか，立場による利点と，課題を知る
- セラピストが最もかかわる「自立活動」を知る
- セラピストの専門性が必要とされていることは何かを知る
- 多職種としてのかかわり方，専門性を生かしてできることを身につける
- 教育現場だからできる多職種連携の活動を知る
- 今後のセラピストのかかわりによる連携の広がりと可能性を知る

## 1 特別支援学校の概要

### 1）特別支援教育への転換と特別支援学校の一本化について

- 児童生徒の障害の重度・重複化が進み，障害種別と程度で特別な配慮をして行われていた**特殊教育**から，2007年に個々の教育的ニーズに応じて適切な指導を行う**特別支援教育**[※1]に転換された．また，障害種別であった学校は可能な限り複数の障害に対応した教育を行う**特別支援学校**[※2]へと一本化し，地域の特別支援教育におけるセンター的機能を有する学校とした．
- 入学は就学基準の他に，本人・保護者の教育的ニーズや意見，地域の状況などを踏まえて決定する．
- 障害の適切な判断や指導には，教育，医学，心理などの専門家の意見を得て総合的かつ慎重に行っている．

---

※1 **特別支援教育**
障害のある幼児児童生徒の自立や社会参加に向けた主体的な取組を支援するという視点に立ち，幼児児童生徒一人ひとりの教育的ニーズを把握し，そのもてる力を高め，生活や学習上の困難を改善または克服するため，適切な指導および必要な支援を行うものである[1]．

※2 **特別支援学校**
地域の実情に応じて特定の障害種別に対応した教育をもっぱら行うとし，盲・聾・養護学校などの名称を用いることもできる（障害種別：視覚障害・聴覚障害・知的障害・肢体不自由・病弱）．

## 2) 特別支援学校の特徴

- 特別支援学校は，普通学校に準じた教育を行うとともに，障害による学習や生活上の困難を克服し自立を促すために必要な知識技能に関する教育を行っている．児童生徒の実情に合わせて教育課程編成がなされ，きめ細かな指導を考えた少人数の学級編制となっている（表1）．教員は教員免許が基礎資格であるが，特別支援学校教員免許取得率も70％を超え，障害児に対する知識と技術を高めて丁寧な教育を行う環境と体制が整っている．
- 自立と社会参加をめざした教育を行うために，すべての児童生徒に**個別の指導計画**[※3]を作成し，これに基づいて個々の自立課題に合わせた**自立活動**（**2** 3）参照）の指導を行っている．また，関係機関と連携した支援を行うための**個別の教育支援計画**[※4]を作成している．さらに2011年障害者基本法改正により，障害児が十分に教育を受けられるための**合理的配慮**[※5]の充実をめざしている．

表1　特別支援学校の学級編成

| 教育課程編成（法令に従って学校主体で編成される） | | | クラス人数 |
|---|---|---|---|
| A校例：<br>肢体不自由 | 単一障害学級 | 通常学級　教科学習を主とする | 6人（高等部は8人） |
| | 重複障害学級 | 重複軽度　日常生活課題を主とする | 3人 |
| | 重複障害学級 | 重複重度　自立活動を主とする | |

## 2　セラピストが特別支援学校にかかわる立場・枠組み

### 1) 特別支援学校内部で働く

- 教員免許をもって教員となれば，クラスに長い時間丁寧にかかわれるが，新年度に担当がかわることも多い．そのため，卒業まで同じ生徒にかかわれることは少ない．
- 特別支援学校自立活動教諭免許[※6]を取得して自立活動教諭として，または専門的知識をもって自立活動実習助手として働くこともできる．自立活動や学校生活において，自立に向けた学習をサポートしながら助言などを行っていく．新担任にかわっても継続した支援ができる．

---

※3　個別の指導計画
　　一人ひとりの教育的ニーズに対応して，指導目標や指導内容・方法を盛り込んだ指導計画を作成する．単元や学期，学年ごとなどに作成され，それに基づいた指導が行われる[1]．

※4　個別の教育支援計画
　　学校が中心となって作成する乳幼児期～卒業後までの一貫した長期的な計画のことである．子ども一人ひとりのニーズを正確に把握し，教育の視点から適切に対応していくという考え方のもと，福祉・医療・労働などの関係機関と連携して的確な支援を行うことを目的としている[1]．

※5　合理的配慮
　　障害のある子どもが平等に教育を受けるために，設置者および学校が個別の障害状態・教育的ニーズなどに応じて，必要かつ適当な変更・調整を行う配慮のことである．発達段階を考慮しつつ，可能な限り合意形成を図ったうえで決定し，提供される[1]．

※6　特別支援学校自立活動教諭免許
　　文部科学省が実施する教員資格認定試験で取得できる（種類：視覚障害・聴覚障害・肢体不自由・言語障害）．免許所有者は，専門教員として特別支援学校に相当する幼小中高いずれかの教員免許状を有することなく自立教科などを担当することができる（教育職員免許法）．

- しかし，セラピストが自立活動教諭や実習助手として配置されている県は少なく，都道府県によって採用・配置，授業などへの介入方法もさまざまである．体制が確立されていないと学校内でもうまく連携がとれなかったり，教諭ではないことで学校外部に必要な発信や情報共有が難しく，専門的なやりとりがスムーズにできないといった立場的な制限も多く，教育者として働くセラピストの内外的な理解がまだ不十分なこともあり，多職種連携していくには課題も多い．

## 2) 外部専門家としてかかわる

- 外部専門家としては，非常勤講師や各職能団体にきた依頼に応じて来校といったかかわりとなる．学校では障害の重度・重複・多様化に応じた専門的な教育が求められているので，専門家の活用や関係機関との連携は重要である．
- 専門家の助言は役立っているが，限られた時間のためにその時点の課題に対する助言が主となり，継続的な支援や全体を見据えたかかわりなどが難しいことがある．

## 3) 特別支援教育に特設される「自立活動」とは

- 教育は年齢と発達段階にそった系統的・段階的な課題の積み重ねとなっているが，障害児は障害によって日常生活や学習場面でさまざまなつまずきや困難が生じる．
- 人間として調和のとれた育成を考え，個々の障害に応じてこのつまずきや困難をどう改善・克服していくか学習する指導領域が**自立活動**である（図1）．将来の自立に向けた課題が設定され，各教科や学校全般と密接な関連を図って行われる．ここにセラピストはかかわっていく．

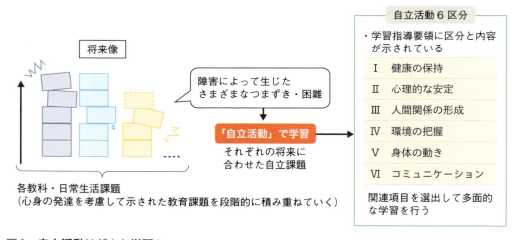

**図1　自立活動はどんな学習か**

# 3 特別支援学校におけるセラピストの役割とかかわり方

## 1) 実態把握

- 各教科では目標の系統性や取り扱う内容の順序性が学習指導要領に示されているが，自立活動は個々の実態に応じた指導目標や内容で計画するために区分と内容しか示されていない（図1参照）．自立課題に合わせて必要な項目の選定と相互の関連づけをし，系統的・段階的な目標や内容の設定をしていく．そのため，多面的な視点で全体を捉えた丁寧な**実態把握**が重要である．
- 実態把握において，教員は児童生徒の日常の様子や性格・行動などのよいところ，課題をとてもよく捉えている．親とのかかわりも多く環境における情報も得やすい．そこでセラピストは学校でみえる課題などを中心に，教員が不安に感じている医療的側面の疾患特性や予後予測などを踏まえて実態を捉え，さらに**発達段階**に合わせた細かい評価をしていく．
- 教育では障害の知識と理解が高まる半面，障害の中にある能力や発達段階が捉えづらくなってしまっていることがある．特に精神面，例えば認知コミュニケーション，注意集中や記憶，そして問題解決や遂行能力は評価そのものに難しさがあり，知識をもったセラピストの視点が大切となる．この評価結果が教員の感じている問題などにおいて何が要因でどう関連しているのか，生育歴なども合わせてICFの視点（第2章❸4) 参照）で全体を整理していくこと，その思考過程を教員と共有できるよう進めることも重要な役割と考える．

## 2) 課題の整理

- 学校では多くの場面で多くの課題が感じられ，今何が優先課題か，将来に向けて本当に必要なことは何かがわかりづらくなる．担任がかわると活動力が継続されないことも多く，学校における大きな課題となっている．
- 発達段階や生活年齢に合った将来の目標が整理され，それぞれの場面における活動のつながりや段階的な目標が予測されると，系統的で継続的な自立活動が引き継がれていけるだろう．そこにセラピストが教員と協働する大切さがあると感じる（図2）．

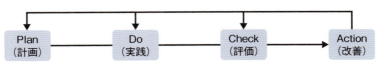

- 児童生徒の実態把握（アセスメント）を，医療的側面も捉えながら評価する
- 教員の感じている問題や課題など，教育的視点と合わせて課題を整理する
- 将来像を踏まえて，今必要な自立活動の目標・課題は何かを考えて話し合う
- 課題に対する支援の手立てや工夫を考え，一緒に検討し，学習として実施したことを再評価する

図2 PDCAサイクルのなかで「自立に向けた課題は何かを見極め，教員とどう整理するか」が重要

## 4 セラピストが特別支援学校にかかわる際の留意点

### 1) 教育の場であること，教育の視点を理解しなければならない

- 学校ではチーム指導はあるが**多職種連携**の機会は少ない．また担任が担う仕事や責任など教員の役割が強く，協働という連携にはまだまだ課題が多い．その中で連携するには，学校で働くことの理解と教育に向けたサポートの視点が大切である．
- 学校の特徴は，1日の長い時間に多くのスケジュールと場面があり，毎日生活としてくり返されることである．そこには意欲や疲れなど本人のさまざまな日常の様子がある．多くの教員がかかわるよさと，反面に**共通理解**や継続の難しさがみられる．自立への目標と課題をどのように場面に関連させて実施するか，日常での本人と環境を評価し，短時間でできる活動や場面，頻度・継続時間などを提案して共通理解していきたい．
- 教員がかわったり人手が少ない時でも同じような支援ができるよう，目的がわかりやすい資料を示して実施への理解を促したり，再現しやすい道具の工夫や環境設定を考えて支援マニュアルを作成するなど，手立てを丁寧に整えていくことが必要である．

### 2) 医療機関と教育との連携

- 多くの児童生徒はリハなどに通い，保護者も医療への信頼は高い．時に医療と教育の活動や支援の違いに，保護者・本人が困惑することがある（図3）．
- 学校での目的を正確に捉え，医療的視点が必要なときは改善を助け，教育的な活動と共通する医療的な目的も伝えていく．この共通理解が病院・施設など外部とのよりよい連携となる．ただし，学校でのセラピストの立場は採用・配置などによりさまざまであり，本来はかかわる医療職同士が直接確認することが望ましいが，それが難しい場合は，資料で教員・保護者の困惑を軽減して伝達を助けることも必要である．

### 3) 障害児の教育的ニーズとは

- 最後に，教育での合理的配慮が高まりつつあるが，障害児の**教育的ニーズ**とは何か，本人の将来の自立に向けた課題ではなく，勉強ができるといった学習の目標が優先され，支援者が思う課題に向かっていないだろうか．例えば進行性疾患には貴重な今をどう教育で捉えるのか，真のニーズを一緒に考えていかなければならない．

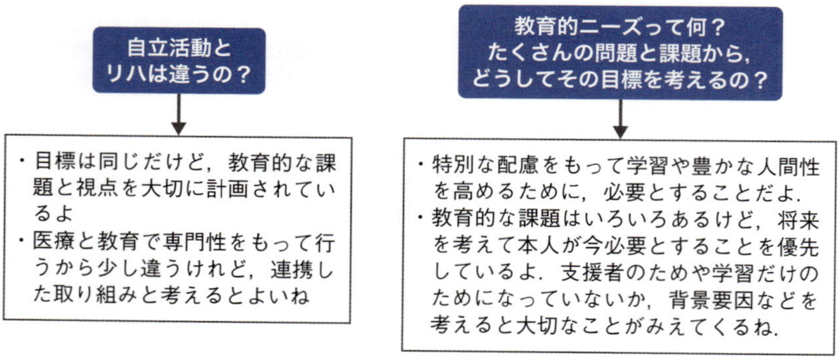

**自立活動とリハは違うの？**
- 目標は同じだけど，教育的な課題と視点を大切に計画されているよ
- 医療と教育で専門性をもって行うから少し違うけれど，連携した取り組みと考えるとよいね

**教育的ニーズって何？たくさんの問題と課題から，どうしてその目標を考えるの？**
- 特別な配慮をもって学習や豊かな人間性を高めるために，必要とすることだよ．
- 教育的な課題はいろいろあるけど，将来を考えて本人が今必要とすることを優先しているよ．支援者のためや学習だけのためになっていないか，背景要因などを考えると大切なことがみえてくるね．

**図3 教育と医療**

## 5 活動例

以下に栃木県の特別支援学校の活動を一例として紹介する．

### 1) 食事課題から関連させた自立活動

- A校は小中高の学部があり，知的にも重複障害のある肢体不自由児が多く在籍する．OT・STが実習助手として常勤し，一緒に実態整理・指導をしている．
- 例えば食事課題では口腔機能と身体を評価し，摂食嚥下か自食かなど何を優先に考えるか，年齢や発達段階と将来像，栄養状態，給食環境や教員の意見などから，よりよい支援と環境設定を検討する．
- 食事課題の評価としてはじめに姿勢は丁寧にみていく．特に頸部伸展は誤嚥危険性を高め，口唇閉鎖や摂食嚥下さらには上肢動作の発達を妨げることもあり，改善が重要である．
- 全身をみて微細な姿勢や動作を評価し，整え方や介助法などを確認する．発達が未熟であると摂食時に身体の緊張が入り，姿勢が崩れる．優先する摂食動作をより促すために，食事のときはタオルなどで良姿勢を保持して身体の活動量を調整する．身体が安定すると認知課題などやりとりに向かうこともできる．
- 学校では身近な物での工夫が活動にとり入れやすい．毎日の継続的な学習となれば本人の成長に大きくつながる．
- 食事が**優先課題**の際は，発達段階に対応した認知や口の学習，姿勢や活動を安定させるために必要な座位や立位の課題設定，上肢の粗大運動や巧緻的活動など食事動作に関連させた自立活動を行う．また教科学習や朝の会，挨拶やトイレ動作，係活動など日常的に関連した課題が行える場面でも活動を提案していく．いろいろな場面での実施が，自立活動6区分から選出された多面的な指導となる（図4，図5）．

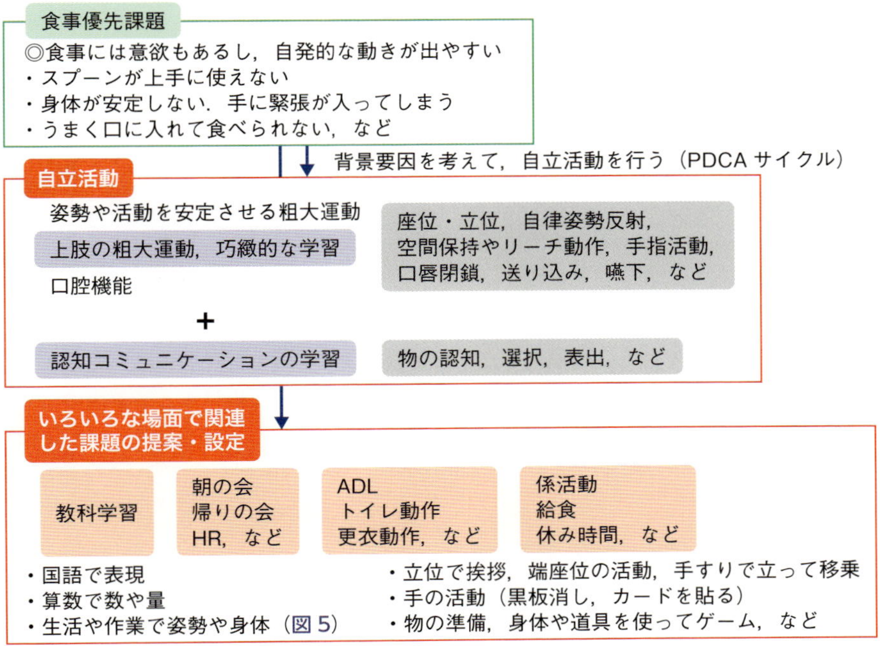

【食事優先課題】
◎食事には意欲もあるし，自発的な動きが出やすい
・スプーンが上手に使えない
・身体が安定しない．手に緊張が入ってしまう
・うまく口に入れて食べられない，など

↓ 背景要因を考えて，自立活動を行う（PDCAサイクル）

【自立活動】
姿勢や活動を安定させる粗大運動
上肢の粗大運動，巧緻的な学習
口腔機能

座位・立位，自律姿勢反射，空間保持やリーチ動作，手指活動，口唇閉鎖，送り込み，嚥下，など

＋

認知コミュニケーションの学習　　物の認知，選択，表出，など

【いろいろな場面で関連した課題の提案・設定】

| 教科学習 | 朝の会 帰りの会 HR，など | ADL トイレ動作 更衣動作，など | 係活動 給食 休み時間，など |

・国語で表現
・算数で数や量
・生活や作業で姿勢や身体（図5）
・立位で挨拶，端座位の活動，手すりで立って移乗
・手の活動（黒板消し，カードを貼る）
・物の準備，身体や道具を使ってゲーム，など

図4　関連させた自立活動（例）

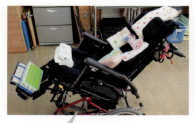
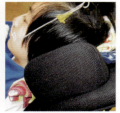
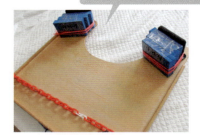

生徒②：肩後退・体幹頸部伸展に筋緊張して，摂食嚥下に課題がみられた．
　よい位置で肘を保持し，伸展緊張を軽減させる．本人の握りを活かして手掌感覚を高め，正中位での手遊びの発達や体幹頸部前面の力を促して食事動作につなげる．

肘支持と握りを促す工夫

食事姿勢の細かい調整

生徒①：低緊張で動作時には軽度伸展緊張が入って姿勢が崩れ，食事に課題がみられた．
　良姿勢で安定させ，動作時に肩後退や頸部伸展しないように必要な支持を高めることで，食べる動作に集中できるようにした．頭頸部の位置やティルト角度は，摂食嚥下機能の発達段階に合わせて決めている．

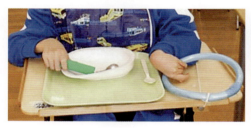
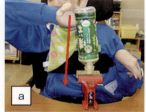
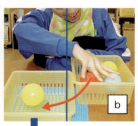

活動時の姿勢保持の工夫と食事に関連させた作業活動（頭部体幹と上肢）

生徒③：スプーンを口に運ぶときに両肩と下顎が筋緊張で後退し，取り込みや摂食嚥下に課題があった．
動作時に左手で握って保持することで，頭部体幹が前傾に向かえるようにした．
　▶ スプーンを口に運ぶ動きと合わせて，作業で学習．
　▶ 体幹前傾動作とスプーン操作に合わせて，苦手な肘伸展と前方リーチの動作を自立活動で学習．

**図5　身近な道具での工夫と活動の例**

## 2) 今後の共通理解が期待される自立活動の支援

- 学校では食事課題のように，教員が身体の活動・認知的な学習の課題をそれぞれ授業などで確認し，セラピストと一緒に発達段階に応じた自立活動などに整理して実践していくことが多い．活動と認知・精神面を合わせた評価や活動の提案は共通理解が難しく，連携により今後さらに期待できるところでもある．また，学校では卒業までに必要なことをできるように学習させたいと願う気持ちが強い．そのため，解決すべき課題が膨らみ何から支援するとよいのか教員が困惑してしまう．
- 目標の活動ができるだけではなく，その過程と手立てをどのように応用して社会生活に生かしていくのかなど，**支援マニュアル**につながるような取り組みを連携していけると卒業後の生活やさらに**就労支援**にも広がっていくと考えられる．

## 文 献

1) 文部科学省（http://www.mext.go.jp）
2) 国立特別支援教育総合研究所（http://www.nise.go.jp/cms/）
3) 「自立活動の理念と実践」（古川勝也，一木薫/編著），ジアース教育新社，2016

### 学校生活でセラピストのこれに期待！

栃木県特別支援学校　岡崎貴志（特別支援学校教員）

　肢体不自由の特別支援学校で働く教員としてセラピストに期待することは，①生徒の障害・障害特性について教員への伝達，②学校での生徒の様子の確認，③学校でもできる取り組みの提案，の3点です．

　特別支援学校の教員というと障害に対し専門的な知識があり，実践的な指導力があるというイメージをもたれるかと思いますが，じつはさまざまな先生が存在しています．何年も勤務するベテランもいれば，新卒の先生もいます．また，小・中学校から交流で異動してきた先生，高等学校から異動してきた先生などもいます．つまり同じ特別支援学校に勤務していても，先生によって障害に対する知識やその指導力には少なからず差があるということがいえます．

　私も赴任当初は肢体不自由教育についてはわからないことが多く，指導に悩むことがたびたびありました．当時の私のように知識が乏しく経験の浅い教員をイメージしたうえで，セラピストにしてほしいことを提案したいと思います．

　①については生徒の実態を把握するうえで，その子の障害についての知識が必要不可欠です．教員にもわかりやすい言葉で，その特性を伝えてください．

　②については生徒が学校生活のなかでどのように過ごしているのか，その様子を確認し，イメージしてください．子どもたちは家庭，学校・医療の現場で違う顔をみせることがあります．それを確認することが今後のリハを考えるうえでのよい指針になるのではないでしょうか？　学校側としても専門家と話す機会を得られ，必要な知識や有効なアドバイスを聞ける可能性が増え，非常に有益です．

　③については教員の強みは毎日生徒たちと接し，指導を継続して積み上げることができるという点にあります．以前，セラピストの方に教えていただいた作業療法は，学校で指導していることと重なる部分があると感じました．本人にとってよいことは学校でも意識して実践していけるのではないかと思います．

　どの提案もセラピストと教員が話をする必要があり，話をすることで医療と教育で接点が生まれ，その後の他職種連携につながると考えています．

　まずは子どもたちについて私たちと一緒に話をしましょう．

第2章 地域包括リハビリテーションマニュアル

## ❷ 学齢期
# 3) 就学支援：小中学校

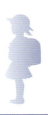

- 特別支援教育の概要を身につける
- セラピストが学校とかかわるようになった経緯についての知識を身につける
- 学校におけるセラピストの役割とかかわり方，かかわる際の留意点と心構えを身につける
- 学校支援で使えるアイディアを身につける

## 1 普通小中学校における特別支援教育の概要

- 特別支援教育※1は学校教育法のなかでは，**表1**の通り定められている[1]．
- 特別支援教育を行うために**表2**のような体制の整備および必要な取り組みが示され，それぞれの実施率を示す（**図1**）．**年々おのおのの実施率は高まってきている**が，個別の教育支援計画，専門家チームは70％に達していない．

#### 表1 学校教育法における特別支援教育

> 第72条 特別支援学校は，視覚障害者，聴覚障害者，知的障害者，肢体不自由者または病弱者（身体虚弱者を含む．以下同じ．）に対して，幼稚園，小学校，中学校または高等学校に準ずる教育を施すとともに，障害による学習上または生活上の困難を克服し自立を図るために必要な知識技能を授けることを目的とする．
>
> 第81条 幼稚園，小学校，中学校，高等学校および中等教育学校においては，次項各号のいずれかに該当する幼児，児童および生徒その他教育上特別の支援を必要とする幼児，児童および生徒に対し，文部科学大臣の定めるところにより，障害による学習上または生活上の困難を克服するための教育を行うものとする．

文献1より引用．

---

※1 インクルーシブ教育と特別支援教育
　インクルーシブ教育は，人間の多様性の尊重などの強化，障害者がさまざまな能力などを可能な最大限度まで発達させ，自由な社会に効果的に参加することを可能とすることを目的に，障害の有無にかかわらずともに学ぶしくみである．共生社会の形成に向け必要であり，その構築のため，特別支援教育を着実に進めていく必要がある．

表2 特別支援教育を行うための体制の整備および必要な取り組み

| | | |
|---|---|---|
| (1) | 特別支援教育に関する校内委員会の設置 | 各学校においては，校長のリーダーシップのもと，全校的な支援体制を確立し，発達障害を含む障害のある幼児児童生徒の実態把握や支援方策の検討などを行うため，校内に特別支援教育に関する委員会を設置すること．<br>委員会は，校長，教頭，特別支援教育コーディネーター，教務主任，生徒指導主事，通級指導教室担当教員，特別支援学級教員，養護教諭，対象の幼児児童生徒の学級担任，学年主任，その他必要と思われる者などで構成すること．<br>なお，特別支援学校においては，他の学校の支援も含めた組織的な対応が可能な体制づくりを進めること． |
| (2) | 実態把握 | 各学校においては，在籍する幼児児童生徒の実態の把握に努め，特別な支援を必要とする幼児児童生徒の存在や状態を確かめること．<br>さらに，特別な支援が必要と考えられる幼児児童生徒については，特別支援教育コーディネーターなどと検討を行ったうえで，保護者の理解を得ることができるよう慎重に説明を行い，学校や家庭で必要な支援や配慮について，保護者と連携して検討を進めること．その際，実態によっては，医療的な対応が有効な場合もあるので，保護者と十分に話し合うこと．<br>特に幼稚園，小学校においては，発達障害などの障害は早期発見・早期支援が重要であることに留意し，実態把握や必要な支援を着実に行うこと． |
| (3) | 特別支援教育コーディネーターの指名 | 各学校の校長は，特別支援教育のコーディネーター的な役割を担う教員を「特別支援教育コーディネーター」に指名し，校務分掌に明確に位置づけること．<br>特別支援教育コーディネーターは，各学校における特別支援教育の推進のため，主に，校内委員会・校内研修の企画・運営，関係諸機関・学校との連絡・調整，保護者からの相談窓口などの役割を担うこと．<br>また，校長は，特別支援教育コーディネーターが，学校において組織的に機能するよう努めること． |
| (4) | 関係機関との連携を図った「個別の教育支援計画」の策定と活用 | 特別支援学校においては，長期的な視点に立ち，乳幼児期から学校卒業後まで一貫した教育的支援を行うため，医療，福祉，労働などのさまざまな側面からの取り組みを含めた「個別の教育支援計画」を活用した効果的な支援を進めること．<br>また，小・中学校などにおいても，必要に応じて，「個別の教育支援計画」を策定するなど，関係機関と連携を図った効果的な支援を進めること． |
| (5) | 「個別の指導計画」の作成 | 特別支援学校においては，幼児児童生徒の障害の重度・重複化，多様化などに対応した教育を一層進めるため，「個別の指導計画」を活用した一層の指導の充実を進めること．<br>また，小・中学校などにおいても，必要に応じて，「個別の指導計画」を作成するなど，一人ひとりに応じた教育を進めること． |
| (6) | 教員の専門性の向上 | 特別支援教育の推進のためには，教員の特別支援教育に関する専門性の向上が不可欠である．したがって，各学校は，校内での研修を実施したり，教員を校外での研修に参加させたりすることにより専門性の向上に努めること．<br>また，教員は，一定の研修を修了した後でも，より専門性の高い研修を受講したり，自ら最新の情報を収集したりするなどして，継続的に専門性の向上に努めること．<br>さらに，独立行政法人国立特別支援教育総合研究所が実施する各種指導者養成研修についても，活用されたいこと．なお，教育委員会などが主催する研修などの実施にあたっては，国・私立学校関係者や保育所関係者も受講できるようにすることが望ましいこと． |

文献2より引用．

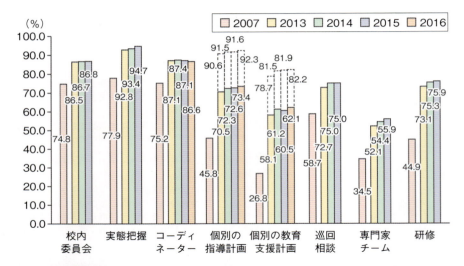

**図1 特別支援教育を行うための体制の整備および必要な取り組みの実施率**
点線箇所は，作成する必要のある該当者がいない学校数を調査対象校数から引いた場合の作成率を示す．
文献3をもとに作成．

- 学校全体に在籍している児童生徒の実態として，児童生徒の全体数は年々**減少**しているのに対し，特別支援学校，特別支援学級，通級による指導を利用する数は**増加**している（表3）．
- 特別支援教育の対象になりそうな児童生徒の就学先決定について，地域や学校によって体制が異なっているが，教育支援資料が役立つ[4]．
- 教育支援資料では，科学的・医学的知見や新たな就学手続の趣旨および内容，早期からの一貫した支援の重要性，市町村教育委員会の就学手続におけるモデルプロセス，障害種ごとの障害の把握や具体的な配慮の観点などについて解説されている（図2）．このなかで，関係者の心構えとして，以下4点が解説付きで記され，さらに関係者に求められることも記されている．
  - ▶ 保護者の置かれた状態や考え・心情を理解する．
  - ▶ 保護者の伴走者として対応し，すべきことの優先順位を共有する．
  - ▶ 保護者の意向を最大限尊重しつつ，本人の教育を第一に考える姿勢を保つ．
  - ▶ 就学先決定後も支援を続ける（ライフステージに応じた支援）．

表3 特別支援教育の対象の概念図（義務教育段階）

義務教育段階の全児童生徒数：1030万人　減少傾向

| | | 対象者 | 増加数 | |
|---|---|---|---|---|
| 特別支援学校 | | 視覚障害，知的障害，病弱・身体虚弱，聴覚障害，肢体不自由 | ↑2003年比で1.3倍 0.65％（約6万7千人） | 3.11％（約3.2万人）増加傾向 |
| 小学校・中学校 | 特別支援学級 | 視覚障害，肢体不自由，自閉症・情緒障害，聴覚障害，病弱・身体虚弱，知的障害，言語障害（特別支援学級に在籍する学校教育法施行令第22条の3に該当する者：約1万6千人） | ↑2003年比で2.0倍 1.70％（約17万5千人） | |
| | 通常の学級：通級による指導 | 視覚障害，自閉症，聴覚障害，情緒障害，肢体不自由，学習障害（LD），病弱・身体虚弱，注意欠陥多動性障害（ADHD），言語障害，発達障害（LD・ADHD*1・高機能自閉症など）の可能性のある児童生徒 6.5％程度の在籍率*2（通常の学級に在籍する学校教育法施行令第22条の3に該当する者：約2千人） | ↑2003年比で2.3倍 0.76％（約7万8千人） | |

*1 学習障害（Learning Disabilities：LD），注意欠陥多動性障害（Attention-Deficit / Hyperactivity Disorder：ADHD）．
*2 この数値は，2012年に文部科学省が行った調査において，学級担任を含む複数の教員により判断された回答に基づくものであり，医師の診断によるものでない（*2を除く数値は2013年5月1日時点）．文献2をもとに作成．

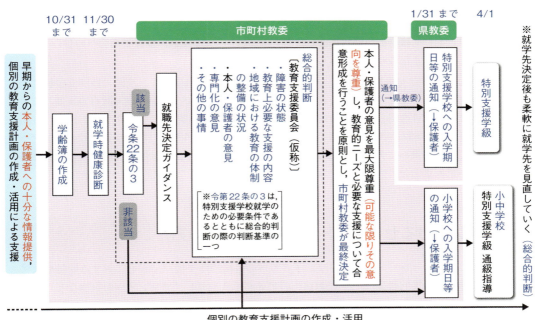

青字：学校教育法施行令（一部学校保健安全法施行令），赤字：障害者基本法，黒字：2012 中教審報告他．

図2　障害のある児童生徒の就学先決定について（手続きの流れ）
文献2をもとに作成．

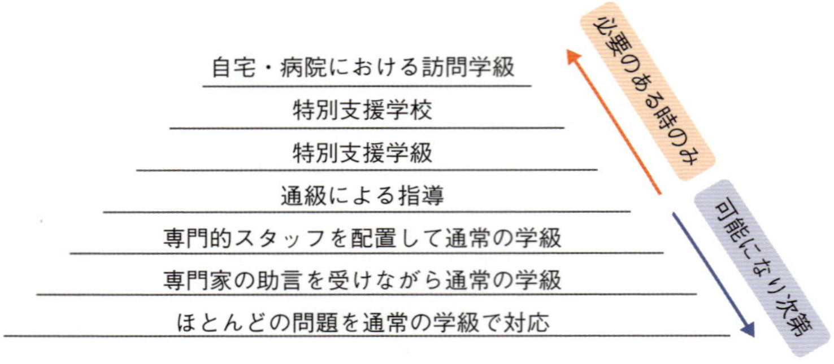

```
        自宅・病院における訪問学級
              特別支援学校
              特別支援学級
              通級による指導
        専門的スタッフを配置して通常の学級
        専門家の助言を受けながら通常の学級
        ほとんどの問題を通常の学級で対応
```

↑ 必要のある時のみ
↓ 可能になり次第

**図3　日本の義務教育段階の多様な学び場の連続性**
文献2をもとに作成．

- 日本の義務教育段階には**多様な学び場**が用意されている（図3）．就学先決定については就学先に在籍した際の様子を具体的にイメージし，選択していく必要がある．

## 2　セラピストが学校にかかわる立場・枠組み

- OTに限定されるが，これまでの経緯を含めて以下のようにまとめられている[5]．PTやSTについてもほぼ同じような経緯があった．
- 特別支援教育制度が導入された当初，OTは，特別支援教育連携協議会への委員派遣や外部専門家として，巡回相談員や専門家チームの一員として学校教育制度を見据えたかかわりをもつことになった．
- 京都府作業療法士会，大阪府作業療法士会では地域特性を生かした学校現場との連携，神奈川県においては特別免許状による特別支援学校へのOT配置，教育委員会へのOTの採用など，さまざまな取り組みがみられた．
- 背景には，特別支援教育ネットワーク推進委員会（文部科学省）と全国の特別支援教育担当者会議においてリハビリテーション専門職（OT・PT・ST）が医療・教育の連携について個々の専門性を提示する機会を得たことがある．これを契機に，文部科学省より，2013年4月から3年間の事業として特別支援学校機能強化モデル事業（特別支援学校のセンター的機能充実事業）に**外部専門家**として介入依頼を受けることになり，都道府県の教育委員会と作業療法士会との連携が実現し**組織的な介入**が可能となった．

## 3　学校におけるセラピストの役割とかかわり方

- 学校におけるセラピストの役割は，子どもへの直接的な支援（子どもに対する姿勢や教材の指導）と間接的な支援（学校教員へのアドバイスやカンファレンスへの参加など）に分けられる．
  ▶ 直接的な支援として，授業中に子どもの近くや隣にいて，姿勢や授業の受け方，板書の写し，課題への取り組みを一緒に行う．

- ▶間接的な支援として，授業中に授業参観のように，教室の後ろや外から特定の子どもや授業の様子を見て，学校教員にアドバイスしたり，終了後に担任やコーディネーターとカンファレンスを行ったりする．
- 前者では，セラピストの支援が学校教員に理解され，セラピストがいないなかでも継続できる必要がある．後者では，特に学校環境や教育構造，学校文化，教員を理解し個別の支援について具体的・具現的に提示，クラス担任や特別支援教育コーディネーターの教員などと協力していく必要がある．

## 4 セラピストが学校にかかわる際の留意点

- 学校に限らないかもしれないが，具体的・具現的な支援を提案することが必要である．特にだれかの肩をもつことをせず，困っている問題の所在を明らかにし，解決策を提案，実施することが必要である．例えば，表4の内容があげられる．

## 5 学校で使える外部リソース・制度的なツール・学校リソース活用アイディア集

- 特別支援教育で求められていることを表5，6に示す．セラピストが学校にかかわるうえでの視点，介入の糸口として役立つ．
- この他，京都府作業療法士会，大阪府作業療法士会ホームページには役立つ情報が多い．また，特定非営利法人全国LD親の会の「発達障がい児のためのサポートツール・データベース」，国立特別支援教育総合研究所の「発達障害教育推進センター」のホームページにも具体的な情報が多い．最近はOTが学校での課題などを見据えた書籍も執筆されており，支援の手助けとなる．

表4 支援の提案例

| | |
|---|---|
| 学校の教員がセラピストの役割を把握しているとは限らない | セラピストの役割がわかってもらえるような説明が必要． |
| 学校側がセラピストを前向きに受け入れているとは限らない | セラピストが学校とかかわるようになった背景・経緯を知っておくことが必要． |
| 学校側がセラピストに何を求めてよいかわからない場合も少なくない | 学校側がセラピストに求めていることを把握することが必要． |
| 学校教員の指導方針の意図がわからない場合も少なくない | 学校教員の根底にある考え方や指導方針などセラピストが理解することが必要． |
| 学校側で新たに何かを購入することは難しい | 現状のものや簡単な手入れでできることが必要． |
| 学校・本人・家族で意見が異なっていることも多い<br>学校教員や児童生徒が，セラピストの支援による変化を嫌うことがある | 学校教員や児童生徒が気づかないけれど，効果的な支援が必要． |
| 学校教員がセラピストの介入の効果をすぐに求めていることがある | 効果が早くあらわれ，具体的にあらわれる支援が必要． |

**表5　小学校学習指導要領の障害のある児童などへの指導**

①障害のある児童などについては，特別支援学校などの助言または援助を活用しつつ，個々の児童の障害の状態などに応じた指導内容や指導方法の工夫を組織的かつ計画的に行うものとする．

②特別支援学級において実施する特別の教育課程については，次のとおり編成するものとする．
・障害による学習上または生活上の困難を克服し自立を図るため，特別支援学校小学部・中学部学習指導要領第7章に示す自立活動を取り入れること．
・児童の障害の程度や学級の実態などを考慮のうえ，各教科の目標や内容を下学年の教科の目標や内容に替えたり，各教科を，知的障害者である児童に対する教育を行う特別支援学校の各教科に替えたりするなどして，実態に応じた教育課程を編成すること．

③障害のある児童に対して，通級による指導を行い，特別の教育課程を編成する場合には，特別支援学校小学部・中学部学習指導要領第7章に示す自立活動の内容を参考とし，具体的な目標や内容を定め，指導を行うものとする．その際，効果的な指導が行われるよう，各教科などと通級による指導との関連を図るなど，教師間の連携に努めるものとする．

④障害のある児童などについては，家庭，地域および医療や福祉，保健，労働などの業務を行う関係機関との連携を図り，長期的な視点で児童への教育的支援を行うために，個別の教育支援計画を作成し活用することに努めるものとする．特に，特別支援学級に在籍する生徒や通級による指導を受ける児童については，個々の生徒の実態を的確に把握し，個別の教育支援計画や個別の指導計画を作成し，効果的に活用するものとする．

中学校学習指導要領では，「児童」が「生徒」に置き換わっている．文献6をもとに作成．

**表6　特別支援学校小学部・中学部学習指導要領**

| | |
|---|---|
| 健康の保持 | ・生活のリズムや生活習慣の形成に関すること<br>・病気の状態の理解と生活管理に関すること<br>・身体各部の状態の理解と養護に関すること<br>・健康状態の維持・改善に関すること |
| 心理的な安定 | ・情緒の安定に関すること<br>・状況の理解と変化への対応に関すること<br>・障害による学習上または生活上の困難を改善・克服する意欲に関すること |
| 人間関係の形成 | ・他者とのかかわりの基礎に関すること<br>・他者の意図や感情の理解に関すること<br>・自己の理解と行動の調整に関すること<br>・集団への参加の基礎に関すること |
| 環境の把握 | ・保有する感覚の活用に関すること<br>・感覚や認知の特性への対応に関すること<br>・感覚の補助および代行手段の活用に関すること<br>・感覚を総合的に活用した周囲の状況の把握に関すること<br>・認知や行動の手掛かりとなる概念の形成に関すること |
| 身体の動き | ・姿勢と運動・動作の基本的技能に関すること<br>・姿勢保持と運動・動作の補助的手段の活用に関すること<br>・日常生活に必要な基本動作に関すること<br>・身体の移動能力に関すること<br>・作業に必要な動作と円滑な遂行に関すること |
| コミュニケーション | ・コミュニケーションの基礎的能力に関すること<br>・言語の受容と表出に関すること<br>・言語の形成と活用に関すること<br>・コミュニケーション手段の選択と活用に関すること<br>・状況に応じたコミュニケーションに関すること |

文献7をもとに作成．

## 文 献

1）「学校教育法　第8章」http://law.e-gov.go.jp/htmldata/S22/S22HO026.html
2）「特別支援教育の現状と課題」（教育課程企画特別部会）http://www.mext.go.jp/b_menu/shingi/chukyo/chukyo3/053/siryo/__icsFiles/afieldfile/2015/05/25/1358061_03_03.pdf
3）「平成28年度特別支援教育体制整備状況調査結果について」http://www.mext.go.jp/a_menu/shotou/tokubetu/material/__icsFiles/afieldfile/2017/04/07/1383567_02.pdf
4）「特別支援教育について　第2編　教育相談・就学先決定のモデルプロセス」（文部科学省）http://www.mext.go.jp/component/a_menu/education/micro_detail/__icsFiles/afieldfile/2014/06/13/1340247_05.pdf
5）「作業療法白書2015」（日本作業療法士協会）http://www.jaot.or.jp/wp-content/uploads/2010/08/OTwhitepepar2015.pdf
6）「小学校学習指導要領」（文部科学省）http://www.mext.go.jp/component/a_menu/education/micro_detail/__icsFiles/afieldfile/2010/11/29/syo.pdf
7）「特別支援学校小学部・中学部学習指導要領　第7章　自立活動」（文部科学省）http://www.mext.go.jp/a_menu/shotou/new-cs/youryou/tokushi/1284536.htm

第2章 地域包括リハビリテーションマニュアル

## ❷ 学齢期
## 4) 就学支援：高校・大学

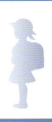

- 高校・大学での支援ニーズを知る
- 高校・大学での支援の現状を知る

## 1 高校・大学における特別支援教育の概要[1)〜4)]

### 1) 高校における特別支援教育

- 障害者の高校進学率の増加などを背景に，2007年の学校教育法の改正において，高等学校における特別支援教育が明記され，校内での委員会の設置，巡回相談，教職員研修などの取り組みがはじまった．
- 2011年には，国から都道府県・市町村に対して，**特別支援教育支援員**[※1]配置のための，必要な財源の措置（地方財源措置）が高等学校においても開始された．
- 同措置は小中学校では2007年度に開始しており，活用人数は高等学校は500人に満たないのに対し，小中学校では40,000人を超えており，**高等学校における支援体制は小中学校に比べて遅れている**．さらなる体制の充実強化と指導・支援の充実が求められている．

### 2) 大学における支援

- 大学に在籍する障害学生数は増加傾向にあり（**図1**），障害学生支援に取り組んでいる大学が増えつつある．
- 特に，2016年4月に**障害を理由とする差別の解消の推進に関する法律（障害者差別解消法）** が施行されて以降，大学など高等教育機関において体制整備などの取り組みが進んでいる．
- 障害者差別解消法では，行政機関や事業者において，障害者が障害を理由とした差別的扱いにより社会的不利益を被ることがないよう，**合理的配慮**[※2]をすべきである（公的機関においては義務）と明記されている．
- **3** 1) に示した発達障害への支援例は合理的配慮の一例と捉えることもできる．

---

※1 特別支援教育支援員
　公立幼稚園，小中学校および高等学校において，障害のある幼児児童生徒に対し，学習活動上のサポートなどを行う．

※2 合理的配慮
　障害のある者が障害のない者と平等に人権および基本的自由を享有し，行使するために必要な，個々の特性などに合った変更や調整を可能な範囲で行うことをいう．障害者権利条約に定義されている．

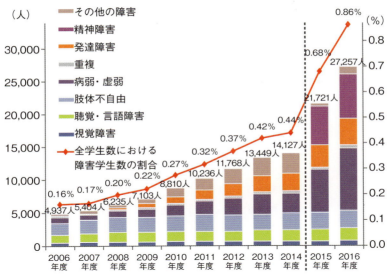

**図1 大学，短期大学および高等専門学校における障害学生数と障害学生在席率の推移**
文献4より引用．

## 2 セラピストが高校・大学にかかわる立場・枠組み

- 現状では，高校・大学の支援にセラピストがかかわる機会はあまり多くない．
- 高校での特別支援教育に関する枠組みとして，**巡回支援**や**専門家チーム派遣**があげられる．
- 大学生の支援に関する枠組みとしては，**発達障害者支援センター**[※3]，**精神科クリニック，デイケア，大学の学生支援室**などでの支援があげられる．

## 3 高校・大学におけるセラピストの役割・留意点 [3)〜5)]

### 1) 高校における支援

- 高校における支援は，巡回指導や専門家チーム派遣など，生徒への直接的な個別対応より，教職員を介した支援を行うことが多い．

---

※3 発達障害者支援センター
2005年4月に施行された発達障害者支援法に定められている，発達障害児・者またはその関係者を支援するための専門機関．各都道府県と政令指定都市が実施主体．主な業務内容は，相談，他機関との連携，支援者向けの研修会開催など．センターによってはOTなどが専従で働いている．

表1 障害特性と影響する行動・対応の例

| | 影響する行動 | 対応例 |
|---|---|---|
| 注意機能の障害 | 授業中，気が散りやすい | 座席を妨害刺激の少ない最前列席にする |
| | 提出物の提出期限などを忘れやすい | その場で提出期限をメモさせる |
| | 教室変更などの報告を聞いていない | 口頭で伝えるだけでなく，黒板にも書く |
| 視知覚機能の障害 | 文字や文章を見分けられない | 板書の字の大きさ・レイアウトの工夫 |
| | 視覚障害がありノートを取れない | ICレコーダーなど支援機器の適用 |
| 社会性・情動の障害 | グループ実習についていけない | その日の実習の手順などを事前に明示する |
| | 不適切な言動をしてしまう | 適切な言動を具体的に指導する |
| | 興奮すると感情をコントロールできなくなる | 落ちつける場所の確保などの環境設定 |

- セラピストの重要な役割は，個々の生徒の**障害特性を十分に把握**し，それにより引き起こされる高校生活上の困難さとその対処法について，**教職員に説明・助言**することである．支援の例を表1に示す．

## 2) 大学における支援

- 高校までと異なり大学では，生活・スケジュールの自己管理の必要性が生じ，多様な人間関係・社会的な場面を経験する機会が増える．一人暮らしをはじめる学生も少なくない．こうした状況の変化により困難さが顕在化するのが，発達障害である．
- しばしば**認知機能の偏り**が困難さを引き起こすため，適切な評価のもと支援を進める．
- 必要に応じて，**大学の関連部署**や，**相談機関**，**就労支援機関**などと連携できるとよい．

## 3) 留意点

- 高校・大学ともに，障害特性により本人に困っているという自覚がない場合がある．本人の主観のみに着目するのではなく，**具体的なエピソード**について話してもらうなど，**実際の状況を把握**するように話を聞く．
- 大学など高等教育機関における就職支援では，適切な職業選択や卒後の社会適応のため，**本人が得手不得手を理解**できるよう支援する．

# 4 活動例

- 大学の学生支援室における想定ケースAさん（男性）の支援の例を図2〜4に示す．
- 経緯：Aさんは，発達障害の特徴があり，抽象的な思考が苦手であった．卒業論文を進められず，徐々にゼミにも顔を出さなくなった．指導教員からの相談で支援を開始した．

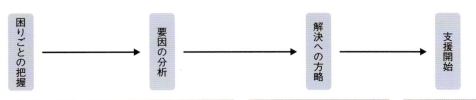

**図2　支援の流れ**

| 課題 | 所要時間の目安 | 期限 | 優先順位 |
|---|---|---|---|
| ●卒業論文 | | 1月中旬 | |
| ・全体の構成を決める | 5時間 | | 2 |
| ・「背景」に入れる文献を整理する | 1週間 | | |
| ・「背景」を書く | 1週間 | | |
| ・「方法」を書く | 1週間 | | |
| ・「結果」の図表を作成する | 3日間 | | 3 |
| ・「結果」を書く | 1週間 | | |
| ・「考察」を考える | 1週間 | | 4 |
| ・「考察」に入れる文献を探す | 1週間 | | 5 |
| ・「考察」を書く | 2週間 | | |
| ・「結語」を書く | 3日間 | | |
| ・製本して提出する | | 1月上旬 | |
| ●英語のレポート | 3時間 | 9／● | 1 |

現在の課題状況　20XX年9月○日（木）　③④⑤

その他特記：次回の見直し　9月△日（水）⑥

**手順**
① 課題の聞き取り
② 枠組みの大きな課題について下位課題の設定
③ 所要時間の見積もり
④ 期限の決定・決まっている期限の聞き取り
⑤ 優先順位の決定
　　期限が近い，所要時間が長いまたは不明な課題の優先順位を高く
⑥ 次回の見直し日の決定（定期的に見直す）

**図3　課題の整理**
巻末付録4に書式掲載．

## 1日のスケジュール

| 時間 | 活動内容 |
|---|---|
| 7：00 | 起床・シャワー |
| 8：00 | 朝食 |
| 9：00 | インターネット（メール・ニュース） |
| 10：00 | 卒論課題 |
| 12：00 | 昼食 |
| 13：00 | 音楽を聴く |
| 14：00 | 卒論課題 |
| 16：00 | 散歩 |
| 17：00 | 買い物 |
| 18：00 | 科目関連課題 |
| 19：00 | 夕食 |
| 20：00 | インターネット（動画など娯楽） |
| 21：00 | 入浴 |
| 22：00 | 就寝 |

## 月間スケジュール

| 月 | 火 | 水 | 木 | 金 | 土 | 日 |
|---|---|---|---|---|---|---|
|  | 1 | 2 | 3 | 4 | 5 | 6 |
|  |  |  |  | 英語レポート | | |
| 7 | 8 | 9 | 10 | 11 | 12 | 13 |
| 卒論：全体構想 | | 大学 | 卒論：結果の図表 | | | |
| 14 | 15 | 16 | 17 | 18 | 19 | 20 |
| 大学 | | 大学 | 卒論：考察 | | | |
| 21 | 22 | 23 | 24 | 25 | 26 | 27 |
| | | 大学 | | 卒論：文献 | | |
| 28 | 29 | 30 | 31 | | | |
| | | 大学 | | | | |

- 時間の感覚をとらえにくい場合があることから，1日の流れを可視化．
- 疲労を感じにくく，また，課題に過度に取り組むことがあるため，余暇活動を予定として入れている．

- 一目でわかるようにする．
- パソコンやスマートフォンなどで使用できるアプリケーションを用いるのもよい．Google calendar（スケジュール管理），Toodledo（タスク管理），Trello（タスク管理）などは無料で使用できる．

**図4　1日のスケジュールと月間スケジュールの作成**

---

## 文献

1) 「高等学校における特別支援教育の推進について高等学校ワーキンググループ報告書」（特別支援教育の推進に関する調査研究協力者会議）http://www.mext.go.jp/b_menu/shingi/chousa/shotou/054/shiryo/__icsFiles/afieldfile/2009/11/05/1283675_3.pdf

2) 「特別支援教育の現状と課題：発達障害等困難のある生徒の中学校卒業後における進路に関する分析結果」（文部科学省）http://www.mext.go.jp/b_menu/shingi/chukyo/chukyo3/053/siryo/__icsFiles/afieldfile/2015/05/25/1358061_03_03.pdf

3) 「ライフステージの発達障害論」（冨田久枝，松浦俊弥/編著），北樹出版，2016

4) 「平成28年度大学、短期大学および高等専門学校における障害のある学生の修学支援に関する実態調査」（日本学生支援機構）http://www.jasso.go.jp/gakusei/tokubetsu_shien/chosa_kenkyu/chosa/bunseki_2005_2016.html

5) 「思春期・青年期の発達障害者が「自分らしく生きる」ための支援」（小島道生，他/編著），金子書房，2013

## ❷ 学齢期
## 5) 余暇活動・仲間づくり・放課後活動

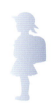

- 余暇活動・仲間づくり・放課後活動でできる活動を知る
- 子ども・環境・活動を調整したかかわり方を身につける
- 子どもに成功体験を保証できるかかわり方を身につける

### 1 セラピストが余暇活動・仲間づくり・放課後活動の支援で使える枠組み・制度

#### 1) 余暇活動・仲間づくり・放課後活動の要素 (図1)

- **余暇**は,「仕事の合間のひま,仕事から解放されて自由に使える時間,ひま」[1]とある.この意味から考えると,**余暇活動**とは,人から強要されるものではなく,自分の興味や関心に基づいて,自発的に楽しい経験ができる活動である.

- 学齢期においては「両親と教師を除くと友達が情緒・社会的発達に強い影響力をもつ.子どもは友達から社会的技能を学び,自分を他者と比較しながら情報を得る.友達はこの時期の子どもの社会化を進める役割を果たす重要な人socializerである」[2]ことから,友達との関係が非常に重要であり,仲間づくりを通して発達が促される.

- 学齢・成人期の職業的発達課題の視点からみると,「役割実演と学校,余暇,その他の活動への参加を通じて,児童は彼が何をうまくやれるか,何を好むか,彼がどんな点で他の人と違うかということを学び,このような知識を彼自身について自己像へ具体化する」[3]と述べられている.したがって,キャリア発達※1の視点においても,余暇活動・仲間づくり・放課後活動を通して,仲間と自分を比べることで自己認識を促し,自分の役割を果たしながら社会で自立するための準備も行っている.

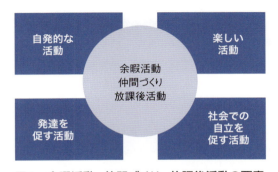

図1 余暇活動・仲間づくり・放課後活動の要素

## 2) 支援制度

- 学齢期の生活は学校を中心に，必要に応じて，表1の制度を利用している．表1以外にも，任意団体やNPOなどで実施しているものもあり，**子どもや家族，地域の実情に合わせて提案**できるように，自分たちの地域の情報を収集しておく．

表1 支援制度

| | 子ども全員を対象としたもの |
|---|---|
| 放課後児童クラブ | 児童福祉法に位置づけられており，放課後の時間帯に子どもに遊びや生活の場を提供し，その子どもの健全育成を図ることを目的としている．<br>障害児の受け入れの要望も強く，多くの障害児が利用している．現在，放課後児童クラブ障害児受入推進事業において，障害児の受け入れをしているクラブに対して，補助金の支給や専門的知識などを有する支援員を配置している． |
| 放課後子ども教室 | 文部科学省の補助事業であり，子どもの居場所を設け，地域の協力を得て，学習やスポーツ，文化活動，地域住民との交流活動などを推進することを目的としている． |
| 児童館 | 児童福祉法による児童福祉施設であり，子どもに遊びを提供して，心身の健康を増進し情操を豊かにすることを目的としている． |
| | 障害のある子どもを対象としたもの |
| 放課後等デイサービス | 2012年4月に児童福祉法に位置づけられた支援であり，放課後や休日にさまざまな活動を通して，生活能力の向上や社会との交流を図ることを目的としている． |
| 保育所等訪問支援（第2章❶5）参照） | 放課後児童クラブを利用する子どものなかに発達支援が求められる場合，放課後児童クラブに「保育所等訪問支援」の訪問支援員が行き，子どもへの支援や職員への指導，環境調整を実施することができる． |

その他，任意団体やNPO法人などがある．

## 2 余暇活動・仲間づくり・放課後活動におけるセラピストの役割とかかわり方

- 環境が調整されていないこと，あるいは周囲の理解がないことが原因で，余暇活動が制限されている子どもがいる．余暇活動は，子どもにとって重要度の高い**参加**の活動であり，余暇活動を支援することは非常に大切である．

### 1) 喜びや楽しさを感じられる活動を提供する

- 「いつ，だれと，どこで，何をする」のかによって，さまざまな楽しみが生じる．「休日，友達と，交流センターで，スポーツをする」（図2）や「放課後，地域の方と，公民館で，ケーキづくりをする」など，好きな仲間と時間や空間をともにし，好きな活動を共有することで，興味・関心を満たし，生活を豊かにしてくれる．
- セラピストは活動内容も工作・手工芸，絵画，楽器演奏，歌，おしゃべり，料理，ゲーム，探検，川遊び，スポーツなど，子どもが好きな活動と出会う機会を提供する．

---

※1 キャリア発達
　人が，生涯のなかでさまざまな役割を果たす過程で，自らの役割の価値や自分と役割との関係を見出していく連なりや積み重ねが「キャリア」であり，社会のなかで自分の役割を果たしながら，自分らしい生き方を実現していく過程を「キャリア発達」という[4]．

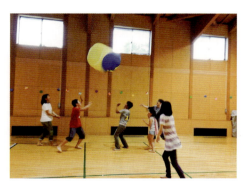

図2　休日，友達と，交流センターで，スポーツを実施

- 活動を実施するときは，子どもの自発的な自由な発想を大切にする．遊び方やルールなど，既成の方法にこだわらずに，子どものメンバーや人数に応じて，自由に変えて活動を展開していくことで，楽しみ方も増える．
- 子どもが活動を経験することで，「こんなこともしたい」と希望も出てくるようになり，それに応じて計画・実施する．また，子どもの様子をみながら，挑戦できる新しい活動を提供し，挑戦することの楽しさを経験できるようにかかわることも必要である．子どもにとって意味のある活動に出会うことで，活動選択が可能となり，次なる新たな意欲や意志が生じてくる．

## 2) 人とつながることの楽しさを提供する

- 自分の好きな仲間と活動を共有することで，情緒の共有を生み出し，人とつながる楽しさを提供する．できた作品を見せ合ったり感想を言い合ったり，コミュニケーションが苦手な子どもでも，人を意識する場を提供することは大切である．
- 子どもや家族だけで活動を実施すること以外にも，地域の人とかかわる場所を提供することも大切である．地域のイベントに参加したり，地域の人を講師や来賓として招き活動を実施することができる．地域の人には，子どもの特性やかかわり方を伝えながら，子どものことを理解してもらえるように進める．生まれたときから，**地域のなかで助け合える環境**をつくっておく．地域が子どもにとって**安心できる場所**となることは大切である．

## 3) 集団のなかでの役割をもてるように促す

- いつも教えてもらう立場だけではなく，友達や後輩に教える，みんなの前で活動の説明をする，準備や後片付けの係りを決めて実行するなど，それぞれ役割をもって遂行するという経験が必要である．事前に，子どもの性格や得意なことを把握して，それに応じて役割を与え，自発的にできるように促す．
- さまざまな年齢層の方との集団活動の場を提供し，違う学年の友達（先輩・後輩），幼児，大人，高齢者と一緒に活動をすることで，言葉遣いやかかわり方，遊び方を学び，その集団での役割を経験する機会を提供することも大切である．

## 4) 子どもに合った環境を提供する

- 病院や施設内は環境調整されているところが多いが，余暇活動をするためには，地域にあるさまざまな公共施設の資源を使うことになる．そのため，必要に応じて環境調整を行い，一人ひとりの子どもに合った環境を提供することが重要である．

- バリアフリーの環境（トイレの構造，エレベーターやスロープの設置）や刺激量が少ない場所（音，光，人）など，子どもに合わせて取り組みやすい場所を選ぶ．感覚過敏があるならば，その感覚刺激が少ない空間を選んだり，聴覚過敏の場合には，ヘッドフォンを装着するなどの工夫もできる．
- 子どもに合わせて，自助具やクッションなどの道具（片手ばさみ，ペンホルダー，斜面台，すべり止めマット，柄の太い持ちやすい道具など）を提供する（図3）．ユニバーサルデザインのものを使用したり，必要に応じて作製することもできるが，普段，家や学校で利用している物があれば使うようにするとよい．
- 聴覚理解[※2]やワーキングメモリー[※3]が難しい子どもがいる場合は，活動の内容や手順・方法を絵や文字で視覚化し，いつでも確認することができる環境をつくっておく．

## 5) 成功体験を保証する

- 余暇活動・仲間づくり・放課後活動を通して，**成功体験を保証**し，周囲が称賛することで達成感や自信をもたせるようなかかわりが大切である．それが次の意欲につながり，**自己肯定感を高める**ことにつながっていく（図4）．
- 子どもが余暇活動を最大限に楽しむためには，子どもの能力を最大限に発揮できるように促すことが必要である．キールホフナーは，すべての作業遂行は，人間・環境・作業という要素の相互作用の結果であると強調している[5]．つまり，**子ども・環境・活動を調整し，相互作用の影響を考えながらかかわる**ことが大切である（図5）．子どもに合った環境でなかったり，活動が難しすぎたりする場合は，成功体験が得られず，余暇活動を楽しむことができない．

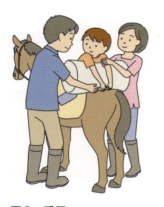

**図3　乗馬**
馬の上で姿勢を保つために，クッションを使用．

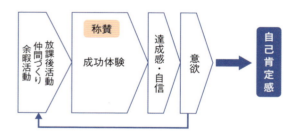

**図4　自己肯定感を高めるかかわり**

---

※2　聴覚理解
　言葉で聞いたことを理解することである．聴覚的短期記憶や語彙力や構文理解力，状況判断力などの要素から成り立っている．

※3　ワーキングメモリー
　課題を実行する間，実行する際に必要な情報を一時的に保持し，処理していく能力のことである．

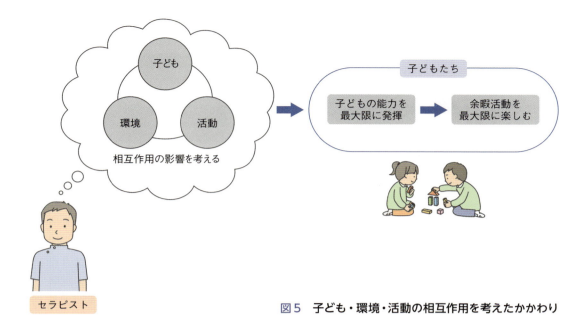

図5　子ども・環境・活動の相互作用を考えたかかわり

## 3　セラピストが余暇活動・仲間づくり・放課後活動にかかわる際の留意点

### 1) セラピスト自身も余暇活動をもっておく

- セラピスト自身が余暇活動をもち，さまざまな活動を体験しておく．活動の特徴を理解することで，子どもがやりたい活動にすぐ対応でき，子どもが好きそうでかつできそうな活動を提案できる．ただ，経験がない活動を提供するときは，事前に必ず体験し，活動の提供の方法を考えてから，子どもと取り組むようにする．

### 2) 人とのつながりをもっておく

- 地域のさまざまな人とつながりをもっておくことが大切である．得たい情報を容易に得られ，活動に協力してくれる人も出てくることで人とのつながりが増え，子どもたちの活動も広がっていく可能性がある．普段から，地域の広報などにも目を通し，地域のイベントに積極的に参加しておくとよい．

### 3) 医療情報を収集しておく

- 医師から情報を得て，運動強度の負荷，外界からの刺激量など，まずは**禁忌を把握しておくこと**が絶対である．その情報から，活動内容，活動場所，活動量を考えなければならない．外食などにおいては，口腔機能，嚥下機能を事前に評価し，食形態も把握しておく．また，もしもの場合に，活動場所の近くの病院を確認しておく．

### 4) 将来を見据えた支援と考える

- 早期から「生きる力」を育むことは大切であり，将来，充実した成人期の生活を送るためにも，仕事の合間のリフレッシュ，ストレス発散，自分の好きなことに没頭し自分をリセットできる時間として，**自分の余暇活動をもっておくこと**は大切である．そのためには，早期から余暇支援に取り組む必要がある．もちろん，余暇を通した自己実現もあり，QOLの向上にもつながる．

## 4 活動例

- 「働く大人になるために，生きる力を培うこと」を目的とした任意団体における余暇活動例を紹介する．
- 余暇活動として，さまざまな作業活動，料理（そばづくり，ピザづくり，カレーづくりなど）やお菓子づくり，手工芸（革細工，アンデルセン，オーブン陶芸など），紙芝居，運動などを行い，放課後や土日に実施している（図6）．また，学齢期のさまざまな年齢の子どもが参加しており，活動については子どもや親御さんが希望する活動をもとに考えている．
- 年に1回，バーベキューと1泊2日のキャンプ（図7）も実施している．共に，「仲間づくり」を意識した活動であり，子ども同士でさまざまなことを協力する必要がある．キャンプにおいては，家族は一緒に参加しないため，子どもたちで役割を決め，それぞれの役割を果たすことが必要になる．友達同士で協力したり，年長の子が年下の子をサポートしたり，友達を気遣い，自分たちがしなければならないという意識を高めることができる．
- 積極的に地域の人々と交流を図るため，地域のお祭りで自分たちでつくったケーキやコーヒーを販売する機会も提供している（図8）．

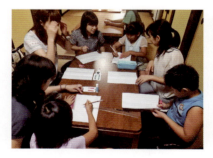

図6　紙おもちゃづくり

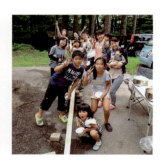

図7　キャンプにて流しそうめん

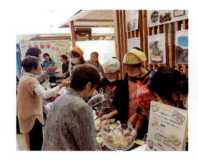

図8　地域のお祭り

### 文献

1) 「大辞林 第三版」（松村明/編），三省堂，2006
2) 「生涯人間発達学【改訂第2版増補版】」（上田礼子/著），三輪書店，2013
3) 「職業リハビリテーション学」（松為信雄，菊池恵美子/編），協同医書出版社，2006
4) 「今後の学校におけるキャリア教育・職業教育の在り方について（答申）」（中央教育審議会）http://www.mext.go.jp/component/b_menu/shingi/toushin/__icsFiles/afieldfile/2011/02/01/1301878_1_1.pdf
5) 「作業療法実践の理論 原書第4版」（ギャーリー・キールホフナー/著，山田孝/監訳），医学書院，2014．

## 放課後等デイサービスでセラピストのこれに期待！

放課後等デイサービスまいまい　戸倉　一（相談支援専門員）

　放課後等デイサービスで働く児童指導員としてセラピストに期待することは①児童のもつ障害の特性について教えてほしい，②障害の特性に応じた具体的な支援の方法について教えてほしい，の2点です．

　私は埼玉県内で放課後等デイサービスまいまい1，まいまい2を運営しています．まいまいでは，屋外の公園や児童施設で粗大運動，学校と連携しながら宿題や児童の実態に即したプリント学習，さまざまな用具を使っての個別活動，おやつやお弁当の食事指導，排泄指導，製作活動，帰りの会でのルールのあるゲーム活動などを行ってきました．まいまいに通う児童は箸が上手に持てない，鉛筆を持っても筆圧が弱い，独特な持ち方をする，姿勢が崩れやすいなどさまざまな課題をもっていました．どう対応していけばよいかと悩んでいるときに，児童に対する臨床経験が豊富なOTに定期的にきていただけることになり，一人ひとりの特性を評価していただいたうえで，適切なかかわり，道具の工夫，補助具や遊具の紹介などさまざまな助言をいただきました．目から鱗のごとく，なぜこの子がこういう持ち方になってしまうのかなどを理解することができました．またわれわれの行っていた従前の活動も，「これはこういう発達を促している」などの分析をいただきました．職員一人ひとりが，問題意識をもち，子どもたちに何か働きかけていくときにも「これはどういう動きに役立つかな」などと意識し，遊びや個別課題の内容やかかわり方が変化していきました．また，保護者の相談にも対応していただけたので家庭とデイサービスが協力して取り組むこともできるようになりました．その結果，家庭からの信頼もより確かなものになっていきました．

　今後も増え続けるデイサービスにとってなくてはならない存在になっていくと思いますし，さらなるかかわりに期待しています．

第2章 地域包括リハビリテーションマニュアル

❷ 学齢期
# 6）家族への支援

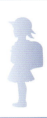

- 家族に対する支援内容を理解し，支援方法を身につける
- 家族支援ができる社会資源を知り，地域とのつながり方を身につける

## 1 学齢期の家族支援の概要

- 学齢期の発達課題は勤勉の獲得であると述べられているように[1]，学校において勉強することが中心になる．ただ，巧緻動作や両手動作，目と手の協調性，粗大運動が苦手で，感覚・知覚・認知機能に偏りがある子どもは，求められる課題をうまく遂行することができず，失敗体験をくり返し経験してしまう．
- このような特徴をもつ学齢期の子どもの家族は，進級や進学において非常にストレスがかかりやすい．学校の課題や友人関係で悩んだり，家族自身が子どもとのコミュニケーションのとり方に戸惑ったりして，自信喪失や育児不安となる．同時に，きょうだいのことや子どもの将来のことも悩みはじめる．
- 近年，核家族や一人親家庭が増加し，地域とのつながりが希薄化している．そのため，子育てにおける悩みを抱え込み，孤立している家族も多い．したがって，地域とつながりをもち，家族全員がいきいきと生活できるように，社会全体で育てていく視点で支援することが大切である．

## 2 セラピストが学齢期の家族への支援にかかわる立場・枠組み

- 家族への支援にかかわる枠組みは，医療機関，教育機関，福祉機関，行政機関，家族の会など，さまざまなものがある（図1）．

### 1）医療機関

- 小児病院，一般病院，リハビリテーションセンターなどがあるが，診療報酬にて個別でのかかわりを中心に，リハビリテーションを提供している．
- 運動機能やポジショニング，ADLの支援，自助具や福祉用具の適応・提供を中心に実施している．家族に対して家庭生活を中心に介助方法やかかわり方を指導している．

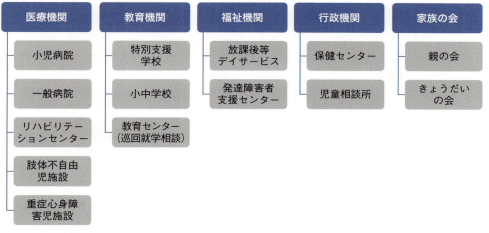

図1　家族支援にかかわっている機関

## 2) 教育機関

### ❶ 特別支援学校，小中学校

- 特別支援学校において，常勤での勤務や外部専門家事業にてかかわっている（第2章❷2)参照）．また，小中学校においては，各市町村からの依頼や各都道府県士会の事業にて訪問しているセラピストも増えてきている（第2章❷3)参照）．
- 児童・生徒や教員，家族の主訴やニーズに応える形で，学校生活や学習面に関する相談を受けている．子どもの特性に合わせたかかわり方や学習方法を指導する．

### ❷ 教育センターにおける巡回就学相談

- 教育センターは，児童・生徒の学習，進級・進学のことを中心に相談を受けている．各地域で実施している巡回就学相談にかかわっているセラピストも多い．
- 教員とともに，学校選択，進級・進学，学校生活での困りごとなどの相談を受けている．子どもの特性の理解を促し，子どもや家族が学校や学級を自己選択できるようにかかわっている．

## 3) 福祉機関

- 放課後等デイサービスや発達障害者支援センターがある．子どもや家族から生活での困りごとに対するさまざまな相談を受けている．
- 放課後等デイサービスは，子どもの特性や目的に合わせて，子どもの発達に必要な活動や生活力向上を図るための活動，社会と交流をもつための活動を計画・実施している．

## 4) 行政機関

- 保健センターや児童相談所では，子どもの発達に関する相談を受け付けている．ペアレント・トレーニング（第2章❶4)参照）の研修を実施しているところもあり，保健師や精神保健福祉士など，他職種と連携しながら家族の指導にかかわっている．

## 5) 家族の会

- 親の会やきょうだいの会において，悩みの共有や相談，情報交換，啓発活動，研修会，余暇活動などの活動を行っている．研修会の講師や啓発活動，余暇活動にかかわるセラピストも増えている．

## 3　学齢期の家族支援におけるセラピストの役割

- 家族が地域とつながりをもち，地域で適応して生活するためには，家族自身が意思決定し自立する必要がある．自分たちで情報を得て，状況に合わせて子育ての方法を考えていけるように，**家族をエンパワメント**[※1]**する**ことが最も大切である．そのために必要なセラピストの役割を述べる（図2）．

### 1) 家族同士をつなげる

- 同じ障害や悩みを抱えている家族同士が出会う場を提供し，子どもと家族が地域から孤立しないようにする．悩みを共有することで，悩んでいるのは自分1人だけではないことを伝え，他の家族の経験談を聞く機会を提供する．経験談を聞くことで解決策が得られることも多い．また，家族同士がつながることにより，一緒に地域のイベントや食事に行くなど，社会参加が広がる可能性ももっている．
- 地域で活動している家族の会を紹介し，機会があれば，家族の会の設立や運営にかかわることもできる．

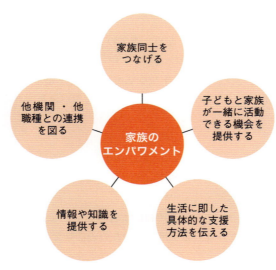

図2　家族支援におけるセラピストの役割

---

※1　**エンパワメント**
「力をつける」という意味があり，当事者や家族が自分たちで自分たちの生活の改善を図ることである．当事者は自分自身のこと，家族は当事者へのかかわり方を理解し，必要に応じて，地域の人々や支援制度・機関などにアプローチができ，自分たちで問題を解決していける能力を身につけることである．

## 2) 子どもと家族が一緒に活動できる機会を提供する

- 子どもと家族が一緒に活動できる場面を提供する．そのなかで，子どもの得意なこと，苦手なこと，少し工夫すればできることなど，子どもの特性の理解を促し，子どもに合わせたかかわり方を伝える．家族が達成感を感じ，子育てに対する自信をもてるような支援が大切であり，**得意なことを生かして生活力を高める**視点が重要である．
- 他の子どもとかかわる機会を提供することで，自分の子どもの特性の理解がさらに深まり，かかわり方を見つめ直す機会にもなる．

## 3) 生活に即した具体的な支援方法を伝える

- 学習，運動，コミュニケーションのとり方，ADLなど，それぞれ困っていることに対して，具体的な方法を助言する．
- 家庭の物的環境，人的環境を踏まえて，生活場面でどのような活動をするとよいのか，「いつ，どこで，だれと，何をするのか」ということを具体的に指導する．そして，その活動が，子どもや家族のニーズにどのようにつながるのか説明する（図3）．
- 物的環境の調整が必要となる場合は，家の玄関，廊下，トイレ，お風呂などの必要な環境の写真を撮り，寸法を測ってきてもらう．そのうえで，環境調整や介助方法を助言する．家庭に訪問できる場合は，実際に動作を行いながら助言するとよい．また，気になる行動がある場合は，普段の行動を動画でとってきてもらうこともできる．

## 4) 情報や知識を提供する

- 運動や認知の発達，体・手先・目の使い方，コミュニケーションなどに関するテーマで勉強会や研修会を実施する．

| 子どもの情報 | 小学校4年生，男，スポーツが大好き |
|---|---|
| 診断名 | LD（学習症） |
| 主訴・ニード | 本を読むのが苦手．もっと上手に読めるようになりたい |
| 評価 | 眼球運動の追視・注視点移行がスムーズにできない．そのため，読む速度も非常に遅く，行がずれてしまったり，行が変わるときも，違う行を読んでしまう |

日曜日，お父さんがお休みでしたら，お子さんと一緒に，家の近くの公園でサッカーをするのはどうですか？

それはいいですね．サッカーは学生の頃していましたし，得意だったんです．最近あまりしていませんが，自分の運動にもなりますからね．早速，今週からやってみます

お父さんもお好きでよかったです．
ボールは，子どもが目で追える速さで転がしてあげてください．
動く物を目で捉えることができるようになると，本を読むのも少しずつ上手になりますよ

**図3　具体的な支援方法の例**

- 子どもの特性の理解や具体的な子どもへのかかわり方など，生活につながる内容を伝えることが大切であり，地域にある支援機関や支援制度の情報提供も行う．

### 5) 他機関・他職種との連携を図る (図4)

- 子どもがかかわっている教育，医療，福祉などの各機関で，子どもや家族の主訴やニード，抱えている問題，支援の方向性を共有化する．そして，家族を中心にそれぞれの立場から支援する．
- ライフステージによって，小学校，中学校，高校，特別支援学校，大学など，かかわる機関が変わり，求められる課題も大きく変化する．そのため，次の段階への移行準備を早目にはじめ，次の機関に引き継ぐことが大切である．例えば，入学する学校まで登下校の道を歩いたり，改造リコーダーが必要であれば，早めに購入して練習する．
- 家族も**個別支援計画**の作成にかかわり，今後の方向性を確認し合う．また，子どもの特性や配慮などを記載したサポートブックを使いながら，他機関と情報共有をしてスムーズに連携を図る．家族が他機関にうまく伝えられない場合は，家族の了解を得て，必要な情報を伝えることも必要になる．

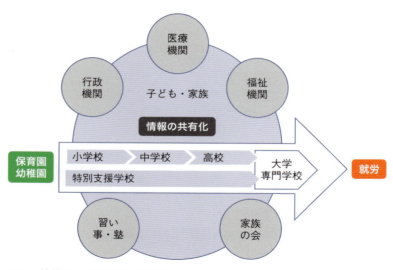

**図4　他機関・他職種との連携**

## 4　セラピストが学齢期の家族支援にかかわる際の留意点

### 1) 伴走者として家族を支えていく

- 家族は常に悩みを抱えており疲労していることが多い．家族の子育てに対する思いや日々の苦労などの家族の話に共感し傾聴する．また，ライフステージが変わることで出てきた課題に対して，随時，寄り添って1つずつ問題解決に向かえるように支援する．**子どもの得意なところを伸ばし，苦手なところは環境調整する**考え方も大切である．

- 子どもにどんなことができるようになってほしいのか，将来どうなってほしいのか，支援機関やセラピストに望んでいることなど，家族の**真のニーズを理解する**ことが重要である．
- 生活での困りごとを把握し，子育てに関するどんな情報をもち，どんなことに興味があり，どんな研修会に参加しているのかを聞いておくと，家族の子育ての思いに少しでも近づくことができる．

## 2）家族の特徴について把握する

- 多種多様な家族が存在し，家族一人ひとりの価値観もさまざまである．母親と父親の考え，両親と祖父母の考えが違うことはよくある．
- 家族の人間関係を把握し，家族の得意なことや趣味，よく出かける所，よくしていることなど，家族のパーソナリティーや生活スタイルを大切にしたかかわり方を伝えることは，家族の成功体験を生み出しやすい．きょうだいがいる場合は，きょうだいの年齢や性格，好きな遊びを把握し，一緒にできる活動をきょうだいにお願いすることもできる．
- 問題を解決していくときは，セラピストの解決方法や考えを一方的に伝えるのではなく，**家族のペースや家族の解決方法，考えに寄り添いながら支援**を行うことが必要となる．
- 例えば，セラピストが特別支援学校へ進級した方がいいと考えた場合でも，家族が子どものことをどのように認識しているのか，どの学校や学級で学んでほしいと考えているのか，家族の思いを聞きながら進める必要がある．就学相談や学校見学を勧め，子どもが学習しやすい環境を家族自身が考えることを支援することが大切になる．家族が理解し受け入れられることを待つことが必要である．

## 3）家族ができることを提案する

- 家族の特徴を把握したうえで，家族ができることを家族と話し合う．一方的な提案ではできないことも多く，家族が継続して「できる」ことを具体的な方法で提案し，**できることを目標にする**．
- 書籍の紹介や自分で作成した資料をみてもらうことで，実際にできる活動をイメージできるようにする．子どもの特性やADLの支援方法，具体的な遊び方やかかわり方の内容が，図や写真・絵で家族にも非常にわかりやすく記載されている書籍が数多く出版されている．
- 家族には専門用語を使わず，だれもがわかるような説明を行う．例えば，「拘縮」という用語を，「筋肉が短くなることで関節の動く範囲が狭くなり，関節が固くなること」（拘縮の原因は他にも考えられるので評価をすること）と説明する．また，座位の介助方法もセラピストと一緒に練習してから家で行ってもらう．「教えたからわかっているはず」と思いこまず，**理解度を確認しながら進める**ことが大切である．

## 4）家族も人生を楽しめるように支援する

- 家族も気分転換できる活動をみつけることも大切である．子どもと一緒に楽しむのもよいし，子どもとは別の場所へ行き楽しむのでもよい．子どものために自分が犠牲になることはないようにすべきである．子どもや家族の好きなことを把握し，地域のスポーツ教室，文化教室，図書館や交流センターでのイベントなどの情報を提供する．

## 5 活動例

- 第2章❷5)で紹介した任意団体における家族支援の例を紹介する．
- 子どもや家族と一緒に，運動遊び（図5），料理活動，工作などのさまざまな活動を実施している．家族にも一緒に参加してもらい，子どもの特性の理解を促し，子どもへのかかわり方を伝えている．他の子どもと一緒に活動する機会ももち，家族も成功体験できるようにかかわっている．
- 感覚統合や日常生活における支援方法に関する勉強会を実施している．図6は「手ってどんな働きをするの？」というテーマで勉強会を実施している場面である．体を使った体験を通して，日常生活における手の役割や体，手を使うことの重要性について話している．
- 家族がリフレッシュできるよう，笑いヨガやマッサージなどの活動を実施している．これらの活動を通して家族が笑顔になれる時間を過ごすことが目的である．家族のちょっとした息抜きの時間でもある．

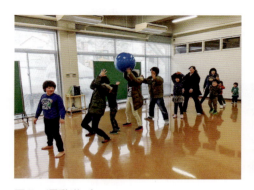

図5　運動遊び

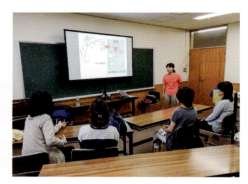

図6　勉強会の実施

## 文献

1) 「幼児期と社会1」（エリク・H・エリクソン/著，仁科弥生/訳），みすず書房，1977

## ❸ 成人期

### 1) 成人期における地域生活の課題

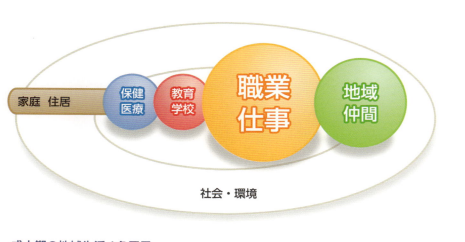

**成人期の地域生活4色団子**
発達段階ごとの地域生活上の課題について，重要度の違いを視覚的に示した．大きなものほど，その時期の課題として重要度が高いことを意味している．

● **保健・医療**

- **医療・リハ**：地域生活を継続するため，合併症や二次障害（廃用を含む）の予防，原疾患増悪の予防，原疾患・原障害とは関連のない新たな疾患・障害の予防などが重要な課題となる．知的障害や精神障害など身体機能に起因する障害でない場合も，身体的な健康の維持・管理は課題となりうる．

● **教育・学校**

- **生涯学習**：公共機関主催の市民講座や民間団体開催のカルチャースクールなど一般的な生涯学習の場の利用は，対象者への教育的な意味だけでなく，仲間づくりという側面からも有効である．セラピストは障害者が利用可能な生涯学習の機会に関する情報をいつでも紹介できるように収集・更新しておきたい．
- 障害について配慮した，障害者向けの生涯学習の場を紹介することや，あるいはセラピスト自身が企画・運営することも選択肢としてあり得る．

## 職業・仕事

- **就労への移行と継続**：学齢期をおえ，就労に移行することはこの時期の大きな課題の一つである．
- 就労の場の選択は重要な要素の1つとなる．その選択にあたっては，障害や能力の程度だけでなく，障害の特徴や本人の関心・ライフスタイルなども考慮したい．
- 移行前の訓練の必要性，移行時の支援の必要性なども検討が必要である．また，対象者本人だけでなく，受け入れ側の準備状況についても検討し，必要に応じて介入する．
- 就労に移行した後は，就労を継続することが次の大きな課題となる．場合によっては，訪問や相談を通した定期的な就労状況のモニタリングが必要である．また，就労を継続するにあたっては，就労場面以外の日常生活の適応度や安定性が重要となることも忘れてはならない．
- **仕事的な場への参加**：障害の程度や特徴によっては就労の場への移行が困難な場合もある．その場合は，就労ではない形での仕事的な場への参加を検討することが必要となる．

## 地域・仲間

- **友人関係・仲間関係**：教育から就労への移行に伴って，友人関係・仲間関係が何らかの影響を受ける点はこの時期の課題の1つである．就労・仕事といった新しい場で新たな友人関係・仲間関係を築くことは重要であるが，旧来の友人関係・仲間関係をある程度保つことも選択肢の1つとしてよい．
- **ピアサポート**：障害者同士の互助・共助の関係として捉えられるピアサポートの形成や利用も，成人期にある対象者の自立を促進するには重要である．セラピストはピアサポートを提供する団体などに関する情報を紹介できるよう収集・更新しておきたい．
- **一般的な地域の活動（趣味活動を含む）への参加**：地域の伝統行事，町内会や自治会の活動への参加も地域で生活する成人には必要である．趣味活動や余暇活動については，障害の有無を問わないものや障害に特化したものなどさまざまな形態への参加があり得る．

## 家庭・住居

- **住居の確保**：障害の種類によっては住居の確保が課題となる．身体障害では住居の物理的障壁から，精神障害では社会の偏見から一般的な賃貸住宅の利用が難しくなることがある．
- **家族関係**：生まれ育った家族と同居している場合，年齢や発達段階に応じた家庭内役割の移行が時に難しくなる．つまり，障害者が家庭のなかでいつまでも子ども扱いされ，一人前の成人として扱われないことがある．
- 本書では触れないが，障害の有無にかかわらず結婚は重要なライフイベントである．また，障害のある夫婦が子どもをもつ場合，障害に特有の課題に直面することもあり得る．

## 社会・環境

- **社会サービス**：障害のない社会人が利用可能な社会サービスがすべて障害者にとっても利用可能なものになっているかどうかは常に確認が必要である．障害が理由で利用できない社会サービスがある場合，障害者とともにセラピストも利用可能化に向けて働きかけたい．
- **インフォーマルな地域資源**：障害者の声を聴きながらともに地域資源を開発することもセラピストの役割の1つである．

第2章 地域包括リハビリテーションマニュアル

# ❸ 成人期
## 2) 住まいの支援

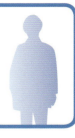

- 住まいの種類と住まいの確保のための支援組織に関する知識を身につける
- 住まいの確保におけるセラピストの役割と留意点に関する知識を身につける

## 1 障害者が住まいを確保することの課題

- 成人期の障害者が新たに住まいを確保しなければならない状況には、以下のような場合がある。
  - 脳卒中や脊髄損傷などにより介護が必要になったが、独身、障害を受けた後の離婚、家族の介護力がないことなどにより、発症・受傷前の住まいで生活することができなくなる場合。
  - 脳性麻痺児や知的障害児が成人となり、介護してきた親の老化や死亡により、それまで暮らしてきた住まいに住み続けることが困難になる場合。
  - 入院中の精神障害者の精神症状が治まり、退院できる状態になったが、親やきょうだいの受入拒否があったり、親族がいない場合。
- 障害者が住まいを確保することの課題としては、成人期の障害者が入所できる**施設が少ない**こと、障害者施設の新規建設には周辺住民の反対運動が起こる可能性もあること、民間アパートの大家は障害者にアパートを貸すことを渋る場合が多いこと、などがあげられる。

## 2 住まいの種類と住まいの確保のための支援組織

### 1) 住まいの種類

- 介護老人福祉施設（特別養護老人ホーム）：40〜64歳で、介護保険の特定疾病（脳卒中や初老期における認知症など）により要介護3以上になった場合は、入所要件を満たす。
- グループホーム（障害者総合支援法、共同生活援助）：日常生活の援助や介護などが必要な人が共同で生活する場である。市区町村障害担当課または相談支援事業所を通して申請する。例えば、東京では**グループホーム**を提供している法人の一覧がホームページ[1]で閲覧できる。また、地方公共団体の裁量により、社会福祉法人などに対し、公営住宅をグループホームとして使用させることが可能である。

- 身体障害者福祉ホーム・知的障害者福祉ホーム・精神障害者福祉ホーム（障害者総合支援法，地域生活支援事業）：住居を必要としている人に，低額な料金で居室などを提供するとともに，日常生活に必要な支援を行う．市区町村障害担当課，相談支援事業所を通して，または直接施設へ申請する．例として，東京では**福祉ホーム**を提供している法人の一覧がホームページ[2]で閲覧できる．
- 障害者支援施設：障害者に対し，施設入所支援を行うとともに，施設入所支援以外の施設障害福祉サービスを行う施設である．多くは，知的障害者更生施設（入所）や身体障害者療護施設から移行した施設である．
- 宿泊型自立訓練：知的障害者または精神障害者に対し，**一定期間居住の場を提供**し，生活訓練や生活支援を提供する事業．例として，東京都武蔵村山市にある，たまこヒルズ[3]がある．
- 公営住宅（都営住宅，県営住宅，市営住宅，住宅供給公社など）の車いす用住宅：公営住宅には**車いす使用者のための住宅**を用意しているところが少なくない．「公営住宅」でインターネット検索すると都道府県，市町村などの相談窓口のホームページにアクセスできる．例として，東京都三鷹市のURLを載せる[4]．

## 2) 住まいの確保のための支援組織

- 全国自立生活センター協議会[5]：全国の自立生活センターの連絡，協議団体であり，**自立生活センター**の支援を行っている．ホームページには全国の加盟団体一覧[6]が掲載されている．自立生活センターとは，米国の**自立生活運動（IL運動）**[※1]の影響を受けた，障害者が地域で自立して生活するための援助を提供している組織であり，運営委員の過半数と事業実施責任者が障害者である．例として，埼玉県所沢市にある自立生活センター所沢[8]では，自立生活センターのアパートでの宿泊体験ができ，またアパート探しのサポートをしてくれる．
- 特定非営利活動法人東京こうでねいと[9]：障害者を対象として住まいの確保支援を行っている．
- 居宅支援協議会：住宅確保要配慮者（低額所得者，被災者，高齢者，障害者，子どもを育成する家庭その他住宅の確保に特に配慮を要する者）に対し，**住宅情報の提供**などの支援を実施する．全国の協議会一覧[10]をホームページでみることができる．
- manaby二日町事業所[11]：仙台で**就労移行支援事業**を行っている．寮長が管理する精神・身体・知的障害者が生活するための**賃貸アパートを運営**している．

## 3 住まいの確保におけるセラピストの役割と留意点

- セラピストの役割として最も重要なことは，アパートでの単身生活や入所施設における生活において，対象者の**機能障害**や**ADL能力**を評価し，また社会的背景も知ったうえで，解決しなければならない**問題点**を把握し，それを協働者（支援組織や施設の職員やアパートの大家など）と共有し，具体的に**解決方法を検討する**ことである．

---

※1　自立生活運動（IL運動）
1960年代のアメリカ・カリフォルニア大学バークレー校の障害のある学生の運動からはじまった．自立生活運動は，障害者の自己決定と選択権が最大限に尊重されている限り，たとえ全面的な介助を受けていても，人格的には自立していると考え，自己決定を自立の中心的な価値として位置づけた点で重要である[7]．

- 作業遂行技能を評価するAMPS（The Assessment of Motor and Process Skills）は，地域で自立して暮らすことができるか，できないかについてのカットオフ値を算出することができるため，協働者との情報交換に役立つ可能性がある．
- 留意点として最も重要なことは，対象者本人の地域生活に対する**考え方や意欲・意志を十分に把握する**ことである．アパート暮らしへの憧れだけはあるが，具体的には考えられない，行動できない対象者もいれば，自身の能力を高く見積もっている対象者もいる．反対に，十分な能力があっても，自分には病院でしか過ごすことができないと地域生活への自信を失っている対象者もいる．ある程度の時間をかけて話し合っていくとともに，言葉のやりとりだけではなく，アパート暮らしをしている障害者宅に同行し，その暮らしぶりをみせてもらったり，入所体験，宿泊体験などへの参加を促すなど，具体的行動を伴った支援をする必要がある．

### 文 献

1）東京でグループホームを提供している法人一覧（http://www.fukunavi.or.jp/fukunavi/controller?cmd=sbrhjn&actionID=jgyhjn&SVCSBR_CD=344）
2）東京で福祉ホームを提供している法人一覧（http://www.fukunavi.or.jp/fukunavi/controller?cmd=sbrhjn&actionID=jgyhjn&SVCSBR_CD=069）
3）たまこヒルズ（http://www.tamakohills.com/%E6%96%BD%E8%A8%AD%E6%A1%88%E5%86%85/）
4）三鷹市公営住宅（http://www.city.mitaka.tokyo.jp/c_categories/index01006001001.html）
5）全国自立生活センター協議会（http://www.j-il.jp/kamei/index.html）
6）全国自立生活センター協議会：加盟団体一覧（http://www.j-il.jp/kameiichiran/）
7）「社会福祉用語辞典」（山縣文治・柏女霊峰/編集），ミネルヴァ書房，2013
8）自立生活センター所沢（http://cil-tokorozawa.com/syougaisyanohitorigurashi/）
9）特定非営利活動法人東京こうでねいと（http://t-coudeneito.com）
10）居宅支援協議会：協議会一覧（http://www.mlit.go.jp/common/001180761.pdf）
11）manaby二日町事業所（http://www.syuurouikoushiensendai.xyz/entry/2016/10/03/133438）

# ❸ 成人期
## 3) 地域生活への移行

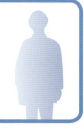

- 地域生活への移行に向けた支援の概要を知る
- 地域移行に必要な社会資源を知る
- 自立訓練（生活訓練・機能訓練）のサービスを知る

## 1 地域生活への移行支援の枠組み：障害者総合支援法に基づく障害福祉サービス

- 地域生活に移行するための公的サービスとして，医療保険サービス，障害福祉サービス，介護保険サービス，職業リハビリテーションサービスの利用が検討できる（図1）．

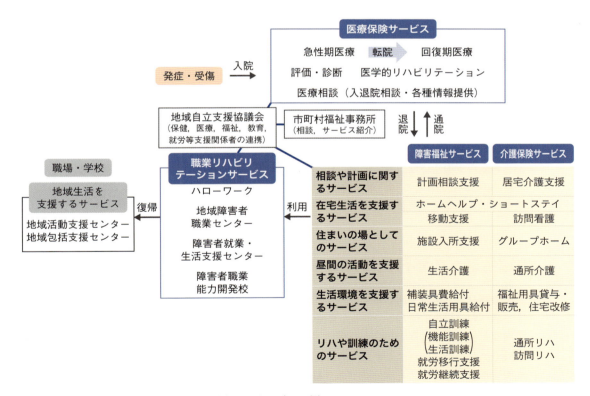

**図1　発症・受傷から社会参加までに関連するサービスの例**
文献1をもとに作成．

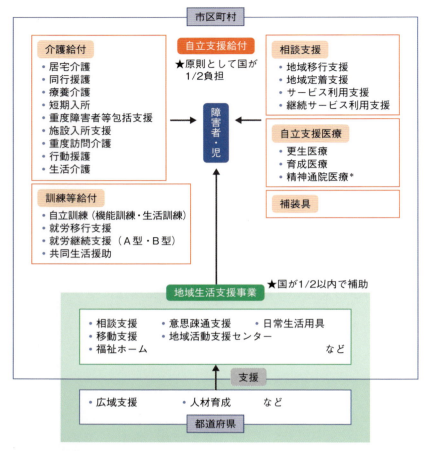

**図2 障害者総合支援法の給付・事業**
＊自立支援医療のうち，精神通院医療の実施主体は都道府県および指定都市．文献2をもとに作成．

- これらのサービスのうち，**障害者総合支援法**に基づく**障害福祉サービス**は，自立支援給付と，都道府県・市区町村による地域生活支援事業から構成されている（**図2**）．
- 障害者総合支援法では，身体障害，知的障害，精神障害（高次脳機能障害・発達障害を含む），難病が対象となる．介護保険法に基づく16の特定疾病を原因とする場合は，介護保険サービスも併せて検討される．

## 2 地域生活への移行支援にセラピストがかかわる際のポイント

- 本項で述べる「地域生活への移行」は，医療機関や障害者支援施設（以下，施設）から在宅生活への移行を前提としている．支援の場は，医療機関，入所・通所施設，自宅，学校，職場など多岐にわたる．
- 地域での日常生活や日中活動に円滑に移行できるよう，対象者の自立度や能力と実際の生活環境を摺り合わせ，それに基づき，福祉用具や各種サービスの活用などによる環境設定を行う．それとともに，必要なサポートや配慮・介助の方法について本人や家族，地域の支援者にわかりやすく（専門用語をできるだけ使わず，簡潔・具体的に）伝える．

- 移行後の生活上の課題やニーズに対するアプローチ，危機介入を行うため，支援のステージの変化に応じて情報を引き継ぐだけでなく，必要に応じてフォローアップを行いながら支援者同士が互いに理解し合い，柔軟に協力し合える**連携体制**を構築する．院内カンファレンスや地域ケア会議，個別支援会議などのなかで，現状や課題・目標を共有し，早期から顔の見える関係づくりを行うことが大切である．
- 家族や友人，近隣の住民やボランティアなどのインフォーマルな人的資源や地域資源の開発・活用も，本人や家族を中心としたサポート体制と地域ネットワークづくりに欠かすことができない．
- 訪問リハビリテーションや訪問看護，訪問型の生活訓練といった**アウトリーチ**による支援は，日常生活上の具体的な課題やニーズに対する直接的支援を行う場合に有効である．
- 症状や障害中心のアセスメント，支援者中心のアプローチといった，医療機関でみられやすい視点を地域生活にもち込んでしまうと，対象者の可能性を奪ってしまうこともある．ステージに応じた役割とかかわりを意識しながら対象者のニーズを捉え，**主体的な自己決定**を尊重し，必要な支援を本人とともに考え，経験を支えていく長期的視点が求められる．

## 3 地域生活への移行支援に使える制度の例

- **身体障害者手帳**や精神障害者手帳が交付されると障害の程度に応じた福祉サービスを受けることができる．例えば，身体障害者手帳では表1のサービスが考えられる．

## 4 活動例

### 1) 自立訓練（機能訓練・生活訓練）の実際

- 自立支援給付のうち訓練等給付に含まれる**自立訓練**は，障害のある人が自立した日常生活または社会生活ができるよう，一定期間，身体機能または生活能力の向上のために必要な訓練を行うサービスであり，**機能訓練**と**生活訓練**に分けられる（表2）．ここでは，頸髄損傷者に対する自立訓練（機能訓練）と高次脳機能障害者に対する自立訓練（生活訓練）の実施例を紹介する．

### 2) 頸髄損傷者に対する自立訓練（機能訓練）

- C6完全損傷のBさんへの機能訓練の例を紹介する．
- **目的**：社会参加の促進，身体機能の維持・改善，ADLの自立および能力向上，精神・心理面の安定，自助具や福祉機器の活用，住宅整備，自己管理能力の向上，余暇活動の拡大．
- **プログラムと支援の流れ**：本人の希望として一人暮らしができるようになりたい，就職したい，車の運転がしたい，があがっていた．また，家族より本人の意向を尊重すること，できることを増やしてほしいとの希望があった．これらを踏まえプログラムを検討した（図3）．
- **頸髄損傷者に対する環境調整**：個別にニーズに対応した自助具の紹介，住宅整備，地域支援者とのかかわりがあげられる．
    - ▶自助具：頸髄損傷者が利用する自助具例を表3に示す．

## 表1　主なサービス内容

| | |
|---|---|
| 補装具の給付 | 車いす，上・下肢装具（ポータブルスプリングバランサー含む），歩行器，歩行補助杖，座位保持装置など<br>自動車ハンドル旋回装置／電動リクライニング・ティルト式普通型／ポータブルスプリングバランサー |
| 日常生活用具の給付 | 特殊寝台（ベッド），特殊マット，入浴補助用具，移動用リフト，段差昇降機，移動・移乗支援用具，収尿器，居宅生活動作補助用具（住宅改修費）など<br>入浴補助用具／移動・移乗支援用具 |
| 税制の優遇 | 所得税，住民税，相続税，贈与税，自動車税など |
| 手当・年金 | 特別障害者手当，障害基礎年金，障害厚生年金，障害共済年金など |
| 公共交通料金などの割引 | JRや各私鉄，路線・公営バス，航空の運賃，タクシー料金，高速道路，有料道路料金など |
| その他の福祉サービス | 心身障害者医療費助成，NHK受信料や携帯電話料金の割引，住宅改修費の助成，公営住宅の抽選優遇，自動車改造費の補助，駐車禁止等除外標章の交付，障害者法定雇用率の適用など |

上記の内容は一部であり福祉サービスの種類や内容は，市区町村ごとに異なる．

## 表2　自立訓練（機能訓練・生活訓練）の概要

| | 機能訓練 | 生活訓練 |
|---|---|---|
| 対象 | 地域生活を営むうえで，身体機能・生活能力の維持・向上などのための訓練が必要な身体障害者または難病等対象者<br>(1) 入所施設・病院を退所・退院した者で，地域生活への移行などを図るうえで，身体的リハビリテーションの継続や身体機能の維持・回復を目的とした訓練が必要な者<br>(2) 特別支援学校を卒業した者で，地域生活を営むうえで，身体機能の維持・回復などを目的とした訓練が必要な者　など | 地域生活を営むうえで，生活能力の維持・向上などのための訓練が必要な知的障害者または精神障害者<br>(1) 入所施設・病院を退所・退院した者で，地域生活への移行を図るうえで，生活能力の維持・向上などを目的とした訓練が必要な者<br>(2) 特別支援学校を卒業した者，継続した通院により症状が安定している者などで，地域生活を営むうえで，生活能力の維持・向上などを目的とした訓練が必要な者　など |
| 内容 | 理学療法，作業療法などの必要なリハビリテーション，生活などに関する相談および助言などの必要な支援，居宅を訪問し運動機能や日常生活能力の維持・向上を目的とした訓練などを行う | 入浴，排泄および食事などに関する自立した日常生活を営むために必要な訓練，生活などに関する相談および助言などの必要な支援，居宅を訪問しADLの維持および向上を目的とした訓練などを行う（夜間の居住の場を提供する「宿泊型」もある） |
| 期間 | 18カ月以内（頸髄損傷による四肢麻痺などの場合は36カ月以内） | 24カ月以内（長期入院者などの場合は36カ月以内） |

文献3をもとに作成．

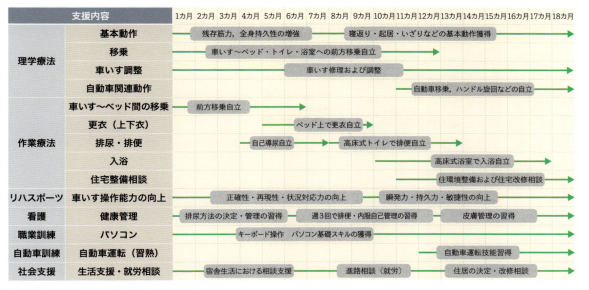

**図3　Bさんの機能訓練の流れ**
Bさんの個別支援計画イメージ（18カ月）．

### 表3　個別ニーズに対応した自助具の一例

| | |
|---|---|
| 食事 | 万能カフ，曲がるスプーン・フォーク，太柄スプーン・フォーク，バネ箸など |
| 整容 | 長柄ブラシ，台つき爪切りなど |
| 移乗 | トランスファーボード，頭部支持台，足あげ紐など |
| 更衣 | ソックスエイド，加工した下衣・下着，ループつき靴下など |
| 排便 | 座薬挿入器，清拭具など |
| 入浴 | ループつきタオル，カフつきブラシ，取っ手つきシャワーヘッドなど |
| その他 | マウススティック，タイピング補助具など |

第2章
① 乳幼児期
② 学齢期
③ 成人期
④ 老年期

表4　住宅整備のチェックポイント

| 本人状況 | 心身状況 | ①残存機能（筋力，関節可動域，感覚，バランス，上肢機能）<br>②年齢<br>③性別<br>④体格<br>⑤持久性 | ⑥柔軟性<br>⑦褥瘡，痙性などの合併症の有無<br>⑧障害の予後<br>⑨障害受容などの心理状況<br>⑩認知機能 |
|---|---|---|---|
| | ADL | ①車いす操作（車いすのタイプ，寸法，駆動に要するスペース，乗り越え可能な段差の高さや昇降可能なスロープの勾配）<br>②起居・移動（長・端坐位保持，座位移動，移乗能力）<br>③食事，整容，更衣，排泄，入浴などの方法と環境，動作能力と介助の有無<br>④外出時の方法 | |
| 家族状況 | | ①家族構成（キーパーソン）<br>②介助者の状況（人数，年齢，性別，健康状態など） | |
| 住宅状況 | | ①住宅整備の方針：新築，増築，改築，改修，福祉機器による整備のみ<br>②住宅の所有形態，構造，階層，敷地，など<br>③車いすや介助に必要なスペースの確認，設備の専用・兼用の別<br>④近隣環境 | |
| 経済状況 | | ①住宅整備の予算　②利用できる公的制度 | |

▶住宅整備：目的として障害に適した住環境をつくる．**ADL自立度**を高め身体にかかる負担や介護者の介護量を軽減する，活動範囲の拡大により対象者および家族の**QOL**が向上する，の3つがある．表4に住宅整備のチェックポイントを示す．

▶地域支援者とのかかわり：機能訓練終了後の地域生活への移行に向けて，対象者の家族，かかりつけ医や訪問看護，訪問介護事業所，相談支援事業所といった地域支援者と機能訓練スタッフが集まって**地域ケア会議**を行う．ADL状況（自立度・介助方法など）や環境設定，必要な医療品の準備，脊髄損傷に伴う随伴症状，合併症の対応や予防方法などの**ケアプラン**について話し合い，サポート体制を整える．

## 3）高次脳機能障害者に対する自立訓練（生活訓練）

- 通所・訪問での生活訓練を経て在宅生活へ移行した高次脳機能障害のCさんの生活訓練の例を紹介する．
- **目的**：生活リズムの確立，スケジュール管理，生活管理能力の向上，社会生活技能の向上，対人技能の向上，作業能力の向上など．
- **プログラム内容**：朝・夕の会，園芸訓練，調理訓練，就労準備訓練，日常生活訓練，メモ練習，作業手順訓練，学習ワーク・グループワーク，個別作業療法，訪問訓練（家庭・学校・施設・職場など），自動車訓練など．

## 1 セラピストのかかわり

- 行動のパターン化・ルーチン化，環境の構造化（わかりやすくする）を行うことで，**生活の枠組み**をつくり，活動量や情報量を調整しながら疲労の蓄積や心理的な混乱を避けるとともに，生活リズムを整えその定着を促す（図4**A**）．
- 生活上の困難さや課題と，その背景にある認知機能や生活歴・役割などを明らかにする．そのうえで，ニーズや強み（人生観，趣味や興味関心など）を踏まえてステップを細分化し，日常的かつ具体的な行動を設定してプログラムを段階づける．
- 障害の知識を身につけ，体験を通して実感し，予測して対処するという**障害の自己認識**の段階に沿って，構造化された環境や実際の生活場面，仲間との交流のなかでさまざまな体験・経験の場を設定し，**リアルフィードバック**（その場で事実に即してとるべき行動を振り返る）を行いながら，障害を理解していくプロセスを支援する．
- 障害に対する代償手段や補完行動といった対処方法を活用しながら，方法の修正，ルール決め，反復練習などを行うことで生活能力や作業能力の向上を図り，できることを最大限やれるよう方向づける（図4**B**）．
- 訓練を通して，障害特性を補いながら強みを発揮できる環境設定，必要なサポート・配慮について本人や家族，地域支援者らと具体的な情報共有を行う．加えて，自宅・職場などの実際の場面で環境調整を行うことで，継続的な支援体制を築く（図4**C**）．

**A** 朝の会

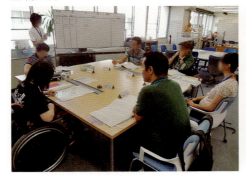

**B** 日常生活訓練

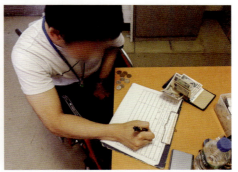

**C** 地域支援者（ホームヘルパー）との情報共有の例

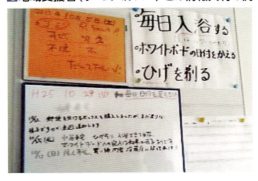

**図4　セラピストのかかわり**
A）メモリーノートによるスケジュール管理，B）小遣い帳を活用した金銭管理．

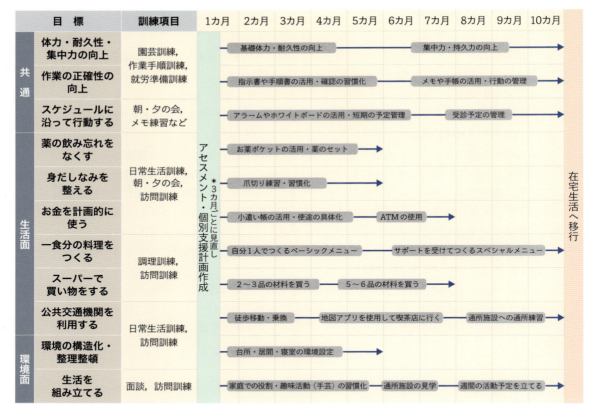

図5 Cさんの生活訓練の流れ

### 2 支援の流れ

- Cさんの生活訓練の流れを図5に示す．本人はできる家事を増やし，自宅での生活を希望しており，家族は行動範囲を広げて，自分でできることを増やしてほしいとの希望だった．

## 文献

1) 「受傷・発症から社会参加までに関連するサービス」（高次脳機能障害情報・支援センター）http://www.rehab.go.jp/brain_fukyu/rikai/service/

2) 「障害者総合支援法の給付・事業」（厚生労働省）http://www.mhlw.go.jp/file/06-Seisakujouhou-11130500-Shokuhinanzenbu/0000150448.pdf

3) 「障害者の日常生活及び社会生活を総合的に支援するための法律に基づく障害福祉サービス事業の設備及び運営に関する基準」（厚生労働省）http://law.e-gov.go.jp/htmldata/H18/H18F19001000174.html

# ❸ 成人期
# 4) 在宅生活の維持

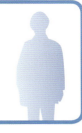

- 成人期における本人を取り巻く環境を知る
- 障害に応じた支援方法を身につける
- 地域資源と支援サービスを知る

- 本項では成人期を就学後から64歳までとした．介護保険サービスを利用できる介護保険第1号被保険者となるまでである．

## 1 在宅生活支援におけるセラピストの役割

- セラピストが対象者にかかわる場面としては，医療サービスとしての①外来リハビリテーション，②訪問リハビリテーション，または③通所または施設サービスの3つがある．
- ①では，主に機能障害改善や維持，そして活動課題に対するリハビリテーションを提供し，②では，①と同様機能障害改善や維持，そして在宅での生活活動の維持や改善を目的に直接的アプローチや環境設定など間接的にアプローチを行う．③は福祉サービスの生活介護や短期入所時にリハビリテーションサービスを提供する．
- 表1に世代別介入と課題点をあげる．
- サービス介入する際には，国際生活機能分類（ICF）の視点をもつことは重要である（図1）．ICFは**生活機能と障害**を分類し，定義する生活機能は心身機能・身体構造，活動，参加の3つである．
- セラピストは医療リハビリテーションの視点から疾患の特徴と傾向，障害を理解し，**生活課題に対する適切な対応**が可能である．生活機能だけを評価・アプローチせず，背景因子まで理解し，毎日の暮らしに必要な習慣的活動や仕事，趣味などの非習慣的活動が実施できるようアプローチする必要がある．
- 対象者や家族，また生活を支えるサービス提供事業者，主治医，サービスを調整する生活支援相談員や市町村職員などと，担当者会議を通じて現在の課題から今後の展開を共有する必要がある．

表1 世代別介入支援方法と課題点について

| 世代 | 障害の程度 | 主な介護者 | 日中の過ごし方（サービスの利用） | 課題点 | 介入方法（リハ） |
|---|---|---|---|---|---|
| 20～30代 | 軽度～中等度 | 両親または兄弟などまたは独居 | 訓練等給付一般就労 | 生活や仕事など環境に応じた身体活動の維持・向上 | 外来リハや自立訓練（通所サービス）の利用，介護者への指導 |
| | 中等度～重度 | | 在宅，介護給付一般就労 | 医療と常時介護が必要両親などのレスパイト | 訪問リハ |
| 40～50代 | 軽度～中等度 | 両親または兄弟など独居 | 訓練等給付一般就労 | 生活や仕事など環境に応じた身体活動の維持・向上または加齢に伴う能力低下予防 | 外来リハ，または訪問リハ |
| | 中等度～重度 | | 在宅，介護給付 | 身体機能の状況変化に応じた医療支援と生活環境を見直し，改修などの検討 介助者の高齢化に伴う介助者不在，キーパーソンを明確化する．成年後見制度の検討 | 訪問リハ，施設（医療または福祉）サービス |
| 60代～ | 軽度～中等度 | 両親または兄弟など＊両親の高齢化や独居になる場合もあり | 訓練等給付 | 生活などの環境に応じた身体活動の維持，または加齢に伴う能力維持 | 外来リハ，または訪問リハ |
| | 中等度～重度 | | 在宅，介護給付 | 加齢などによる身体機能の状況変化に応じた医療支援と生活環境を見直し，改修などの検討 介助者の高齢化に伴う介助者不在，キーパーソンを明確化する．成年後見制度の検討 | 訪問リハ，施設（医療または福祉）サービス |

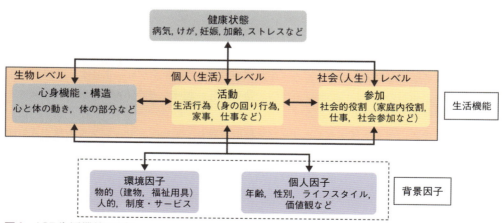

**図1 ICF 生活機能モデル**
文献1をもとに作成．

## 2 セラピストが在宅生活支援にかかわる際の留意点

- 在宅生活をしている対象者は、さまざまな疾患や病態をもっていることが多く、医療的支援の側面と介護・福祉的支援の側面がある。医療だけではなく介護依存をもつ対象者にとって在宅生活を継続するためには、**多面的な情報収集とアプローチ**が必要となる。
- 慢性疾患などの定期服薬やセラピストの医療サービス対象疾患に対する服薬処方が異なるなど、主治医とかかりつけ医が異なる場合があるため、確認が必要である。
- 対象者の疾病への理解度によっても異なるが、生活上での医療リスク管理の把握や急変時による緊急対応方法や緊急連絡先の確認と対象者との共有が必要となる。
- その他、本人・家族に在宅生活の継続希望確認がある。本人と家族との意向が異なる場合もあり、かつ長い病歴、障害歴がある場合は経過とともに変化することがある。そのため確認しておくことが重要である。
- リハビリテーションを提供するにあたっては、対象者・家族の思いに耳を傾け、その思いに寄り添いながら状況把握につとめるため、対象者本人の現状の身体能力、予後予測、さらに自宅環境や介護者、利用可能なサービスなど、さまざまな視点で捉え、目標となる生活を検討していく。
- 通常、介護保険サービスでは、ケアマネジャーの立案した介護サービス計画に基づいたリハビリテーションを提供することが原則である。
- 直接的支援や車いす、福祉用具などの間接的支援もすべて介護保険サービスのなかで提供される。そのため、ケアマネジャーは多くの在宅支援サービスを包括的に捉えて、居宅サービス計画書を立案、実施、再評価しながら進めている。
- 対象者が介護保険サービス非対象である場合は、リハビリテーションは医療保険、生活支援は福祉サービスを用いることとなる。
- 福祉サービスは勘案すべき事項（障害の種類や程度、介護者、居住の状況、サービスの利用に関する意向など）およびサービス等利用計画案を踏まえ、個々に支給決定が行われる福祉サービスと地域相談支援と地域生活支援事業に分けられる。
- **福祉サービス**は自立支援給付として、介護給付、訓練等給付、自立支援医療、補装具があり、**地域生活支援事業**は市町村の地域実情に応じた取り組みとなっている。生活支援専門員は**サービス等利用計画書**を作成するが、1年に一度、また6カ月に一度の見直し（モニタリング）を実施している（図2）。

## 3 活動例

- 先天性疾患にて長期的に在宅生活を支援している事例を紹介する（表2）。課題点と対策については表3にまとめた。
- 担当セラピストは主として医療または介護支援的側面からの支援を実施した。
- 介入方法は、外来リハや訪問リハである。身体機能維持、生活動作の確認と家族指導、環境整備が主である。本人の身体機能能力と介護者の身体機能能力のバランスに応じて、介助方法の見直しや本人の活動能力の向上や維持を図る必要があった。

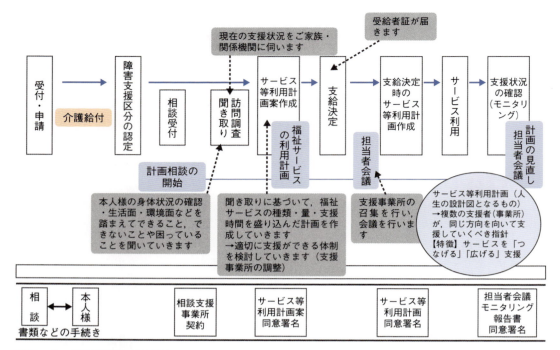

**図2 サービス利用までの流れ**

支給決定プロセスに伴う手続きの流れ（利用者・ご家族説明用）．障害支援区分とは，障害の多様な特性や心身の状態に応じて必要とされる標準的な支援の度合いをあらわす6段階の区分（区分1〜6：数字が大きいほど必要とされる支援の度合いが高い）である．必要とされる支援の度合いに応じて適切なサービスが利用できるよう導入されている．文献2をもとに作成．

**表2 長期的な在宅生活支援例**

| | |
|---|---|
| 事例 | 20代男性 |
| 診断名 | 脳性麻痺，四肢麻痺，てんかん |
| 現病歴 | 出生時より脳性麻痺の症状あり．養護学校を卒業後，自宅へ戻り身体機能維持目的に週に一度の外来リハと週に4日の生活訓練事業を利用する．しかし，4年経過後に，母親から「体格が大きくなっており，連れ出すのが困難．家にきてくれないだろうか？」との相談にて訪問リハへ介入変更する． |
| 家族構成 | 両親・兄との4人暮らし（主な介護者は母親） |
| 本人の希望 | 聞きとり困難．意思表示はクローズクエスチョンに対して単語レベルでの「いや」「うん」などの発語や行動にてある程度読みとることができる． |
| 家族の希望 | 一緒にいられる（介護ができる）時間も限られている．できるだけ一緒にいたいと思う．身体の側弯がひどくならないようにしてほしい． |
| 日中の過ごし方 | 主に腹臥位（肘立て位）にてテレビを観て過ごす．チャンネルは，リモコン（要改造）にて操作可能 |
| 課題点 | ①まだ対象者は身体の成長がみられており（身長145cm，体重35kg），今後の両親の加齢とともに生じる介護力低下をどう対応するか（主に排泄，入浴，移乗），②成人期における生活目標と生きがいづくりをどうするか（家族とともに） |

表3　課題点と対策

| | 課題点 | 対策 |
|---|---|---|
| 介護力低下 | 両親の高齢化 | 訪問リハ，立ち上がりなど介助量軽減，介助指導 |
| | 対象者の成長（身長・体重・筋力） | 補装具の見直し，日常生活用具給付（車いす，手すり，スロープの再検討） |
| | 身体機能，介護力，生活環境のズレ | 生活介護，入浴・食事・排泄，日常生活の支援の見直し |
| 生活目標 | 学校卒業後に社会とのかかわりが減少した | 外来リハ，生活訓練事業 |
| | 母親と日中は二人きりである | 軽作業やPC操作，スマートフォン操作などの活動訓練を実施 |
| | 人生や生活の中でのイベントが減る | 地域の方々と母親が企画し，一緒に山を登るなどのイベントを実施 |
| | 地域から隔離されていくのではないか？ | 社会福祉協議会を通じ，学生ボランティアを募集 |

- 病歴が長く，環境整備では住宅改造と改修はすでに実施済みであったため，身体の成長や生活動作能力なども改造時と異なり，役場へ相談を行う必要があった．その他，スマートフォンの機能を用いて電話をかけるなどの活動を取り組んだ．

## 4　セラピストが使える在宅生活継続支援のツール

- 福祉用具や補装具は購入基準額が決まっており，かつ耐用年数があるため，容易に返品や交換ができない．しかし，福祉用具等取り扱い業者は，障害者福祉サービスにおける福祉用具や補装具を取り扱っているだけでなく，介護保険サービスも取り扱っていることが多い．そのため，福祉用具利用を検討する際には，試用を業者によっては依頼することが可能である．また，ベッドなどを自費レンタルなど安い料金にて借りることもできる．
- 介護保険サービスが取り扱っている福祉用具や補装具は数多くあり，とても使い勝手がよいものがある．業者により対象商品や対応も異なるが，一度尋ねてみたほうがいい．
- その他，社会福祉協議会でも，車いすやベッドなどの一時貸出を無料で実施している（一部有料の自治体もあり）．
- 住宅改修・改造費は一度利用すると，同家では再度利用することができず，限度額もある．しかし，スロープ（改修を要さないもち運び可能なものなど）や手すりなどは，移動・移乗支援用具として支給されるため，改修・改造時に念頭に置いて計画を立てる方がいい．
- 介護保険サービス利用開始となった際には，介護保険サービスから再度支給となる．
- 一人暮らしや地域で生活するうえで，見守りなどが必要である場合は，社会福祉協議会が実施している，あんしんサポート事業がある．
- 地域の支え合いボランティアなどが有料で利用できる生活介助や無料の見守りサポートなどもあり，利用することが可能である．事業内容は各自治体で調べる必要がある．

- その他，行政サービスだけではなく，見守りサービス（警備会社）は，GPSによる安否確認や緊急ブザーにて救急車をよぶことができ，24時間対応が可能となっている．また看護師による24時間健康相談を実施しているところもある．

---

### 文　献

1）「ICFの概念枠組み」（厚生労働省）http://www.mhlw.go.jp/stf/shingi/2r9852000002ksqi-att/2r9852000002ksws.pdf

2）「障害福祉サービスの利用について」（全国社会福祉協議会）http://www.mhlw.go.jp/file/06-Seisakujouhou-12200000-Shakaiengokyokushougaihokenfukushibu/0000059663.pdf

## 在宅生活支援でセラピストのこれに期待！

医療法人社団圭恵会すずらんクリニック　水島　妙（緩和ケア認定看護師）

　訪問看護師としてセラピストに期待することは①対象者の生きる希望を支えながら寄り添う，②セラピストの視点を他職種と共有し連携していく，の2点です．

　私が訪問看護師として働きはじめた（2008年）頃は，一般的にも訪問リハに対する認知度は低く，地域で訪問リハを行っている訪問看護ステーションは少なかったと記憶しています．しかし，実際には在宅でリハを受けたいと希望している対象者は多く，希望者に対してセラピストが足りない状況でした．そのため本来であれば，早急に訪問リハを導入したい対象者にサービスを提供できないジレンマをかかえていました．

　一方で，実際に訪問リハが開始されると「慢性期の対象者にリハを行う意味をみつけられない」といった悩みを耳にするようになりました．そしておそらく意味をみつけられなかったセラピストによって，リハをしてこそ生活が維持できていたにもかかわらず，急な「卒業」を言い渡されてしまった対象者もいましたが，最近はそのようなケースはみかけなくなりました．訪問リハを提供する事業所およびセラピストの増加と機能回復という視点から生活支援という視点に変わってきているからだと感じています．

　次の問題としてセラピストから「リハの必要性を感じているのに対象者やケアマネジャーからサービスの終了を求められてしまう」という悩みを耳にしました．対象者は病状や障害を受け入れられていないことが多く，またケアマネジャーは対象者の希望に沿ったマネジメントをするのが主な役割です．そのため例えば，障害を受け入れられていないために自宅から外に出たくない対象者に外に出ることをセラピストが強く勧めていた場合，対象者の不満となります．加えて，ケアマネジャーがセラピストの考えを理解していない場合にはサービス終了となることも考えられます．

　セラピストが対象者に寄り添い導き出した目標や情報を，多職種と共有し連携していくことでこのような問題を解決でき，よりよい生活支援となると考えています．在宅支援にかかわる職種は，対象者の生きる希望を支えながら現実と折り合いをつけられるように寄り添うことが求められています．対象者は希望と現実とのギャップに揺れ動き苦悩していますので，セラピストには対象者の生活背景や今までの人生，将来まで考える広い視野をもちながら，何度も目標を修正し，対象者自身がこれからのことを決定できるように待ち，寄り添うことが期待されています．

　そして在宅は多職種で対象者を支えています．セラピストはケアマネジャーをはじめとした多職種と連携していくことも大切です．セラピストの視点を他の職種に理解してもらうことで，先ほどあげたような悩みは減り，チームとしても方向性が統一されて大きな力となるはずです．

第2章 地域包括リハビリテーションマニュアル

## ❸ 成人期
## 5) 就労移行

- 就労移行支援事業における支援のあり方を知る
- 就労移行支援事業のなかでセラピストの果たすべき役割を知る

### 1 セラピストが就労移行にかかわる立場と枠組み

- 就労移行支援は，就労支援のなかで，就労前の準備段階の支援に相当する．
- この段階の支援として，障害者就業・生活支援センターでの就職に向けた準備支援や，職業リハビリテーションセンターや障害者職業能力開発校などで行われる職業準備訓練，精神科デイケアのなかでの**リワーク支援**などがある．
- 本項では主に，就労移行支援事業所で行われる**就労移行支援事業**について説明する．セラピストは就労移行支援事業所に所属して事業にかかわることが多い．
- 就労移行支援事業とは，障害があり就労を希望する者の就職を支援する，**通所型の公的な福祉事業**である（原則として最長2年）．相談だけではなく実際の作業体験を通した支援を行う．概要を表1に示す．

**表1 就労移行支援事業の概要**

| | |
|---|---|
| 制度 | 障害者総合支援法<br>2006年障害者自立支援法と同時に開始 |
| 対象者 | 身体障害，知的障害，精神障害，発達障害，難病などを有する<br>就職を希望している原則18〜65歳の者<br>障害者手帳交付または医師や自治体に就労困難と認められる者 |
| 従事者 | 社会福祉士，職業指導員，生活支援員，心理士，OTなど |

### 2 就労移行におけるセラピストの役割とかかわり方

#### 1) 支援の特徴

- 就労に向けて，対象者の評価・施設内外での訓練の提供・求職活動の支援を行う．**実際の作業場面にかかわりながら支援**する．

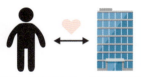

図1 支援の概要
　　■■：把握すべきこと，□□：把握するために行うこと．

- **マッチング**（図1）が最適な帰結のための重要なポイントである．可能な限り対象者の「強み（できること）」が最大限に活かされて，「弱み（就労上の課題など）」の影響が最小となるような雇用をめざす．
- 生活面の安定が，就労生活の安定と継続に不可欠であることから，**職業面**と**生活面**における社会適応の視点が重要である．
- 対象者の能力を評価するものとして，就労移行支援のためのチェックリスト（包括的評価，巻末付録4参照）や，ワークサンプル法（職業関連の作業遂行能力評価）などがある．就労のための障害別の評価法も開発されている．

## 2) 時期と目標

- 初期の準備訓練段階では，職業面と生活面にアプローチすることが多い．職業面においては，まだ具体的な職種が定まらないことも多いため，さまざまな作業を通して**基本的な作業力**にアプローチする．生活面においては，就業を続けていくうえで必要な健康状況や日常生活習慣の獲得をめざす（図2の職業面①の課題，生活面③，④の課題に相当）．

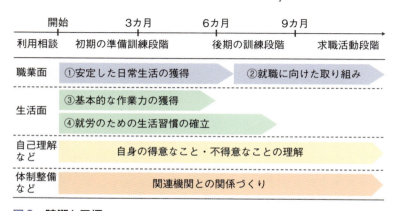

図2 時期と目標

表2 支援項目・課題の例

| 職業面 |
| --- |
| ・挨拶　・会話　・言葉遣い　・協調性　・感情のコントロール<br>・意思表示　・協働作業　・働く場のルールの理解　・仕事の報告　・欠勤などの連絡<br>・出勤状況　・持久力　・作業速度　・作業能率の向上　・指示内容，指示系統の理解<br>・作業の正確性　・集中力　・危険への対処　・作業環境の変化への対応　・巧緻性<br>・仕事の準備と後片付け　・数量，計算　・文字　・他の職員とのコミュニケーション |
| 生活面 |
| ・起床　・生活リズム　・食事などの日常生活活動　・服薬管理　・外来通院<br>・体調不良時の対処　・身だしなみ　・金銭管理　・自分の障害や症状の理解<br>・援助の要請　・社会性　・交通機関の利用 |
| 本人の認識など |
| ・作業意欲　・仕事の自発性　・就労能力の自覚　・作業に取り組む態度 |
| 支援体制づくり |
| ・家族の理解　・労働福祉的知識　・支援機関，支援者とのつながり |

文献3をもとに作成．

- 後期の訓練段階では，職業面へのアプローチがほとんどで，外部での実習など，**多様な職場環境や職務体験の機会**を提供する．また，求職活動を本格的に開始する（図2の職業面②の課題に相当）．
- 支援項目・課題の例を表2に示す．長期目標である就労・安定的な就労継続に対して，考慮すべき具体的な項目である．
- 相談事業所，病院，終了後の継続支援を担う機関などとの連携による**支援体制づくり**と，必要に応じて，**各機関と本人との関係づくり**を支援する．

## 3) セラピストの専門性

- セラピストの重要な役割の1つ目は，**健康状態**（疾病・障害による症状）**や心身機能**（運動・感覚機能，認知機能や精神面など）**の評価**である．評価の結果から**就労上の課題を明確にする**．
- 2つ目の重要な役割に，**訓練・介入プログラムの計画立案**があげられる．**活動の分析**を行い，プログラム導入の目的に応じた段階づけや環境設定を行う．学習，代替手段の獲得を意識してアプローチする（図3下段参照）．
- **マッチングにおける助言**も重要な役割である．勤務形態，勤務地，職務内容などを整理，分析し，対象者自身の状況と照らし合わせて，「1日何時間の就労に耐えられるか」，「長時間の電車通勤が可能か」などより対象者に相応しい雇用を見極めるための助言を行う．

## 3 活動例

- 想定ケースDさん（女性）の支援の具体例を図3に呈示する．Dさんは，通信制の高校を卒業している．生活習慣が不安定で，集団で何かをする経験が乏しい．障害特性に起因する注意機能の問題がある．手先が器用であり，目標は一般就労である．

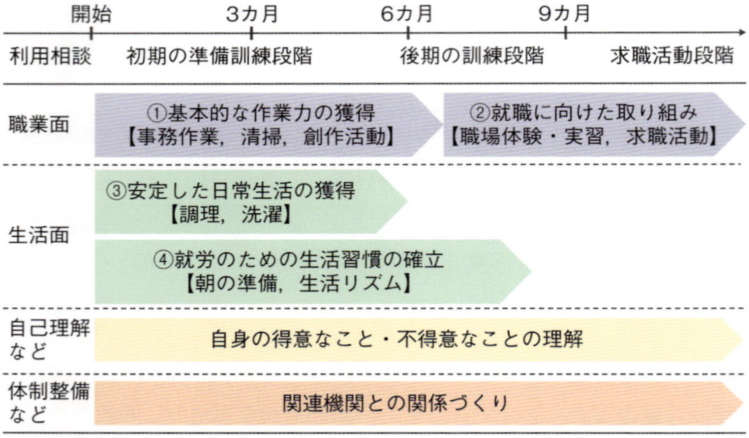

|  | 開始 | 3カ月 | 6カ月 | 9カ月 |
|---|---|---|---|---|
|  | 利用相談 | 初期の準備訓練段階 | 後期の訓練段階 | 求職活動段階 |
| 職業面 |  | ①基本的な作業力の獲得【事務作業，清掃，創作活動】 | ②就職に向けた取り組み【職場体験・実習，求職活動】 | |
| 生活面 |  | ③安定した日常生活の獲得【調理，洗濯】 | | |
|  |  | ④就労のための生活習慣の確立【朝の準備，生活リズム】 | | |
| 自己理解など |  | 自身の得意なこと・不得意なことの理解 | | |
| 体制整備など |  | 関連機関との関係づくり | | |

| 活動 | 対応する課題 | 支援経過 |
|---|---|---|
| 事務作業：パソコンデータ入力 | 不注意によるミス | 疲労によりミスが増えることが明らかとなった／疲労感を感じにくい（障害特性）／よって，時間で区切って休憩を入れる習慣を身につけた（代替手段の獲得） |
| 清掃 | 粗大な動きの苦手さによる易疲労性 | ほうきや掃除機の使用，雑巾がけなど未経験による未習熟がほとんどであった．直接的な指導を行い，粗大な動きが改善し，耐久性が向上した（学習） |
| 清掃 | コミュニケーションの苦手さ | 複数名で取り組み，1名をリーダーにすることでコミュニケーションの機会を増やした．経験による向上はみられなかった（環境設定・配慮事項） |
| 創作活動 | 手順の理解の困難さ | 自身で手順を考えて行うことは困難だったが，手順書があれば遂行できることが明らかとなった．さらに手順書は文字より図を用いたものが理解しやすかった（環境設定・配慮事項） |

**図3　想定ケースDさんの支援**
巻末付録4に書式掲載．

## 4 セラピストが就労移行にかかわる際の留意点

- 他職種と情報共有する際は，なるべく専門用語を避け，理解が得られる言葉で説明する．
- 支援は対象者との協業で成り立つ．支援計画などは対象者と共有し，**対象者が自身の特徴を理解できるよう働きかける**．

- 対象者と情報を共有する際は，対象者が理解できるよう配慮する．口頭での説明で不十分であれば，例えば活動例にある**計画表（図3下段）を呈示する**ことで理解を促せる．

---

## 文 献

1）「就労移行支援事業所のための発達障害のある人の就労支援マニュアル」（社会福祉法人横浜やまびこの里）http://www.yamabikonosato.jp/pdf/H24shuroushien.pdf
2）Bumin G et al：Occupational Therapy in Autism，INTECH，9：183-184，2015
3）「就労移行支援のためのチェックリスト」（高齢・障害者雇用支援機構　障害者職業総合センター）http://www.nivr.jeed.or.jp/research/kyouzai/19_checklist.html
4）厚生労働省HP（http://www.mhlw.go.jp/）
5）高齢・障害・求職者雇用支援機構HP（http://www.jeed.or.jp/index.html）

# ❸ 成人期
# 6) 就労継続支援

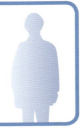

- 就労継続支援のしくみを知り，必要な人につなげてイメージする力を身につける
- 就労継続支援の事業所でセラピストとして活動する概要を知る
- セラピストとして就労継続事業所と連携をとるときのポイントを知る

## 1 就労継続支援の概要

- 成人では，脳卒中をはじめとした病気の後や，事故などで怪我をしたときには後遺症が残り，もとの仕事や職場に戻れないことも多い．精神疾患を発症した際も同様なときがある．このため病状が落ち着いた時期に，多くの人が希望する「再び仕事をしたい」気持ちに「応え」，「寄り添う」地域アプローチの充実は非常に大切となる．
- 本人と一緒に考えながら，それぞれのペースで仕事に取り組み，継続をめざす．そして必要に応じて就労のかたちを変えていくしくみが**就労継続支援事業（A型・B型）**である．
- 仕事に対しては**工賃**[※1]が支払われる．通勤や仕事作業の心身的な負担は，B型でより軽く設定しやすい（表1）．

### 表1 対象者と工賃

| 就労継続支援A型（こんなときに利用） | 就労継続支援B型（こんなときに利用） |
|---|---|
| ・就労の経験があるが現在は離職している<br>・就労継続支援B型からより一般就労へ近づきたい（ステップアップ）<br>・就労移行支援事業を利用したが，雇用につながらなかった<br>・介護保険にないサービスとして利用 | ・就労経験があるものの，年齢・体力の課題から，一般企業の雇用が困難<br>・50歳に達している，または障害基礎年金1級を受給している<br>・就労移行支援事業でのアセスメントにより利用が必要な場合<br>・介護保険にないサービスとして利用 |
| 雇用契約と工賃 | 雇用契約と工賃 |
| ・雇用契約を結ぶのが基本<br>・地域の最低賃金（時給）以上の給料（工賃）が基本．月平均工賃は69,458円（2015） | ・雇用契約は結ばなくてもよい<br>・月平均工賃は14,437円（2015） |

身体障害者手帳や精神保健手帳をもつ者だけでなく，精神疾患や難病の場合は医師の診断書でも利用が可能（各市区町村にもよるので福祉課などの窓口で確認のこと）．

---

※1　工賃
就労支援事業所で支払われる作業料のこと．一定ではなく各事業所の取り組みにより異なる．

## 1）仕事内容

- 就労継続支援事業での仕事内容は，制度で特に定められたものはない．仕事の訓練を行いつつ，各事業所が地域の実情に合わせ，工賃増につなげる仕事内容を工夫している（表2）．
- より就労に近づける取り組みとして，スタッフが付き添い事業所の利用時間に地元の企業や店舗・農場などで働く，**施設外就労**も増加している．
- 地域に密着したさまざまな仕事に，それぞれの利用者の個性や生活の歴史をマッチングさせながら，就労経験とステップアップのためのトレーニングが行われる（図1）．

## 2）利用，見学の仕方

- 事業所に直接見学の連絡をすることも可能であるが，はじめてでよくわからないという場合も多い．それに加え就労支援の事業はいくつかの種類に分かれているため，どれが適しているかわからないという場合もある．
- このようなときは行政障害者福祉の窓口や，地域の障害者総合センター，障害者支援事業の相談を行っている事業所などに話をすることで，見学や利用につながるケースも多い．

表2　仕事例

| 仕事例 | 自主製品づくりと販売，クリーニング作業，工場からの外注作業，畜産，飲食店舗での接客・調理，清掃作業，農業での野菜や果樹づくり，漁業，パンやクッキーづくり・販売，その他 |
|---|---|
| 施設外就労 | 地域のさまざまな会社・店舗・工場・農家などへ |

調理での仕事

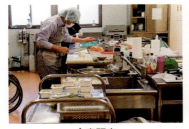

食事販売

地域の産業との連携

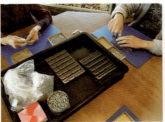

電子部品加工

アイデアを形にする自主製品

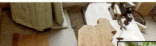
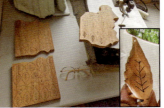

木製品（箸置き）

店舗での仕事

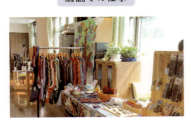

趣味歴を活かした製品づくり

毛ばりづくり

農業での仕事

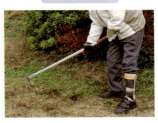

図1　就労支援継続B型事業で行う仕事の例

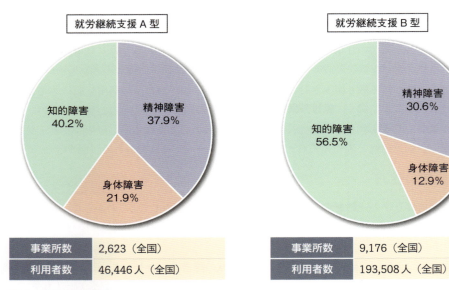

**図2 利用者数割合**
文献1をもとに作成.

- 利用者数の割合は図2のようになっている.

## 2　セラピストが就労継続支援にかかわる立場と枠組み

- 就労継続支援A型・B型に必須の**人員基準**は表3のとおりである．セラピストは，A型・B型とも，必須の人員基準としては定められていない．
- 一般的にセラピストは**サービス管理責任者・職業指導員・生活支援員**・管理者のうちいずれかの立場でかかわり，専門性を活かしていくことが多い．
- この他，事業所が必要とするセラピストを配置する場合もある．

**表3　就労継続支援A型・B型に最低限必要な人員配置**

| サービス管理責任者 | 1名（専任：1日の利用者数60人まで） |
|---|---|
| 職業指導員<br>生活支援員 | それぞれ利用者10人に対して1人以上（または）7.5人に対して1人以上が基本 |
| 管理者 | 他事業所との兼務が可能 |

表4 専門性を活かしたかかわり例

| | |
|---|---|
| 脳卒中 | 麻痺のある身体で安定した姿勢で効率よく，自助具および治具を用いて作業する工夫 |
| | 手順の図式化やコミュニケーションのとり方の配慮などによる高次脳機能障害軽減 |
| | 疲労や心身負荷の状態を把握し，てんかん発作や病気の再発・他疾患の発症を予防 |
| | 毎日の移動で転倒を防ぐさまざまな手立てを提案 |
| | 利用者の希望を把握し，一緒に施設全体を使いやすい環境にしていく |
| 精神疾患 | 病期や希望する社会活動に応じ，疾患や生活歴・社会背景を考慮した活動支援・精神的なかかわりを，評価・段階づけしながら行うこと，など |

治具：それぞれの対象者がよりスムースに作業を行うための道具．

## 3 就労継続支援におけるセラピストの役割とかかわり方

● セラピストがその専門性を活かしてかかわることのできる部分は非常に多い（表4）．

## 4 活動例

● 回復期病棟を退院した脳卒中後遺症のEさんへの支援例を示す（表5）．

表5 脳卒中後遺症のケース支援例

| 基本情報 |
|---|
| 50代の男性．脳卒中を発症し数年経過．発症時は3歳と5歳の二児の父で工業部品の設計の仕事をしていた．地方の山間にある町に住んでいる．回復期病棟を発症1年後退院．後遺症により左半身麻痺が残り，短下肢装具と一本杖で歩行，左上肢は重度麻痺．ADLは自立，高次脳機能障害として注意の分配と転換の難しさが残り，いろいろな活動に性急さがあった． |
| 支援経緯 |
| 在宅生活への移行時に，介護保険のさまざまなサービスを利用している．その後就労のニーズに沿って，障害者総合支援法サービス利用に至っているケースである．接する頻度が高かった訪問リハのスタッフが意向を捉え，関係支援スタッフへ連携した経緯がある． |
| 就労継続支援B型事業所を見学した．利用開始時には訪問リハスタッフから事業所担当者へ，「作業の手順を一つひとつ工程を箇条書きにすること」，「集中して作業するためには，一度に1つの作業を指示してもらうこと」を情報提供した．加えて木工では，姿勢を整えて，万力や滑り止めを使用する工夫を事業所側とともに行った． |
| 介護保険のサービスとの併用であったため，ケアマネジャーが地域の就業・生活支援センターと連絡を取り合い，支援を進めてきた．このなかでA型事業所へ移行となり，現在この地域の障害者雇用説明会につながっている． |
| 本人のことば |
| 病院（回復期病棟）を退院して，通所（介護）に通いはじめた頃は，家でも居場所がないし，これからを考えて焦ってばかりいた．訪問リハのスタッフが障害制度のことや，近くの障害者支援の事業所（B型）を紹介してくれて，仕事も少しずつできるようになった．退院して2年経った頃だ．そこは片手でも木工品づくりとかできるようになっていて，いろいろつくって売ることもできた．1年くらい通ったかな． |
| 自信もついて，もっと働きたいって，周りに相談していたら，ちょうど地元にA型の事業所ができることになってね，そこに行ってみることにして，もう3年目．今は時々残業もあって忙しいよ．毎日ここに仕事に通って，収める税金もある．前よりね，家族と話しやすくなったかな． |
| 今年から一般企業の障害者就労の説明会にも行きはじめているよ． |

## 5 セラピストが就労継続支援にかかわる際の留意点

### 1) 内部のセラピストの留意点

- 一方で本人が事業所を利用する本来の目的（働くこと・活動すること）を実現するために，セラピストには**ジェネラリスト**として表6のように，多くの人とともに支援を行うことが求められる．そこでは専門性をそのまま発揮するのではなく，表6①～③を十分行ったうえで④の専門性を活かしていきたい．専門性を活かした作業や活動がしやすくなる工夫の例を示す（図3）．

表6　就労継続支援における連携

| ①事業所内のスタッフ連携によるチームアプローチを基本とする | ②本人や地域内で支援にかかわる人々と，支援方向をまず共有することを第一に優先する | ③変化していく当事者本人の希望を把握し，当事者の支援にかかわる人と地域内連携を図る | ④その後セラピストの専門性を活かすスタンスをとっていく |
|---|---|---|---|

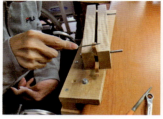
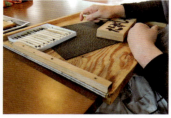
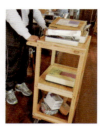

作業台をテーブルに固定し，材料をさらに固定．左の写真は手の動きの角度に合わせ作製．ナット不要の鬼目ナットにすることで片手でのネジ締めが容易

ワゴン車は杖を置き，物を運ぶのに活躍する

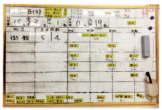
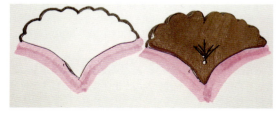

一日の全体の流れのなかで自分の行う作業をいつも確認．全員がみやすい場所に掲示する

形を合わせて製品の仕上げを確認するボード図

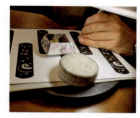
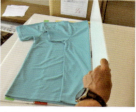
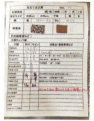

固定だけでなく，ときにターンテーブルが有効

衣類をたたむもの．利用者に合わせ目印がある

本人にわかりやすい形で，工程のなかで，そのとき行うことが把握できる工程表を準備する．一工程おわるとチェックでき，記憶や遂行機能障害へも対応できる場合もある．本人に合わせ作成したい

図3　作業や活動がしやすくなる工夫の例

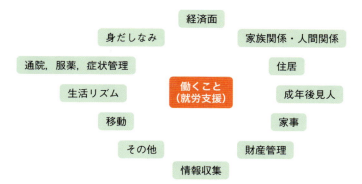

**図4　当事者の生活全体における就労支援のイメージ**

- 就労を安定して進めるためには，生活全体を把握し，就労以外の部分をバランスよく位置づけることも必要となる．図4のように生活は多くの要素から成り立っている．就労はその一部に過ぎない．このため生活の他要素の問題が影響し，結果的に就労が困難となることがある．就労支援では，生活の各要素を捉え，本人を中心に，関係者と密接な連携を図ることが重要である．

## 2) 外部のセラピストの留意点

- セラピストが担当の患者・利用者にかかわるなかで，働くという活動を検討し，地域の就労支援の資源と連携するケースが増えている．こうした場合，移行期に利用をより円滑にする，例えば表7のような情報を事業所とやりとりできれば望ましい．
- その際は相手に伝わりやすいように，**箇条書きで簡潔に伝える**，**専門用語を減らす**，**伝えるポイントを絞る**，**図や絵を用いる**などを心掛ける．
- 現在，地域差はあるものの，それぞれの地域に多くの就労継続支援事業所がある．それぞれの事業所で利用者の障害種別の割合や仕事の作業内容，人数や施設の規模，公共交通機関のアクセスや送迎の有無などが異なる．また，事業所ごとに大事にしている理念も大きく異なる．
- このため，支援者であるセラピストだけでなく，当事者である患者や利用者本人が事業所を選ぶには，地域にある複数の**社会資源**を知り，自分に合う支援事業を検討できることが大切である．

**表7　事業所とやりとりすべき内容例**

| | |
|---|---|
| 1. 安全な移動や上肢作業の工夫 | 6. 疲れやすさやてんかん発作などの情報 |
| 2. 失語症状に合わせたコミュニケーションのポイント | 7. 服薬治療の副作用の傾向 |
| 3. 作業を円滑に行う遂行機能や注意機能についての情報 | 8. 必要に応じて興味・関心・生活歴などの情報 |
| 4. 視機能や空間認知の情報 | 9. その他 |
| 5. 精神・認知の機能や状態 | |

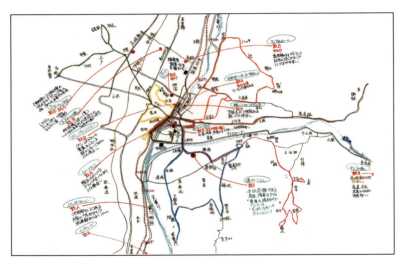

**図5 社会資源マップの例**
地域地図にバス路線図と就労支援事業所を重ねたもの．事業所の概要とアクセスを検討しやすい．親しみやすいよう，より簡易なタイプの地図もよい．支援の対象者が決まっていれば，本人と一緒に，自宅を中心に，そのとき必要な社会資源を手書きで書き込んでいくのもよい．希望や課題がはっきりし，その後の活動につなげやすい．

- こうしたマッチングのためには，地域の社会資源を把握する**マップ**づくりが役立つ（図5）．マップの範囲は，地域の近隣市区町村を含めたものだと使いやすい．追記することで充実していく．
- 就労支援には就労継続支援事業以外にさまざまな制度がある．仕事の負荷や工賃にも差がある．必ずしもこれらの事業を一つひとつステップアップ的に利用していく必要はない．必要な時期に必要な事業を選択し利用につなげる．当事者の希望を尊重しながら，対象者ごとに工夫をしていきたい．
- 働くことは人の基本的な活動の1つである．就労にかかわるさまざまな社会資源を知り，セラピスト自身がそこにつながり，働く支援のできる地域づくりにかかわっていきたい．

---

### 文　献

1）「障害者の就労支援について」（厚生労働省）http://www.mhlw.go.jp/file/05-Shingikai-12601000-Seisakutoukatsukan-Sanjikanshitsu_Shakaihoshoutantou/0000091254.pdf

# 地域活動例

# 事業所立ち上げ
## 就労継続支援事業所立ち上げ奮闘記

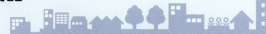

長野県の山間部を含む地域で，それまで勤務していた医療福祉生協法人内に就労継続支援Ｂ型・自立訓練（機能訓練）の多機能事業所を設立した際の開業に至るまでの経緯を解説する．

## 1) 目の前の利用者が求めている場がない

介護保険を中心としたかかわりでは，高齢者だけでなく40～65歳の特定疾病※1の方も対象になる．高齢者に比べ年齢が低いこともあり，2, 3年の間には後遺症の軽減や体力の向上，生活範囲の拡大が大きく図られることも多い．

しかし，こうした大きな改善が周囲からはっきりわかる一方で，当事者である本人が語る満足感とのズレを感じることが何度もあった．そのズレは本人が患者会へ積極的に参加し，買い物をし，家で掃除や洗濯物をたたむことが日課となり，地域活動へ取り組むなど，本人の行動する場が増えても残った．その間，**複数の利用者から図1の声をくり返し聞いていた**[★1]．

このような状況を踏まえて支援者のアプローチを，障害者支援制度も利用しながら，より多くの地域資源と連携する方向に変更し，地域の障害者支援のネットワークを調べ，連携を模索した．行政や障害者就業・生活支援センターと連携しながら，必要に応じて地域の事業所を訪問し利用につなげていこうとしたがうまくつながらない[★2]．

手探りで地域の中途障害者への支援を模索するなかでたどり着いた結論は，自分の地域には目の前の利用者が求めている「場」がないというものだったのである．

### 解説

**★1 活動のスタート地点**

セラピストとして地域で活動するなかで感じる対象者からの声や，自分自身の雑感にはその地域の課題があることが多い．それぞれのセラピストにとってはここが地域連携や活動の大事なスタート地点となる．

**★2 つながらない原因**

介護保険を中心としたわれわれ支援チームに，地域の障害者支援サービスと連携する経験の乏しさはあった．しかしそれ以上に，その頃筆者の地域では特定疾病で65歳以下の対象者が選べる病後に再び働ける事業所が少なく，かつ障害者支援の相談調整資源も乏しい，という状況だったのだと思う．

「働いていない」「自分の場がない」
「家では料理だけはさせてくれない」
「介護保険の場から卒業したい」
「人のためにもっと何かしたい！」
「とにかく仕事をしたい…」など

→ 以下を求めていた
・働く場
・より近い年齢層同士での交流の場
・同じ病気を経た者同士で経験を参考にしあいながら，活動する場

**図1　利用者の声**

※1 **特定疾病**
加齢に伴う疾患に区分され，脳血管障害や難病の一部，がん末期など16疾病がある．40歳から介護保険の諸サービスが利用できるため，自宅での生活力向上につながっている．

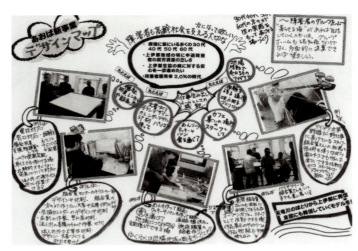

図2　デザインマップ

表1　視覚化すべきイメージ

- 何の場がないのか
- どのような場が求められているのか・ほしいのか・つくりたいのか
- その場をつくることでどうなるのか
- その場を続けていけるのか
- 他に似た取り組みはあるのか

★3
**デザインマップを活用する**

見える化しながら考えをまとめていくことで，他者に伝わりやすくなるだけでなく，イメージのつながりや足りない部分がはっきりするなど，より現実的なイメージを構築することができる．写真を多用し，大切なポイントを絞ることで，多くの人にイメージを伝えやすかった．こうしたものはイメージするときに，制限をつけず，「一番うまくいったときにどんなものになるか？」を考えてつくるのがよいと感じる．準備活動が難航したときもこのイメージ図をみれば元気になれた．

★4
**一番身近な社会資源**

地域で自分を取り囲む人や組織・環境などが，まずは自分にとって一番身近な社会資源である．ここを改めて捉えることで活動に広がりが生まれる．チームで社会資源を考えればさらに活動が広がる．

★5
**地域内の連携のコツ**

地域内の連携では，頼るのではなく共感してもらうスタンスをもちたい．そのためにはわかりやすい説明の工夫，一方的に説明しない，その場で発展的に自らのイメージも変更できる柔軟性が大切となる．

## 2) どうしたら周りの人に伝わるんだ？！

どうしても地域にこうした「目の前の利用者が求めている場」をつくりたいと思ったものの，とても実現できるとも思えなかった．そこで地域の状況を振り返りつつ，**デザインマップに描きながら**★3 考えた（図2）．

表1のイメージを視覚化しながら考えることで，他の人に説明し，共有することが可能となった．あえて手書きのイメージを用いることで，身近な取り組みとしてアピールを心掛けた．

## 3) 自分たちだけではできない！：自分にとってスーパーアドバイザーはだれ？

おぼろげに障害者支援制度を利用したものにしていこうと考えたものの，自分自身の経験は医療や介護の現場に限られ，制度のことがよくわからない．所属する法人もやはり同様な状況だった．地域にない事業所をつくるのだから，自分や身近な人だけで考えていてもイメージが膨らまないのは当たり前かもしれない．

1人では全くできない，また身近な人同士でのチームだけでは実現できそうにない．困りきったなかで選んだのは，**のちにスーパーアドバイザーにもなり得る，自分が思いつく限りの人的資源に協力してもらう方法だった**★4．一人ひとりに丁寧にお話しながら意図を伝え，**さまざまな助言をもらうことができた**（図3）★5．

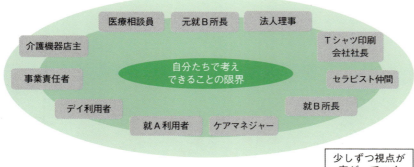

図3 スーパーアドバイザーとの協力

　こうしてスーパーアドバイザーにかかわってもらうことで，活動・視点の広がりが生まれ，活動が実現に向かいやすくなった．また準備段階でのかかわりだけでなく，開業後は地域連携の柱にもなっていた．準備する人が増えるに連れ，そこでまたスーパーアドバイザーにつながり，視点や連携が広がる．このつながりによって，おぼろげにイメージしていた活動が実現に向けて，急速に進んでいった．

## 4) 地域にない事業：どう紹介してどう利用者を集めよう？

　今回は所属していた医療福祉生協法人が立ち上げる介護保険総合サービス事業のなかに，自分の提案する就労支援と機能訓練を含めてもらうというものだった．スーパーアドバイザーの1人である事業の責任者に，早い時期に前述のデザインマップ（図2参照）を理解してもらえたことがまずは最も大切なことだった．地域に必要なグループホーム，通所や訪問などのさまざまな介護保険総合サービス事業所の一角で，就労支援と機能訓練をはじめるというイメージが固まった．今回の就労継続支援は，A型に比べ働く世代が心身の病後に比較的すぐに利用しやすい，B型事業とした．またアドバイスを活かし，一緒に自立訓練（機能訓練）も行う，多機能事業所とした．

　さて，次に当然出てくる声は「どこに利用する人がいるか」，「そんなに人が集まるか」である．これは多くの身近な人から指摘された．事業として成り立たせるには当たり前の指摘でもある．

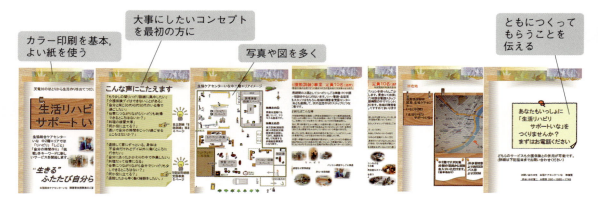

図4　パンフレット

★6
**医療圏域**
地域の障害者就業・生活支援センター，各市町村のケアマネ会議，地域の急性期病院相談室・リハ・医師（近隣市町村），地域の回復期病院相談室・リハ・医師（近隣市町村），県総合リハビリテーションセンター，回復期病院相談室（二次医療圏域外），地域の精神科病院相談室，地域の就労支援事業所．この場合は二次医療圏（県内をいくつかに分けたもの）を超えて全県的に説明を行っている．

★7
**地域に共通する課題**
今回は脳卒中後などに介護保険の場に支援を集中する制度上生じる，「30～50代の活動の場の乏しさ」という地域課題だった．セラピストが日々感じる難しさは，地域を越えた課題であることも多い．

★8
**丁寧な説明**
その場で対象者が検討されることは多くなかったものの，慣れないこうした説明に1カ月程度丁寧に時間をかけたことが，後の利用者紹介と連携に大いにつながっていった．

利用してもらうには，地域にないため想像がしにくい事業所やサービスをイメージしてもらい，利用を促すということになる．言葉による説明を尽くすとともに，目に見える形としてパンフレットを用いた（図4）．

今回は仕事歴・趣味歴・生活歴全般を活かすコンセプトである．趣味やできそうな仕事がある対象者については，実際にどんな仕事ができそうか・したいかを一緒に考えてもらうことで利用のイメージを広げてもらえる例もあった．一方で「一度見に行ってみてから」という反応も多かった．

その他，積極的に説明に回り，**医療圏域**★6外へもうかがった．理解してもらうこと・知ってもらうことに加え，相談員，医師，セラピスト，病棟施設スタッフに日頃接している患者・利用者と今回の事業をつなげてもらうことが目的であった．

とはいえ，自分自身ネットワークを多くもっているわけではなく，はじめての体験で不安も大きい．相談員のネットワークをもつ同僚にお願いし，アポイントから話の切り出しまでお世話になった．こうして広く外部に説明にうかがい，現状を聞くなかで，**共通の課題**★7として問題意識をもっているスタッフや相談員もいることもわかり，**勇気づけられる結果となった**★8．

### 5) 仕事づくり：やれることをやれる場所で！

全くはじめての仕事の場づくりであり，広い海にいかだで漕ぎ出すような気持ちだった．他の事業所を見学し参考にするものの，どの仕事も長い期間をかけ培った，地域のネットワークがベースになっており，そのまま参考にできることは少なかった．結局，自分たちがもっている地域でのつながりのなかで仕事づくりをするしかない，と早い時期に自覚することになった．

先に説明したスーパーアドバイザーとの連携はここでも重要である．法人内でできる仕事づくりだけでなく，その他に，地域内の連携でつくられる仕事づくりを多くの人と検討していった．

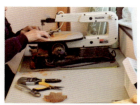
①現場作業の経験を活かす木工

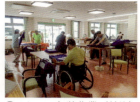
②Tシャツ包装作業（外注）

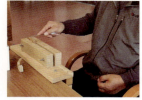
③自助具づくり

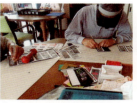
①，③切り絵の趣味を活かす商品

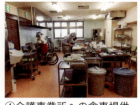
④介護事業所への食事提供

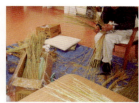
⑤"昔ながらのしめ縄"づくり

**図5　仕事づくりの方向性**
①仕事歴や趣味歴を活かした仕事づくりをする，②工場からの外注作業は最小限にする（全体の1割位が目安），③アイデアを出してつくって売る，自主製品づくりを中心にする，④身近な地域を支える仕事を行う，⑤地域の伝統や技を残していく仕事づくりをする．

　もともと事業のデザインマップのなかで，仕事づくりについては**自主製品**[★9]を中心に図5の①〜⑤の方向性だけは考えており，まずはこれを基本とした．①〜⑤を意識しつつ，少しずつ決まり出していた利用者の顔を思い浮かべながら，一人ひとりの仕事づくりを考えた．

　とにかく全員に仕事を準備しなければ開業に向けて前に進めない．スタッフは送迎のドライバーを入れて6名．看護・介護・リハの専門ではあるが，全員が仕事支援ははじめてという状況のなかである．それぞれのもつ興味やできることを最大限発揮して協力するしかない．

　しかし「できることをできるだけする」というこのスタッフのスタンスは，後に振り返るに利用者にも伝播し，「やれることをやれる場所で受けもつ」というような事業所全体の雰囲気づくりにつながっていたことを感ずる．

　不安があるものの，期待に満ちたワクワクする開業前の準備．慣れない新しい施設と器具を使い，戸惑いながら仕事の準備や見学者への説明をする日々．さらに多くの利用者に来てもらうよう外回りも続け，少しずつ形になってきた事業を伝える．こうして2年半かけて準備した事業所がいよいよ開業した．

### 6) さあ開業！とにかく開業！

　7月の開業当日の利用者は6名．スタッフ5名．もともとデイサービスの経験者は多いので送迎は慣れたものであるが，慣れているのはそれだけである．スタッフも慣れていなければ利用者も慣れていない．

　そんななか，利用者とスタッフでつくる外注と厨房の2つのチームでまず仕事をはじめた．外注チームはプリントTシャツのたたみと袋詰めの請負い作業を行い，厨房チームは利用者分と注文昼食合わせて15食の食事づくりである．加えて翌週から施設内福祉施設の夕食提供20食も予定されていた．

★9
**自主製品**
デザインから作製・販売まで事業所で行うもの．外注作業のように定期的な仕事は確保しにくいが，利用者それぞれの個性を活かした仕事づくりにつなげやすい．販売する場所や流れをつくることが必要となる．

仕事はないよりもよいが，多いのも困る．外注作業では夏に需要が高まるTシャツの仕事だったため，いきなり大量のTシャツが運び込まれ，スタッフ総出で何とか毎日の納品に間に合わせた．また厨房での食事づくりも昼・夕2回出す必要があり，当初無理かと思われた．

しかし，利用者のなかに脳卒中後遺症の元板前さんがいて大活躍，大いに支えてくれた．大きなスチームオーブンの機械操作も大きな課題だったが，厨房担当の看護スタッフが予想以上の奮闘をみせ，意のままに扱いだしていた．結局軌道に乗ることができた厨房作業は，その後の工賃[★10]作業の中心となった（図6）．

このように厨房という「場」が生まれ，人がそこに自ら参加するとき，利用者・スタッフにかかわらずそれぞれが，能力や特技が発揮されることがある．思いもよらない効果が生じ，次々に活動が展開されていく．1つの活動や参加が別の活動へつながるきっかけをたくさんもっている．社会活動への参加を考えるとき，こうした場に生じる創発的[※2]な出来事は重要な要素である．

こうした要素はその後も活かされ，自主製品づくりにもつながっていった．前職が呉服づくりの介護職によるはんてんづくりチームの運営，職業が建築関係だった利用者と木工の趣味をもつスタッフによる木製品づくり，プロレベルの切り絵の趣味をもつ利用者を中心とした切り絵商品チームの展開などである（図7）．

この他に，スタッフの意識の変革も大事なことだった．スタッフが慣れていたのはどちらかというと「してあげる介護」，今回の事業所は「自分でする」場である（図8）．当初は利用者ができることも，スタッフが動いてしまう場面が多かった．試行錯誤し，図8のような工夫を通して意識づくりを行った．一方利用者が自分で行うことが難しいことをフォローする支援は，毎月2回行う職場会で確認していった．

### 7）まとめ

事業所立ち上げには予想外のトラブルや問題が続くものの，一方では想定していなかった，利用者・スタッフの活躍や偶然の出来事が活かされ，現在に至っている感じが強い．利用者が増えた今，振り返るなかで物事を進めるこうした想定外に向き合い，創発的にそのときに起こる出来事を受け入れ，その波に乗るように行動していく柔軟性と，それができる雰囲気づくりが，人の集う場づくりに必要と感じる．

はじめることが何より大事であると感じている．事業が形になったことで，地域にある課題を多くの人が共有できるようになった．セラピストの日常の課題意識を，地域のなかで活動につなげる意義を日々実感している．セラピストが地域で活動できる流れはどんどん強まっている．

---

★10 **工賃**
本事業所では工賃は事業所の作業や販売による収入から材料費などの経費を除いた全金額が利用時間などに応じて利用者に支払われる．

※2 **創発的**
計画や予想を超えた発想や行動が，全体の活動をかたちづくり，さらにそれがまた新たな発想や行動につながっていくこと．

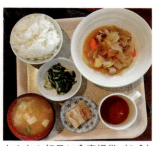
なんとか初日に食事提供（6食）
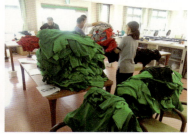
いきなり外注Tシャツの山
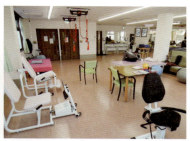
機能訓練は1名のみ

図6　開業当日

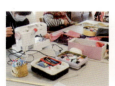

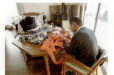
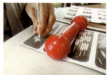
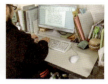

図7　自主製品づくり

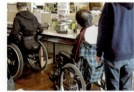
セルフ方式の昼食
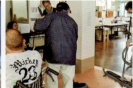
片付け掃除は皆で
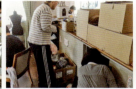
自分で作業準備

杖移動と運搬兼用のワゴン

図8　自分でする場

第2章 地域包括リハビリテーションマニュアル

## ❸ 成人期
# 7) 日中活動の支援

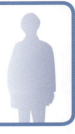

- 日中活動の支援に関する基本的な知識を身につける
- 日中活動の支援にかかわるセラピストの立場と役割について，現状と課題を知る

## 1 日中活動の支援の概要[1) 2)]

- 本項では，日中活動を**地域生活を送る障害者が定期的に昼間の一定時間をかけて自宅外で参加する活動**であり，医療・教育・訓練・就労・当事者活動以外のものと定義する．
- 日中活動を支援するサービスはかつて，身体障害者福祉法や知的障害者福祉法など障害種別の福祉法の枠組みで実施されていた．しかし現在は，障害者総合支援法の下で**障害種別の枠をとり払った形**で，障害者の昼間の活動を支援するサービスを日中活動系サービスとしてひとくくりにしている（表1）．このうち，本項の日中活動の定義に対応するものは**生活介護**である．
- 生活介護とは，常時介護が必要な障害者に対し，障害者支援施設などの場所で，**日常生活の支援，創作・生産活動の機会提供，身体機能・生活能力向上の援助を行うこと**である．施設入所している障害者も地域生活を送っている障害者も利用することができる．
- また，障害者総合支援法の地域生活支援事業のうち，市町村事業である**地域活動支援センター**でも創作・生産活動の機会提供や社会的交流など日中活動の支援が提供される．
- 障害者総合支援法以外では，身体障害者福祉法に基づく**身体障害者福祉センター**で，機能訓練，教養の向上，社会交流の促進，レクリエーションなどを目的とした活動が提供される場合がある．

表1　障害者総合支援法の日中活動系サービス

| サービスの種類 | 給付の種類 | 備考 |
|---|---|---|
| 生活介護 | 介護給付 | 本項の定義に対応 |
| 自立訓練 | 訓練等給付 | 第2章❸ 3)参照 |
| 就労移行支援 | 訓練等給付 | 第2章❸ 5)参照 |
| 就労継続支援 | 訓練等給付 | 第2章❸ 6)参照 |
| 療養介護 | 介護給付 |  |
| 短期入所 | 介護給付 |  |

## 2 日中活動の支援にセラピストがかかわる枠組みと立場[2)3)]

- 障害者総合支援法における生活介護事業の職員配置基準では，セラピストの配置として**PTまたはOT1名**が求められている．
- しかし同時に，セラピストを配置できない場合は看護師その他の者を**機能訓練指導員**として配置できると規定されている．
- このような配置基準の影響もあってか，生活介護事業に携わるセラピストの数は決して多くない．調査によると，**セラピストを配置している生活介護事業所は全体の14％に満たない**（図1）．
- また，セラピストを配置する場合であっても，生活介護事業では必ずしも常勤専従である必要はなく，兼務や非常勤でよい．このため，調査によると，生活介護事業所に勤務するPT・OTのうち**常勤専従の者は15％程度**である．
- 以上のようなことから，生活介護事業に携わるセラピストの多くがその事業所の活動全体を見渡しにくい立場にいる．

## 3 日中活動の支援におけるセラピストの役割[2)]

- 生活介護では，表2で示す算定基準のもと，**リハビリテーション加算**が設定されている．この加算の目的は生活介護におけるリハの推進にある．
- しかしリハ加算は，対象者への個別リハの提供を対象とするため，**生活介護におけるセラピストの役割を限定**してしまう可能性がある．生活介護ではしばしば機能訓練がセラピストの役割と認識されがちだが，リハ加算によってその傾向が一層強まることが懸念される．
- 本来，次の2点がセラピストの大きな特徴であり，日中活動の支援における役割でもある．①障害特性や残存機能の的確な把握に基づき，**対象者の日中活動全般を支援**できること．②**事業所活動全体を意識した仕事**ができること，である．

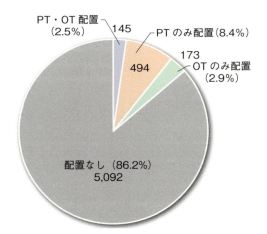

**図1　生活介護事業所におけるPT・OT配置状況**
文献3をもとに作成．

**表2　生活介護，リハビリテーション加算**

| 算定のポイント |
| --- |
| ①リハビリテーション実施計画の策定 |
| ②計画に沿った実施と，その記録 |
| ③定期的な評価 |
| ④関係者との情報共有 |

文献2をもとに作成．

- 兼務や非常勤といった全体を見渡しにくい立場にあるときこそ，前述のような生活介護におけるセラピストの役割を意識することが必要である．

## 4 活動例

- ある生活介護事業所における非常勤セラピストの活動例を以下に示す．
- 代表的な1日のプログラムは表3の通りであった．午前・午後の入浴と並行して支援員がレクリエーションなどの集団活動を提供しており，それとさらに並行して**個別訓練を提供すること**が事業所からセラピストに求められた当初の役割であった．
- 個別訓練では対象者にリハを提供するだけでなく，対象者の自主トレを支援員が指導できるように，エクササイズ場面を細かく撮影し，対象者ごとのエクササイズマニュアルを作成した．
- 非常勤での勤務を続けるうちに，障害特性の違いや能力レベルの差が大きい利用者たちに提供する集団活動について，支援員らが苦慮していることが明らかになってきた．このため，月2回セラピストも集団活動に参加し，**障害特性や能力レベルを考慮した集団活動の提供と利用という点で支援員らにモデルを示した**（図2）．
- さらには，障害特性とそれに応じた支援方法について研修を受けたいという支援員らの要望に応じ，月1回の定期勉強会をセラピストと支援員らで開催することとなった．この勉強会は後に，**生活介護を利用する障害者の社会参加のあり方**や**新人職員の研修プログラム**を検討するなど事業活動全体の課題を多岐にわたって検討する場へと発展した．
- 以上のように，事業所からの要請が当初は個別の機能訓練に限定されている場合であっても，セラピストが**生活介護における自身の役割を明確に意識**しつつ，ある程度長期にわたってかかわることによって，より広い視野から日中活動の支援をすることは可能である．

|  |  |
| --- | --- |
| 9：30 | 健康観察 |
| 9：45 | 朝の会 |
| 10：00 | 入浴：活動 |
| 12：00 | 昼食 |
| 13：00 | 歯磨き |
| 13：30 | 入浴：活動 |
| 15：00 | おやつ |
| 15：30 | 帰宅準備 |
| 15：45 | 帰宅 |

表3　ある生活介護事業所の1日

| さまざまな工程があり，工程ごとに能力レベルの異なる利用者が実施可能な活動 | 工程はシンプルだが，能力レベルにかかわらず実施可能な作業で完結する活動 |
|---|---|
| 例：梅シロップづくり 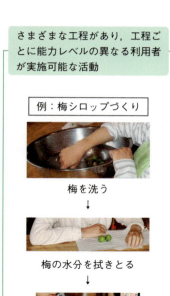 梅を洗う ↓ 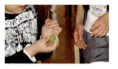 梅の水分を拭きとる ↓ 梅のヘタを竹串でとる ↓  氷砂糖，酢と一緒に容器に入れる | 例：アロマ石鹸づくり 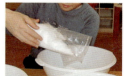 石鹸の素，はちみつ，アロマオイルを混ぜ合わせる ↓ 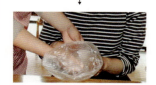 材料1人分をビニール袋に入れ，なめらかになるまで揉む ↓ 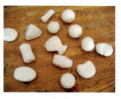 完成 |

図2　能力レベルの差に対応できる集団活動の例

## 文献

1）「障害者自立支援法のサービス利用について　平成27年4月版」（全国社会福祉協議会）http://www.mhlw.go.jp/file/06-Seisakujouhou-12200000-Shakaiengokyokushougaihokenfukushibu/0000059663.pdf

2）「障害者の日常生活および社会生活を総合的に支援するための法律に基づく指定障害福祉サービス等および基準該当障害福祉サービスに要する費用の額の算定に関する基準等の制定に伴う実施上の留意事項について」等の一部改正について（厚生労働省），http://www.mhlw.go.jp/seisakunitsuite/bunya/hukushi_kaigo/shougaishahukushi/kaisei/dl/tuuchi_150417-01.pdf#search=%27障害者の日常生活及び社会生活を総合的に支援するための法律に基づく指定障害福祉サービスに要する費用の額の算定に関する基準等の制定に伴う実施上の留意事項について%27

3）「障害者総合支援法等に関する要望【資料】」（リハビリテーション三協会協議会）http://www.jaot.or.jp/wp-content/uploads/2010/08/material-12.5.11.pdf

# ❸ 成人期
## 8) 仲間づくり・ピアサポート

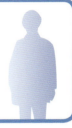

- 仲間づくり・ピアサポートの概要と意義を知る
- 仲間づくり・ピアサポートにおけるセラピストのかかわりを知る

## 1 仲間づくり・ピアサポートの概要

### 1) 仲間づくり・ピアサポートとは

- 地域生活は，家族や友人といった昔ながらの人とのつながりのなかで営まれ，新しく出会う人とのつながりによって発展していく．仲間づくり・ピアサポートは，地域において，QOLに大きな影響を与える人間関係を再構築するうえで重要な意義をもつインフォーマル・サポートの1つとして位置づけられる．
- ピアサポートのピア（peer）という言葉は，英語で「仲間」，「同士」などの意味をもつとともに，「対等」，「同等」という意味で論じられることもある[1]．つまり，ピアとは**同じ立場にある仲間**を意味し，ピアサポートとは，**同じ立場にある・同じ課題に直面している仲間としての支え合い**を指す[2]．
- 障害領域におけるピアサポートとは，障害のある人生に直面し，同じ立場や課題を経験してきたことを活かして，仲間との対等な関係のなかで支え合うことである．また，障害をもつ当事者だけでなく，家族同士が支え合うピアサポートが果たす役割も大きい．

### 2) 仲間づくり・ピアサポートの意義

- 仲間同士のかかわりや活動は，専門職が提供する支援とは異なる力強さをもつ（図1）．
- 仲間の実際の経験に基づく知識や知恵だけでなく，目的や目標を押しつけることなく自然に寄り添うことができる点も強みである．

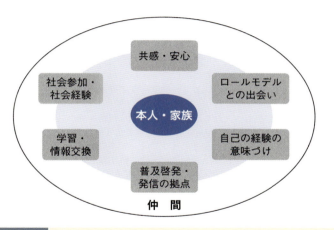

| 共感・安心 | 同じ障害をもつ仲間と出会い，困っていることを語り合うなかで同じような経験や思いを共有し共感することで，孤立感が薄らぎ，安心感が得られる |
|---|---|
| 社会参加・社会経験 | 仲間との活動に参加することが，他者との社会的なかかわりや社会とのつながりをとり戻す契機となる．また，活動のなかで役割や責任を得ることが，主体的に何かをすることへの意欲や自発性をもたらし，社会へ踏み出す一歩となる |
| 学習・情報交換 | 障害や困っていることに対する具体的な工夫や対応方法，福祉サービスや制度の活用，医療・福祉施設や職場などとの関係のとり方などについて，仲間同士で情報交換・情報共有を行う |
| 普及啓発・発信の拠点 | 講演会や学習会の開催，メディアなどを通した情報発信，新たな社会資源の開発を行うといった，当事者団体による，共通する問題への取り組みに関するソーシャルアクション（社会的活動）は，広く社会に働きかける力をもつと同時に，ピア・エンパワメント（第2章❷⑥参照）が育つ土壌をつくる |
| 自己の経験の意味づけ | 仲間からありのままの自分を認められ，受け入れられることが，障害をもった現在の自分自身を認め，受け入れていくことにつながる．また，自分の経験が，同じ障害をもつ仲間を勇気づけ，支えることができることに気づくことによって，辛く苦しかった経験が意味あるものとして解釈されるようになる |
| ロールモデル（役割モデル）との出会い | はじめて直面する問題に対処しようとするとき，同じような状況に直面し，それを克服したロールモデルの存在は大きい．同じ障害をもちながらも，いきいきと暮らす仲間との出会いが，前向きな希望をもたらし，生き方の道筋をつけるきっかけとなる |

図1　仲間同士の活動がもつ意味

## 2　ピアサポートの実際

- ピアサポートに関する活動は，同じ障害をもつ仲間同士が支え合う自助（セルフヘルプ）グループを中心として，多様な活動が展開されている（表1）．これらの活動を通して，障害をもちながらも自分らしい生活や人生を送れるようになること（**リカバリー**）を目指している．

表1　障害者のピアサポートにかかわる活動例

| 種類 | 概要 | 活動場所 |
|---|---|---|
| 自助（セルフヘルプ）グループ | セルフヘルプとは，Self-help（自分のことは自分でする）とMutual help（相互に助け合う）の2つの意味を含み，セルフヘルプグループとは「仲間同士が支え合うグループ」を意味する．<br>同じ障害をもつ人たちが集まり，体験・経験を分かち合い自立を支援するグループ活動．当事者会（患者会）・家族会の他，個人が主催するインフォーマルな活動も含まれる．内容は，作業活動やスポーツ，外出などのイベント，勉強会，ワークショップなど多岐にわたる． | 医療機関や支援機関の他，公共施設や自宅などを含む地域のあらゆる場所 |
| ピアカウンセラー | 対等な立場で話を聞き，地域での自立生活を実現する手助けをする（ピアカウンセリング）．自立生活全般に必要な精神的サポートや自立のための情報提供など，地域生活に関する相談やサポートを行う． | 自立生活センターなど，多様なサービス提供機関 |
| ピアサポーター | 病院や施設などに訪問して体験談や地域での暮らし方（日中活動・地域交流・困ったときの対処・退院して良かったことなど）を話し，長期入院・入所している人たちの退院や地域生活への移行を支援する．<br>地域移行・地域定着支援事業における支援のひとつに位置づけられ，退院後の生活支援を行うこともある． | 医療機関，相談支援事業所など |
| ピアヘルパー | 当事者がホームヘルパーの資格を取得し，同じ障害のある人の自宅などに訪問して家事援助や介護を行う．<br>資格をもっていなくても活動可能な地域もある． | 居宅介護事業所（ホームヘルプ）など |
| ピアスタッフ | 当事者であることを公表し，ピアの特色を活かしながら職員として働く．<br>「精神障がい者ピアサポート専門員」など，ピアの専門性を高めピアスタッフとしての雇用を目指す枠組みが整備されつつある． | 障害福祉サービス事業所，医療機関，行政，地域生活支援センター，社会福祉法人，NPO法人など |

文献2〜5をもとに作成．

- 精神障害領域では，医療機関や地域を拠点とした患者会や当事者会活動にはじまり，病院や施設への訪問や地域生活に関する相談といった地域移行に向けた取り組みのなかで活動が拡大してきた．
- 身体障害領域では，**IL運動（第2章❸2）参照**）を基盤とした自立生活センター（Center for Independent Living：CIL）の設立に伴って当事者活動が広がった．
- 難病領域では，疾患ごとの患者会や団体の他，患者会リーダーやピアサポーター養成研修[※1]などが進められている．
- 発達障害の領域や，家族同士のピアサポート活動が中心であった知的障害領域・高次脳機能障害領域においても，「**障害者の権利に関する条約**」[6]の制定にあたり掲げられた「Nothing About Us Without Us」（私たちのことを，私たち抜きに決めないで）というスローガンを背景として，当事者自らによるピアサポート活動の動きが広がりつつある．

---

※1　ピアサポーター養成研修
　ピアサポーターとして活動するためにピアサポートに関する知識や技術を身につけるためのプログラム．

## 3 セラピストのかかわり方・留意点

- 仲間同士のグループがその目的や意義を果たし，力を発揮するためには，仲間同士の交流から生まれた芽を育て，当事者が主体となって運営していけるよう，セラピストはあくまでも側面的に支援することが望ましい．当事者やグループのニーズ・目的に沿ってサポートを行う場合には，押しつけや主導的にならないよう，**当事者の主体性**を引き出しグループの力を高めながら，サポートを徐々に減らしていくことを意識する．
- 当事者の主体性を引き出すためには，支援する人・支援される人という関係ではなく，実践のなかで当事者と協働し連携していく在り方が求められる．1人の人間としてサポートし合えるような**対等な関係性**から生まれる信頼関係が，当事者にとって仲間同士の相互支援のベースとなるだけでなく，支援者にとっても当事者の置かれている現状やニーズの理解につながり，相互成長をもたらす．

### 1) 活動のための環境づくり

#### 1 機会や場をつくる

- 仲間との出会いや交流の機会をつくり，仲間同士の活動の意味に気づけるよう働きかけるとともに，活動に関する情報提供や社会資源の紹介により活動に対する理解を深め，自発的な参加のきっかけをつくる．
- 社会資源やサポートシステムが存在しない場合や新たにグループを形成する場合は，その土台としての場の設定や助言を行うことで，活動へのエンパワメントを行う．保健センターの機能訓練事業をきっかけに，地域の公民館などで自助グループとして活動を継続している例もある[7]．

#### 2 人を育てる

- 新たなグループ形成や，主体的なグループ活動を継続するためには，ピアサポーター養成プログラムなどによる当事者や家族，ボランティアの育成も必要である．
- セラピストは必要に応じて社会福祉協議会や自治体が主催する講座や研修会の紹介などを行う他，専門性を活かした助言や講座のサポート（障害・症状に関する知識，コミュニケーションのとり方を学ぶためのサポートなど）を行うことができる．

### 2) 活動の継続・発展のためのサポート

#### 1 プログラムのサポート

- 参加者やグループのニーズに応じて，プログラムやグループワーク，講座・学習会などの提案・企画を行い，活動の枠組みづくりや，活動を広げるためのサポートを行う．

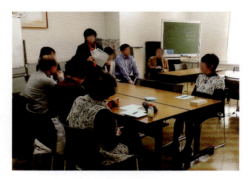

図2 コミュニケーションをテーマにしたディスカッションの様子

- 参加者に共通する課題や特定のテーマにおける情報収集や学習のために，セラピストが講座やグループワークなどを行うこともある．例えば，定期開催される自助グループのプログラムをセラピストがサポートする場合，ファシリテーターや講師として参加し，当事者の障害特性に応じた活動プログラムの提案，参加者のニーズに即した具体的なテーマ（例：障害・症状への対処，就労，一人暮らし，年金・手続き，親亡き後の生活など）に関するディスカッションを行うことなどがあげられる（図2）．このとき，専門用語は避け，参加者間で対等なやりとりができるよう配慮する必要がある．

### 2 参加者・運営者に対するサポート

- ピアサポート活動や日常生活に関して，個別またはグループでの相談・助言を行う．活動を継続していくためには，活動に参加・運営するうえでの悩みを第三者に相談できる体制も必要である．また，相談内容から生活支援が必要だと考えられる場合には，専門性を活かした助言や支援機関の紹介・介入を行う．
- いずれも一方的な助言ではなく，悩みに寄り添い，ともに考える姿勢が大切である．

### 3 情報発信へのサポート

- 社会資源の1つとしての地域のネットワークシステムづくりや，制度・施策の充実に向けた普及啓発のための活動の紹介・情報発信を行う際のサポートも重要である．例えば，インターネットや研修会・シンポジウムなどにおける当事者の発信の機会や，団体同士の交流の機会をつくることなどがあげられる．

## 4 セラピストが使える仲間づくり・ピアサポートの支援ツール

- 当事者組織や団体についての情報を得るためには，市区町村・保健所などの行政機関の他，社会福祉協議会や自立支援協議会，障害者協議会，自立生活センター，地域生活支援センターなどに問い合わせる．
- インターネットを活用した情報発信を行っている団体も増えていることから，障害や疾患名に「当事者会」，「ピアサポート」，「自助グループ」などのキーワードを追加して検索することも有効である．具体的な活動内容を知るためには，見学やボランティアなどとして参加することを勧めたい．
- 巻末付録 3 3)自助グループの全国組織・主要団体一覧も参考にされたい．

## 文 献

1) 三田優子：社会福祉研究，124：63-69，2015
2)「障害者ピアサポートの専門性を高めるための研修に関する研究　平成28年度研究報告書」（厚生労働科学研究費補助金障害者政策総合研究事業）
3)「ピアカウンセリングとは」（全国自立生活センター協議会）http://www.j-il.jp/about-pc
4)「セルフヘルプ・グループの理論と展開 わが国の実践を踏まえて」（久保紘章，石川到覚/編著），中央法規，p242，1998
5)「精神障がい者ピアサポート専門員養成のためのテキストガイド」（障がい者福祉支援人材育成研究会）https://pssr.jimdo.com/ピアサポート専門員養成のためのテキストガイド-2015-4-8公開/
6)「私たち抜きに私たちのことを決めないで 障害者権利条約の軌跡と本質」（藤井克徳/著），やどかり出版，p115，2014
7)「標準作業療法学 専門分野 地域作業療法学」（矢谷令子/監，小川恵子/編，大熊明，加藤朋子/編集協力），医学書院，p297，2012

# ❸ 成人期
## 9) 余暇活動・地域活動

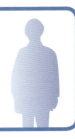

**point**

- 余暇活動・地域活動の概要と意義を知る
- 余暇活動・地域活動におけるセラピストのかかわりを知る

## 1 余暇活動・地域活動支援の概要

### 1) 余暇活動・地域活動とは

- 一般的に，**余暇活動**は個人が自由に使える時間に行う，自発性をもった無条件の活動である．遊びの要素をもつ余暇活動に対し，ボランティアや冠婚葬祭などを含む**地域活動**は，社会の一員としての帰属意識や役割意識をもたらす社会的活動として捉えられる．余暇活動を通して生活範囲や社会的交流が拡大することが，地域活動へと発展することもある．
- 自由時間における主な活動は**表1**のように分類される[1]．また，これらの活動は，ICF（第2章❸4)参照）における「活動・参加」カテゴリー10領域のうち「コミュニティライフ・社会生活・市民生活」のなかに位置づけられている（**表2**）．

### 2) 余暇活動・地域活動の意義

- 障害をもつ人の余暇は，テレビやゲームなどの在宅型の活動，1人でまたは家族と過ごす活動に偏りやすいことが指摘されており，社会的交流の減少が機能や能力の低下を招くことも少なくない．この背景には，身近な資源や情報の不足，活動の選択肢や土台となる経験の少なさ，移動や外出のための支援の不足といった要因がある．
- 余暇活動・地域活動は，活動自体が楽しみや喜び，達成感をもたらすだけでなく，気分転換や発散，安らぎといった効果をもち，仲間との出会いや交流を生み，個人の自信や生きがい，生活の質の向上に結びつく．
- 特に，成人期の余暇活動は，安定した地域生活を継続するために仕事・生産的活動を支えるという意味においても，欠くことのできない活動である．

### 表1　自由時間などにおける主な活動

| スポーツ | | 趣味・娯楽 | |
|---|---|---|---|
| 1 | ウォーキング・軽い体操 | 1 | CDなどによる音楽鑑賞 |
| 2 | ボウリング | 2 | DVDなどによる映画鑑賞 |
| 3 | 水泳 | 3 | 趣味としての読書 |
| 4 | 器具を使ったトレーニング | 4 | 映画鑑賞 |
| 5 | ジョギング・マラソン　　　など | 5 | テレビゲーム・パソコンゲーム　など |
| ボランティア活動 | | 旅行・行楽 | |
| 1 | まちづくりのための活動 | 1 | 行楽（日帰り） |
| 2 | 子どもを対象とした活動 | 2 | 国内観光旅行 |
| 3 | 安全な生活のための活動 | 3 | 国内帰省・訪問など |
| 4 | 自然や環境を守るための活動 | 4 | 国内出張・研修など |
| 5 | 災害に関係した活動　　　など | 5 | 海外観光旅行　　　など |
| 学習・自己啓発・訓練 | | | |
| 1 | パソコンなどの情報処理 | | |
| 2 | 芸術・文化 | | |
| 3 | 英語 | | |
| 4 | 家政・家事（料理・裁縫・家庭経営など） | | |
| 5 | 人文・社会・自然科学（歴史・経済・数学・生物など）　　　など | | |

項目ごとに活動人口の多い順に記載．文献1をもとに作成．

### 表2　「コミュニティライフ・社会生活・市民生活」の下位分類

| コミュニティ<br>ライフ | レクリエーション<br>とレジャー | 宗教と<br>スピリチュアリティ | 人　権 | 政治活動と市民権 |
|---|---|---|---|---|
| 非公式団体<br>（共通の興味をもつ<br>人々の団体） | 遊　び | 宗教団体 | | |
| | スポーツ | スピリチュアリティ | | |
| 公式の団体<br>（専門職などの<br>社会的団体） | 芸術と文化 | | | |
| | 工　芸 | | | |
| 式典<br>（冠婚葬祭や<br>社会的儀礼） | 趣　味 | | | |
| | 社　交 | | | |

文献2をもとに作成．

## 2　セラピストのかかわり方・留意点

- 障害や疾患の影響，強みや経験，ライフステージや発達課題から生活全体を捉え，活動の意味づけ・位置づけから対象者の生活における活動の価値を理解したうえで，**活動の提案・体験，活動の場・機会づくり，環境の設定・調整，関連する活動への支援**を目的としたアプローチを行う．
- 経験を重ね，選択肢を広げることにより参加意欲を育て，主体的な選択や自己決定による活動の継続・定着を図ることが期待される（図1）．

| 活動への意欲・興味 | 活動の場・参加の機会 | 活動の継続・定着 |
|---|---|---|
| ①特定の活動に対する意欲や興味があるか<br>②その人にとっての活動の意味を理解しているか | ①活動の場や参加の機会があるか<br>②その人に合った活動環境が設定されているか | ①その人の生活のなかで無理なく位置づけられているか<br>②活動の継続に必要な要因を理解しているか |
| ・イメージづくり（見る・聞く）<br>・きっかけづくり（提案・体験）<br>・目的の明確化<br>・ニーズや強みの発見 | ・社会資源の活用<br>・場の提供・機会づくり<br>・環境の設定・調整 | ・頻度，時間，場所の具体化<br>・関連する活動への支援 |

図1　余暇活動・地域活動支援のチェックポイント

## 1) 活動への意欲や興味に対するかかわり

- 好きだったことができなくなった，したいこと・できることがわからないなどの理由で活動に消極的になってしまう場合がある．そのようなときは強みや意欲を引き出せる活動をともに探りながら，実際の活動場面をみる・経験者に話を聞くことなどによってイメージをつくり，活動の提案・体験により「してみようかな」と思えるような**きっかけづくり**を行う．
- 特に，過去の経験に基づく活動や，リハ・対人交流などの目的をもった活動は，不安を軽減し，新たな活動への動機づけとなりやすい．
- 料理をすることが，ある人にとっては仕事であり，ある人にとっては余暇であるように，1つの活動がもつ意味は個人により異なる．活動を通してその人が何を得ようとしているのか，その**意味づけ**を理解する必要がある．

## 2) 活動の場・参加の機会をつくるかかわり

- 活動のための社会資源として，障害福祉サービスや地域生活支援事業などのサービスの他，自助グループや余暇支援団体，障害者スポーツ団体などによる活動やイベントが活用できる．活動を支える施設として，地域活動支援センターや障害者福祉センター（図2），障害者スポーツセンター（図3）などがある．

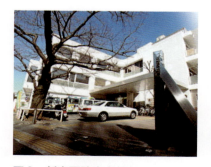

図2　新宿区障害者福祉センター
機能訓練や作業所などの他，障害をもつ人や家族の交流と活動の場として，陶芸や茶道，絵手紙，組みひも，料理，パソコンなどの多彩な趣味講座を開催．障害種別を問わず利用できる．

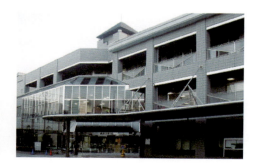

図3　障害者スポーツ文化センター横浜ラポール
障害者の健康づくりと社会参加，市民の交流を図ることを目的として，スポーツやレクリエーション，文化活動の場や機会を提供する施設．横浜市リハビリテーション事業団が運営．

- 独自事業を行っている地域もあるため，市区町村・保健所などの行政機関の他，社会福祉協議会や障害者協議会，自立生活センター，地域生活支援センターなどで情報収集を行うことも有効である．また，障害をもつ人を対象とした資源だけでなく，公共施設やカルチャースクールなどの地域資源，民間団体や企業による取り組みを積極的に活用することは，活動の選択肢を広げるだけでなく，地域社会における障害理解の促進にもつながる．
- 社会資源が存在しない場合には，セラピストらが主導して，共通する目的や関心をもつ仲間が集まって活動できる**場の提供や参加の機会づくり**を行う．
- 仲間同士のつながりや，専門家・ボランティアなどによる新たな関係性の構築を意識して設定した場，機会は，ピアサポートの機能をもつ自主サークル活動や，地域を拠点とした活動に発展する可能性をもち，地域社会とのつながりへの契機となり得る．
- 障害の状況と活動内容・場面に応じて，方法や手段などの工夫による**環境の設定・調整**を行う．
- 方法に関しては，活動の特性（作用・効果）を分析したうえで，工程の分割，ルールの変更，情報量の調整などのアレンジを加えるとともに，安定した姿勢保持，動線を考慮した配置，休息のタイミングなど，物理的・人的環境におけるサポートを具体化する．
- 活動の手段に関しては，個々に応じた自助具やスイッチなどの代用装置，活動に応じた義肢・装具，車いすなどを検討のうえ適用する（**図4**）．必要な環境について，活動にかかわる支援者や施設職員などに伝え，可能な調整を依頼することもある．

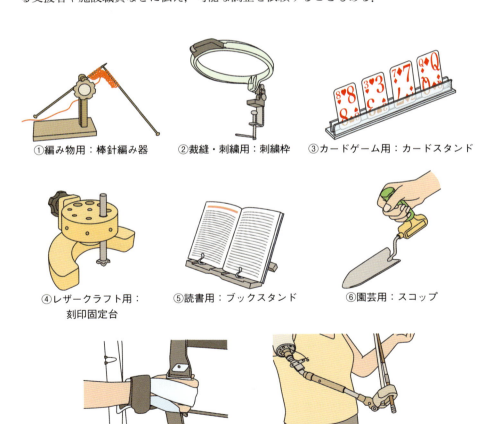

①編み物用：棒針編み器　②裁縫・刺繍用：刺繍枠　③カードゲーム用：カードスタンド
④レザークラフト用：刻印固定台　⑤読書用：ブックスタンド　⑥園芸用：スコップ
⑦アーチェリー用：弓保持装具　⑧バイオリン演奏用：演奏用義手

**図4　活動手段の工夫の例**

### 3) 活動の継続・定着に向けたかかわり

- 活動の継続・定着を図るために，ADLや家事，仕事・生産的活動といった他の生活行為との相互作用を考慮し，地域生活を継続するために無理のないバランスを探りながら，生活の構造に合わせた活動の**位置づけ（頻度・時間・場所など）**を具体化する．
- 移動，コミュニケーション，セルフケア（排泄・食事など）といった，余暇活動・地域活動への参加に影響を与える主な活動に対して，社会資源や各種サービスの活用を含むアプローチを検討する．特に移動は，生活における活動範囲を広げ，地域社会のなかで生きがいや楽しみを得るために重要な生活関連活動の1つであることから，公共交通機関や地図アプリなどの活用，自動車運転技術の習得といった移動能力の向上を目的とした支援も重要な意味をもつ．
- 移動や外出のための社会資源として，障害福祉サービスでは，地域生活支援事業に含まれる移動支援事業の他，障害の種類や程度に応じて移動支援と介護を一体的に提供する同行援護や行動援護，居宅介護，重度訪問介護といったサービス[3]が提供されている．また，市区町村や社会福祉法人，民間団体などによる送迎サービス，通所バスなどによる送迎を行っている事業所・施設，送迎ボランティアなど，地域によって多様なサービスが検討される．地域で作成されているバリアフリーマップや，バリアフリー情報を提供しているWebサイトなども活用できる．

## 3 活動例

- 週1回の訪問訓練により，余暇活動を通じた地域生活支援を行った例を示す（図5）．新しい環境での不安が強かったFさんに対し，興味のある活動へのかかわりと支援者間の連携を通して参加の機会を増やし，日中活動の充実を図った．

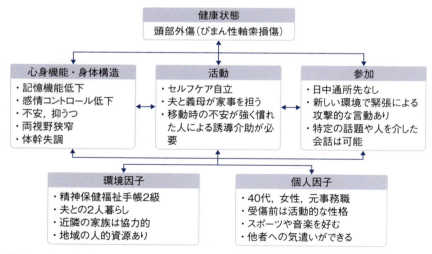

図5　Fさんの介入時の生活機能

### 1) 活動への意欲や興味に対するかかわり

- 本人の関心がある話題（スポーツ，音楽）と活動（簡単なお菓子づくり）を用いたティータイムを定期的に行うことで不安が軽減し，攻撃的な言動が減少．
- 本人が好む特定のメニューの調理を練習した結果，家庭での役割活動として習慣化．
- 活動時に撮影した写真を使用して出来事や感情を振り返ることによる動機づけ．

### 2) 活動の場・参加の機会をつくるかかわり

- ホームヘルパーを利用した外出（散歩）や家事の他，地域生活支援センターが運営する喫茶店や公営プールへの外出および活用練習を実施．
- 利用施設職員に本人の障害状況を説明し，環境設定（荷物がわかりやすいようにカゴを使用する，靴が脱ぎやすいように椅子を置くなど）を依頼（図6）．
- 安心できる環境で活動の幅を拡大（園芸や手芸）．

### 3) 活動の継続・定着に向けたかかわり

- 本人，家族，担当保健師，移動支援事業者，訪問介護事業者などとともに地域サービス支援会議を重ね，対応を検討．
- 施設利用時の手順書を作成し，移動支援事業者やホームヘルパーに，本人の不安を軽減するための対応方法を伝達（図7）．
- 家庭内では，受傷前から行っていた単独で行える余暇活動（ストレッチ・ピアノ）を継続することで本人の生活リズムを維持．

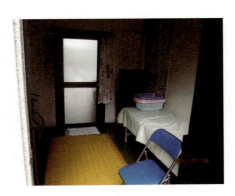

図6　施設内の環境設定

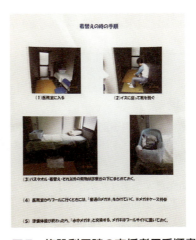

図7　施設利用時の支援者用手順書

---

文献

1) 「平成23年社会生活基本調査結果」（総務省統計局）http://www.stat.go.jp/data/shakai/2011/h23kekka.htm
2) 「国際生活機能分類（ICF）―国際障害分類改訂版―」（障害者福祉研究会／編），中央法規，p263，2002
3) 「障害者等の移動の支援について」（厚生労働省）http://www.mhlw.go.jp/file/05-Shingikai-12601000-Seisakutoukatsukan-Sanjikanshitsu_Shakaihoshoutantou/0000091252.pdf

第2章　地域包括リハビリテーションマニュアル

# ❹ 老年期
## 1) 老年期における地域生活の課題

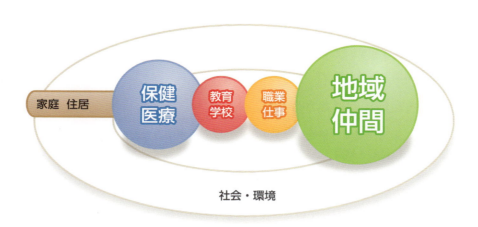

**老年期の地域生活4色だんご**
発達段階ごとの地域生活上の課題について，重要度の違いを視覚的に示した．大きなものほど，その時期の課題として重要度が高いことを意味している．

### ● 保健・医療

- **健康増進（一次予防）**：健康な状態でも，一般的老化に伴って生理的予備能が少しずつ低下し，恒常性が失われていく．生活スタイルによって活動量が異なるため，健康状態は個人差が大きい．
- **早期発見・予防（二次予防）**：明らかな活動制限や参加制約がないようにみえても，フレイル，軽度認知障害，ロコモティブシンドローム，サルコペニア，重複・慢性疾患などの心身の不調が隠れている．
- **医療（二次・三次予防）**：高齢期の多くの疾患に，慢性化や重篤化，再発リスクがあるが，未受診により適切な医療サービスが提供されていない場合や，服薬管理の複雑さなどの課題がある．
- **リハ**：機能障害の回復にのみ捉われてしまい，役割や生きがいといった生活の質（QOL）に目を向けられない場合がある．本人家族や他職種に対する教育や啓蒙が必要である．

## 🔴 教育・学校
- **生涯学習**：生涯学習に関する情報を集める方法や，多くの情報から選択する手段がわからない，参加するためのきっかけがつかめない，仲間がいない，出向くための交通手段がないなどの困難がある．

## 🟠 職業・仕事
- **就業**：就労を希望する高齢者の割合は70％を超え，「収入の伴う仕事をしたい」高齢者がいる一方で，経済的な暮らし向きに心配はないと感じる高齢者もいるなど，ニーズが多様である．

## 🟢 地域・仲間
- **友人関係（趣味や余暇の仲間）**：歩行機能の低下により出向く手段がなくなる，気力の低下により活動範囲が狭まるなどの理由で，交流は容易に途絶えがちとなる．
- **当事者団体**：老人クラブなどの当事者団体や家族会に関する情報へのアクセス方法をもたない・知らない高齢者が多い．
- **安全・防犯**：振り込め詐欺や消費者被害，ひったくりなどの高齢者を狙った犯罪が多発している他，交通事故，急な病気や怪我，認知症高齢者の徘徊などがある．

## 🟤 家庭・住居
- **家族関係**：家族は高齢者の最大の支援者であるが，一方で，介護倒れや介護疲労による家族関係の悪化が生じやすい．老々介護や介護離職は社会問題にもなっている．
- **住居**：長く住み慣れた家であっても，古い住居の構造や設備が高齢者の安全には適していないことがある．

## ⚪ 社会・環境
- **社会サービス**：自治体の高齢者施策や介護保険サービス，各種団体のさまざまなサービスのしくみや手続きが複雑で，高齢者本人とその家族は理解しにくい．
- **地域住民**：高齢者の地域生活を支えるインフォーマルな地域資源として非常に有用である．しかし，柔軟な対応が可能である一方で量や質が一定しないため，適切な地域資源として活用が可能かどうか，見極めが必要である．
- **地域特性**：都市部か農村部か，暖かい気候の地域か厳寒地域か，平地か坂が多いかといった文化や気候，地形などの地域特性は，高齢者の地域生活に大きく影響してくる．

# ❹ 老年期
## 2) 住まいの支援

- 高齢者の住まいの概要と特徴，それぞれの枠組みを知る
- 高齢者の生活に合った住環境整備の手法を身につける

## 1 セラピストが知っておくべき高齢者の住まいの支援一覧

- 高齢者の住まいには，介護保険3施設といわれる特別養護老人ホーム，介護老人保健施設，療養型医療施設の他，軽費老人ホーム，有料老人ホーム，認知症高齢者グループホームなど，**施設系**と区分されるものと，サービス付き高齢者住宅やシルバーハウジングのような**住宅系**に区分されるものなどが代表的である．それぞれ，提供されるサービスや対象者，利用できる介護保険サービス，主な設置主体などが異なる（**表1**）．また，住環境を整備し長年住んでいる自宅での生活を継続する，転居し子どもたちと同居する，などの選択もある．
- 住んでいる地域の自治体における独自の高齢者向け住宅サービスもあるため，ホームページや広報誌で住宅情報を確認するとよい（**表2**）．
- セラピストは，高齢者が望む場所において尊厳ある生活を継続できるよう，心身状況と環境の不適合を解消するために住環境を整備することが求められる．住環境整備には住宅に加えて福祉用具および住宅生活を支援する福祉サービスも含む．

## 2 セラピストが住まいを支援する際に利用できる枠組み

- セラピストが高齢者の住まいを支援するには，さまざまな枠組みがある．つまり，自治体職員や地域包括支援センターの職員として相談窓口や訪問調査・指導をする，病院や介護老人保健施設などの職員として退院（退所）前後や入所前後に訪問指導する，デイケアやデイサービスの職員として訪問指導する，訪問リハビリテーションの職員として訪問指導する，などである．
- 自分の所属する事業所における業務外にも，例えば市町村からの住環境整備の職員派遣依頼，ケアマネジャーからの訪問調査同行依頼や担当者会議出席依頼，福祉用具導入適合判断を福祉用具業者とともに行う，住宅改修案の話し合いを建築業者とともに行うなどにより，高齢者の住まいの環境評価・調整を実践する場合もある．住宅改修や福祉用具導入に関する自治体独自のフローチャートに則った依頼がくる場合や，地域ケア会議において住環境に関するセラピストとしての発信を求められることもある．

表1 高齢者向け住まい・施設の概要

| 区分 | 名称 | 概要 | 対象者 | 利用できる介護保険サービス | 設置主体 |
|---|---|---|---|---|---|
| 施設系 | 特別養護老人ホーム | 常時介護が必要な人に対し，生活全般にわたって介護サービスが提供される | 65歳以上の要介護3以上 | 施設スタッフによりサービス提供 | 地方公共団体，社会福祉法人 |
| 施設系 | 介護老人保健施設 | 病院と自宅の中間施設で，病院で入院治療する必要はないが自宅での療養が困難な人が，介護・看護・リハサービスを受けられる | 65歳以上の要介護1以上 | 施設スタッフによりサービス提供 | 医療法人，社会福祉法人，地方公共団体など |
| 施設系 | 療養型医療施設 | 長期の療養が必要な場合，介護も含めてサービスが受けられる | 要介護1以上 | 施設スタッフによりサービス提供 | 医療法人，地方公共団体など |
| 施設系 | 軽費老人ホーム | 本人の収入に応じて低額費用で基本的な生活支援サービスを受けながら，自立した生活を送ることができる | 自立した生活に不安があり，家族との同居が困難な高齢者 | 外部のサービスを利用，または施設スタッフにより提供 | 地方公共団体，社会福祉法人，知事許可を受けた法人 |
| 施設系 | 有料老人ホーム | ①食事の提供，②介護（入浴・排泄・食事）の提供，③洗濯・掃除などの家事の供与，④健康管理のいずれか（複数も可）を提供する施設 | 老人（概ね60歳以上） | なし，または外部のサービスを利用，施設スタッフにより提供 | 限定なし |
| 施設系 | 認知症高齢者グループホーム | 少人数（基本は9人単位）で家庭的な共同生活を送りながら，認知症の進行を遅らせる | 軽度〜中度の認知症で要支援2以上の人 | 施設スタッフによりサービス提供 | |
| 住宅系 | サービス付き高齢者住宅 | 安否確認や生活相談など，高齢者の安心を支えるサービスを提供するバリアフリー構造の住宅 | 60歳以上または要介護/要支援認定いずれかを受けている60歳未満の単身・夫婦世帯 | 外部のサービスを利用，または施設スタッフにより提供 | |
| 住宅系 | シルバーハウジング | 緊急時対応などのサービスがあり，収入に応じた家賃が適用されるバリアフリー構造の公的賃貸住宅 | 60歳以上の高齢者および高齢者夫婦（地方公共団体ごとの入居者資格あり） | 外部のサービスを利用 | 地方公共団体，都市再生機構，住宅供給公社 |

文献1〜4をもとに作成．

表2 自治体における住宅サービス例

| | 東京シニア円滑入居賃貸住宅 |
|---|---|
| 概要 | 都が定める一定の基準を満たす高齢者の入居を拒まない賃貸住宅 |
| 基準 | ①原則として各戸に台所，水洗便所および洗面設備を備えていること<br>②前払家賃などを受領する場合，その金額の算定基礎を書面で明示すること<br>③返還債務を負う前払家賃などの保全措置が講じられていること<br>④生活支援サービスが提供される場合は都の定めによる届出を行うこと |
| 対象者 | 年齢問わず「東京シニア円滑入居賃貸住宅」<br>高齢者世帯のみ「東京シニア専用賃貸住宅」 |
| サービス | 外部の介護保険サービス |

文献4，5をもとに作成．

- セラピストが比較的自由に参加でき，一般的に多く用いられている枠組みは，医療保険や介護保険の枠組みである病院や介護老人保健施設，通所サービス，訪問サービスから出向く**訪問指導**であろう．

## 3 住まいの支援にセラピストがかかわる際の役割とかかわり方

- セラピストにはまず，高齢者の生活目標を明確にし，**住環境整備の目的と最適な手法を提案する**役割がある．住環境整備の手法は模様替えから，福祉用具の活用，住宅改修，福祉用具の活用と住宅改修の併用など[6]まである．どの手法を採用するかを検討するためには，高齢者の生活機能全般と背景因子を正確に把握し整理する必要がある（表3）．
- 高齢者本人とその家族の他，ケアマネジャーや業者からの相談を受ける，訪問調査に同行する，行政に働きかける，多職種間や業者間における調整を行うなど，相談窓口やアドバイザー，調整役としての役割を果たすこともある．これには，高齢者を理解することに加え，住環境整備にかかわるさまざまな介護・行政サービスや福祉用具，介護用品，家具，経費に至るまで各分野に精通することが重要である．
- 福祉用具の導入や改修の後は，実際の生活場面における実動作練習や福祉用具使用方法の指導を行うことが重要な役割である．新たに整備された環境でのセルフケア動作練習や福祉用具の扱い方・フィッティングなどを行い，導入目的に合った効果が得られているかを確認し，必要であれば再調整を行う．
- これらの工程は，常に高齢者本人および家族の意向に沿って同意を得ながら進めるべきである．セラピストは，高齢者および家族からの明確なニーズ表出がない場合は引き出し，理解しやすい方法を用いて最適な案を提案し，自己決定を尊重し促すという工程をくり返しながら，最終的に生活目標達成の合意につなげる．

### 表3 住環境整備の目的と把握すべき重要な情報

| 住環境整備の目的 | | 生活範囲の拡大 |
| --- | --- | --- |
| | | 生活行為の自立支援 |
| | | 生活行為の安全性向上 |
| | | 介助負担の軽減 |
| 把握すべき情報 | 心身状況 | ADL能力，移動能力，視機能　など |
| | 住宅状況 | 持ち家/借家，構造，居住階数，福祉用具使用の可能性　など |
| | 家族状況 | 家族構成，関係性，主介護者，キーパーソン　など |
| | 経済状況 | 負担限度額，費用捻出方法　など |

文献6，7をもとに作成．

## 4 住まいの支援にセラピストがかかわる際の留意点

- 利用できる費用補助や改修可否，既存の物理的環境，マンパワーなどは，住まいの枠組みによって異なるため，住環境整備を進める際には，高齢者の現在の住まいの枠組みを把握し，実現可能な提案をする．
  - ▶例えば，独居在宅生活と有料老人ホームでは，屋内の段差の有無や他者による見守りの有無など，環境に大きな違いがある（表1参照）．
- 高齢者は一般的に，新規性を有することへの対処が苦手である．新たな用具や環境を導入しても，慣れるまでに時間がかかる，あるいは結局慣れずに不適応におわる場合がある．いずれにせよ，住環境整備を本格的に開始する前には，できる限り実際の生活の場で模擬的に試行する．時に，新たに整備するより，未整備でも慣れ親しんだ環境の方が安全である．
  - ▶例えば，施設内では歩行器で安全に歩行できていた高齢者が，自宅空間での歩行器使用に慣れず，かえってつまずくようになった，など．
- 環境の変化は高齢者の生活機能に大きく影響を与えるが，その影響は本人および家族にとってメリットのみとは限らない．セラピストは，生活機能の変化を予測し，**当初の住環境整備目的がその後の生活全体の目標に合致しているか**，常に意識し確認する．
  - ▶例えば，「明るくおしゃべりな人だったのに，個室完備でバリアフリーの有料老人ホームに入ったらすっかり静かになってしまい，終始ぼんやりしている」，「歩行器導入により高齢者本人の安全な歩行範囲が拡大した，しかし，徘徊が活発になりご家族の介護負担は増してしまった」そんなケースがある．
- 加齢に伴う生活機能の低下に加え，何らかの進行性疾患を有する高齢者の場合は特に，疾患の特性を考慮して中長期的な視点での慎重な提案が必要である．セラピストは，加齢や疾患の予後予測のもと，高齢者の生活機能の変化と，高齢者本人の年齢や家族構成の変化も見越した住環境整備を提案する．
- 住環境整備の際の配慮として，「北枕を避ける」，「仏壇に足を向けない」などは一般的であるが，宗教にかかわることや鬼門や風水などを考慮しなければならないこともある[8]．高齢者本人と家族，その地域の「価値観」は尊重するべきである．

## 5 活動例

- 回復期リハ病院から自宅退院し，通所リハの新規利用予定となったGさん（80代男性）の例を紹介する．
- 担当ケアマネジャーから，利用予定の通所リハ事業所に「回復期病院のセラピストが退院前訪問指導を予定している．そのときに通所リハのセラピストも同行できないか」と依頼があった．通所リハのセラピストは加算算定要件の居宅への訪問要件[※1]を満たすことができることを確認し，承諾した．

---

※1　加算算定要件の居宅への訪問要件
　居宅への訪問は，利用開始日以後1カ月以内，または，利用開始日の1カ月前から前日まででその間利用者の状態と居宅の状況に変化がない場合に，訪問要件を満たしたことになる[9]．

- 当日，通所リハセラピストはケアマネジャーと同行し，Gさんは病院セラピストが同行してタクシーで帰宅．以下の4点から入浴は訪問看護による訪問入浴サービスを利用すること，屋内各所の段差はわずかだったので解消手段はとらないが，移動時にはスリッパは履かないこと，屋外歩行時は歩行器を利用することが決まった．

  ①病院セラピストから入院中の特にセルフケアと歩行のリハビリテーション状況を情報収集

  ②Gさんに実際に動いてもらいながら病院セラピストとともに家屋環境を確認

  ③ケアマネジャーを交えて，自立が難しそうだった入浴と屋内外歩行について相談

  ④本人と家族の意向を尊重

- また，残りの入院数日間は，導入予定と同型の歩行器を使用し，公道で屋外歩行訓練することも決定した

- Gさんの在宅生活再開後から2週間ほど経過したある日，ケアマネジャーから訪問入浴担当の看護師より「浴室出入り口に手すりがあった方が入浴のときに安心だと思う」との情報があったとの連絡があった．入浴環境について再評価を行い，本人は設置を希望しないものの，裸体で脱衣室と浴室間の段差をまたぐ際に介護が安定するように，浴室入り口の縦手すり設置を提案し，家族の同意を得て導入に至った．

- ケアマネジャーがよく知るレンタル業者があったため，通所リハセラピストは手すりの種類と設置場所を指定してケアマネジャーに報告し，業者との連絡調整はケアマネジャーが行った．

- このように，事業所間で多職種協働によるGさんの生活機能の把握と住環境整備に加え，整備環境下でしばらく生活した後に再整備を行ったことにより，より安全な在宅生活環境を整えることができた．

---

## 文献

1）「高齢者向け住まいの概要」（厚生労働省）http://www.mhlw.go.jp/file/05-Shingikai-12601000-Seisakutoukatsukan-Sanjikanshitsu_Shakaihoshoutantou/0000048000.pdf

2）「消費者向けガイドブック」（厚生労働省）http://www.mhlw.go.jp/seisakunitsuite/bunya/hukushi_kaigo/kaigo_koureisha/other/dl/other-03.pdf

3）「高齢者の住まいガイドブック」（高齢者住宅財団）http://www.koujuuzai.or.jp/useful_info/guidebook/

4）「あんしん なっとく 高齢者向け住宅の選び方」（東京都福祉保健局）http://www.fukushihoken.metro.tokyo.jp/kourei/koho/sumai_sasshi.files/anshin2013-2.pdf

5）「東京シニア円滑入居賃貸住宅情報登録・閲覧制度」（東京都 防災・建築 まちづくりセンター）https://www.tokyo-machidukuri.or.jp/sumai/senior.html

6）「OT・PTのための住環境整備論 第2版」（野村 歓，橋本美芽/著），三輪書店，2012

7）「ゴールド・マスター・テキスト 地域作業療法学」（德永千尋，田村孝司/編），p279，メジカルビュー社，2016

8）「新版 福祉住環境」（水村容子，他/著），p56，市ヶ谷出版社，2008

9）「平成27年度介護報酬改定に関するQ&A」（厚生労働省）http://www.mhlw.go.jp/file/06-Seisakujouhou-12300000-Roukenkyoku/QA.pdf

## ❹ 老年期
## 3) 在宅生活

- リハビリテーションマネジメントの実践を身につける
- 高齢者の在宅生活支援に関する制度やサービスを知る

### 1 セラピストが在宅生活を支援する際に利用できる枠組み

- **医療保険**においては，主として集中的なリハサービスによる機能回復やADL向上を目標とした，退院前後訪問指導や外来リハ，訪問リハの枠組みがある．
- **介護保険**においては，居宅サービスのうち訪問リハや，通所介護，通所リハ，ショートステイ，認知症対応型通所介護で，セラピスト（機能訓練指導員を含め）の配置がある．主として維持期・生活期の高齢者の生活を支えるためのリハサービス提供の場として活用されている（通所サービスについては第2章❹4)参照）．
- また，在宅復帰施設である介護老人保健施設の職員として行う入所・退所前後の訪問指導や，地域包括支援センターの職員として行う相談支援，訪問調査・指導，福祉用具貸与，住宅改修費支給の枠組みもある．
- 市町村が中心となっている介護予防・日常生活支援総合事業（新しい総合事業※1）の枠組みでのリハサービス提供や相談支援，地域ケア会議への参画，自治体の職員として行う相談支援や訪問調査・指導も在宅生活を支援する枠組みである．

### 2 在宅生活支援におけるセラピストの役割

#### 1) リハビリテーションマネジメントの実践

- 高齢者の状態はそれぞれの日常生活や人生を反映したきわめて個別的なものであり，ニーズも多様である．そのため，高齢者一人ひとりに対して期間や目標を設定し，**心身機能，活動，参加**のそれぞれの要素にバランスよく働きかける効果的なリハの提供が必要である．
- セラピストは，このような**質の高いリハの着実な提供**を促すための**リハビリテーションマネジメント実践の中心的役割**を担うことが求められている[2]．

---

※1　新しい総合事業
市町村が中心となって，地域の実情に応じて，住民などの多様な主体が参画し，多様なサービスを充実することで，地域の支え合い体制づくりを推進し，要支援者などに対する効果的かつ効率的な支援などを可能とすることをめざすもの（第2章❹5)参照）[1]．

- リハビリテーションマネジメントとは，開始時の情報収集，リハ評価の実施，リハ会議開催，目標・期間・プログラム内容を含んだリハ計画立案，リハの実施，モニタリングといった一連のプロセスを，多職種協働し，本人と家族の同意のもと進行するものである（図1）．セラピストには，このプロセスを管理し運用する役割がある[3]．
- 高齢者のリハのイメージ（図2）を示す．在宅生活を支える**生活期リハ**では，食事・排泄などのADLや掃除・洗濯・外出などのIADLを向上するための活動へのアプローチや，家庭

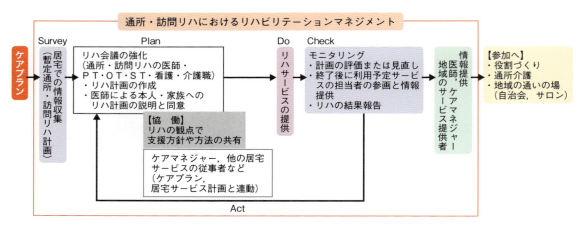

**図1　リハビリテーションマネジメント**
文献2をもとに作成．

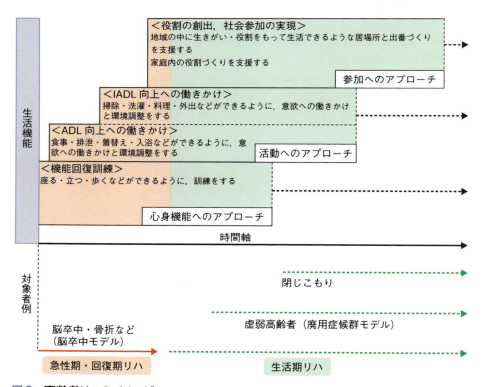

**図2　高齢者リハのイメージ**
文献4をもとに作成．

- 内や地域のなかに役割や生きがいを創出するための参加へのアプローチに重きを置くべきことがわかる．
- 在宅生活支援におけるリハビリテーションマネジメント実践では，高齢者が健康を維持しながら，**住み慣れた環境**で本人の望む活動にいかに取り組むことができるか，という視点で支援することが重要である．

## 2) 訪問リハの特徴

- 訪問リハの特徴[5]は，対象者の実際の生活の場に出向くことで，**その生活環境のなかで**本人や介護者とともに，実際の生活の課題に向き合い解決していけることである．この特徴を生かし，地域でその人らしい生活を再構築するための具体的な提案や指導，練習，情報共有を，その場で直接行うことは，重要な役割である．出向くことにより，本人とご家族に加え，ホームヘルパーやケアマネジャーなどの他職種に対しても，実際の生活の場での支援が可能である．
- 訪問リハのもう一つの特徴として，他の介護保険下のリハサービスや，市町村が実施している一般介護予防教室，地域のスポーツ教室，趣味活動のサークルなどのインフォーマルな社会資源とも協働し，対象者が日々の生活を営んでいる居住場所や地域をベースに具体的な目標設定を柔軟かつ適切に行いやすいというのもある．
- この場合も，高齢者の生活環境で直接見聞きしながらの情報提供や相談，指導ができることが強みであり，セラピストがインフォーマルな社会資源と協働することは，その地域におけるリハの啓蒙活動になる．
- その他，定期的に高齢者の自宅に通い顔を合わせているセラピストは，高齢者の健康上の異変を察知しやすい．高齢者のいつもと違う様子に気づいたら，早期受診を促すこともセラピストの役割であろう．異常の早期発見対応は利用者の病状悪化の予防に直結する．

## 3 在宅生活支援にセラピストがかかわる際の留意点

- 在宅生活支援の対象像として，一定期間の訪問リハの後に通所サービスや地域の社会での活動に移行し，訪問リハを終了することをめざす，というものがある．現在の状態像を明確にとらえ，適切な時期に終了に向けての移行が実践できているかを常に意識する．本人が望むからといって漫然と機能回復訓練を継続してはならない．
- 終了に向かうためには，高齢者本人や家族が，訪問リハ終了後の生活のイメージがもてるように十分な情報提供を行う必要がある．高齢者本人と家族にとって，セラピストと直接かかわる時間は1週間のうちわずか1～2時間程度である．リハ会議やサービス担当者会議を活用し，多職種連携に努めることによって，セラピストがかかわらない時間も含め高齢者の生活丸ごとを理解し，有用な情報提供ができるようにあらゆる社会資源に精通する．
- 同時に，在宅生活支援の対象像として，通所が困難であり，訪問で継続的なかかわりが必要と考えられるもの，というのもある．進行性疾患，慢性疾患，ターミナルなどが該当するが，この場合は，医学的管理を行うかかりつけ医との連携を密にすること．通常時の安静度確認はもちろん，病状変化や急性増悪の危険があるときの対応方法などは，あらかじめ確認しておく．

- 前述の疾患でなくても，リハ実践時はセラピスト1人で訪問することが多い．訪問リハを実施するうえでリスク管理につながる，バイタルサインの変化，運動中止基準，禁忌事項，誤嚥や食形態の注意事項，水分摂取，排泄，皮膚状態，発作誘因事項などは特に重点的に確認する必要がある[5]．また，異常時のセラピストから医師への連絡先，不在時の連絡先，連絡方法を確認しておく．

## 4 在宅生活支援に知っておくと便利な制度やサービス一覧

- いずれも，インターネットから検索しアクセスが可能である（表1）．

表1 制度・サービス一覧

| | | |
|---|---|---|
| 医療保険サービス | | 各種診療外来，訪問診療，往診，歯科訪問診療，訪問リハ，訪問看護など |
| 介護保険サービス | セラピスト配置事業所でのサービス | 居宅サービス，通所サービス，短期入所サービス，施設サービスにおけるリハ（機能訓練）サービス |
| | 住宅改修費の支給 | 手すりのとりつけ，段差の解消，床や通路面の材料の変更など（20万円まで） |
| | 福祉用具の貸与 | 車いす，歩行器，手すり，特殊寝台，スロープなど（要介護度に応じた支給限度額まで） |
| | 特定福祉用具の販売 | 腰掛け便座，入浴補助用具，簡易浴槽，リフトの吊り具部分など（年間10万円まで） |
| 自治体関連のサービス | 高齢者総合相談センター（シルバー110番） | 主として社会福祉協議会や高齢福祉担当課による高齢者福祉，介護保険，医療などの総合的な相談公的機関 |
| | 地域包括支援センター | 地域包括ケアに関連する幅広い相談支援窓口および各種サービスのコーディネート |
| | 自治体独自のサービス | 配食，おむつ配布，見守り，趣味のクラブ，外出支援，買い物代行など |
| | 高齢者住宅改造費助成事業 | 介護保険の改修以外の改修工事に対して，一定の費用を助成する制度 |
| | 高齢者住宅整備資金貸付制度 | 高齢者世帯や高齢者と同居する世帯を対象に，改修工事に対して必要な資金を低利で貸し付ける制度 |
| その他のサービス | 民間企業やNPOなどによるサービス | 配食サービス，宅配サービス，家事代行サービス，外出付き添いサービス，訪問理美容，寝具ケアサービス，見守りサービスなど |
| | 各種家族会，当事者会など | 認知症の人と家族の会，男性介護者の会，各地域での介護者の会，老人クラブなど |

## 5 活動例

- ケアマネジャーから訪問リハ事業所に紹介のあったHさん（70代女性）．もともと自分のペースで独居生活をしていた彼女は，介護老人保健施設の退所後，集団活動の多い通所サービスの利用は望まなかった．訪問リハは個別対応であるとの理由で，ニーズが曖昧なままサービスが開始された．

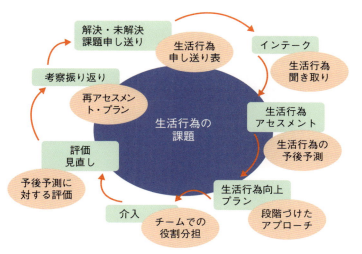

**図3　生活行為向上マネジメントサイクル**
文献6より引用.

- Hさんの在宅生活におけるニーズは何か，セラピストはどんな支援を提供できるかの検討にあたり，生活行為向上マネジメント（MTDLP）[※2]を活用した．MTDLPとは，①インテーク，②生活行為アセスメント，③生活行為向上プラン，④介入，⑤評価見直し，⑥考察・振り返り，⑦解決・未解決：課題申し送り，からなる生活行為の障害に対する支援策を検討・実践するためのプロセスのことである（図3）[6]．
- 検討の結果，不定期に娘ら家族を招待してホームパーティーを行うのが楽しみであること，食材にこだわりがありスーパーでは1人で思う存分買物がしたいことが，Hさんのニーズであることがわかった．セラピストは，具体的目標と目標到達までの期間を提案し，Hさんと共有後，訪問リハプログラムを開始した．
- プログラムは現在の心身機能を維持するための自主トレ指導の他，お気に入りのスーパーで買物するための環境設定を提案し，実際場面で数回練習を行った．買物の環境設定は，往路の歩行10分のうち途中の休憩場所となるベンチを指定，スーパー内ではショッピングカートを使用，食材購入後はスーパー入り口のベンチに座り携帯電話でタクシーをよぶ，荷物とともにタクシーで帰宅，マンション管理人に荷物の運搬を手伝ってもらう，などを行った．
- Hさんの目標は2カ月で達成され，本人合意のもと訪問リハサービスの終了となった．セラピストはHさんのニーズや介入内容，経過，目標到達状況などをケアマネジャーに報告し，情報共有した．
- このように，セラピストは在宅生活における対象者のニーズを具体的に把握し，本人にとって意味のある生活行為に焦点を当て，目標と目標到達期間を明確にしたうえで，住み慣れた実際の環境下での具体的かつ現実的な介入を行うことが重要である．

---

※2　**MTDLP**
　　management tool for daily performance. MTDLPによる介入を受けることで，ADLや家事などのIADL，健康関連QOLが改善することがわかっている．

## 文　献

1 )「介護予防・日常生活支援総合事業ガイドライン」(厚生労働省老健局振興課) http://www.mhlw.go.jp/file/06-Seisakujouhou-12300000-Roukenkyoku/0000088276.pdf

2 )「平成27年度介護報酬改定の骨子」(厚生労働省) http://www.mhlw.go.jp/file/06-Seisakujouhou-12300000-Roukenkyoku/0000081007.pdf

3 )「リハビリテーションマネジメント加算等に関する基本的な考え方ならびにリハビリテーション計画書等の事務処理手順および様式例の提示について」(全国老人保健施設協会) http://www.roken.or.jp/wp/info/insurance/reha

4 )「平成27年度介護報酬改定に向けて」(介護給付費分科会) http://www.mhlw.go.jp/file/05-Shingikai-12601000-Seisakutoukatsukan-Sanjikanshitsu_Shakaihoshoutantou/0000055673.pdf

5 )「訪問リハビリテーションマネジメントマニュアル」(日本訪問リハビリテーション協会) http://www.houmonreha.org/health_promotion/pdf/download02.pdf

6 )「生活行為向上マネジメントパンフレット 生活行為の自立を目指して」(日本作業療法士協会) http://www.jaot.or.jp/wp-content/uploads/2014/12/panflet.pdf

## 参　考　図　書

- 「高齢者の地域における新たなリハビリテーションの在り方検討会報告書」(厚生労働省) http://www.mhlw.go.jp/file/05-Shingikai-12301000-Roukenkyoku-Soumuka/0000081900.pdf

# ❹ 老年期
# 4) 通所サービス

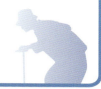

- デイケアとデイサービスの概要と枠組みの違いを知る
- 通所サービスにおいてセラピストが期待されていることを知る
- 通所サービスにおける多職種協働による実践を身につける

● ここでは，セラピストが配置されリハビリテーション業務にかかわる介護保険制度の代表的な通所サービスである，通所リハビリテーション（デイケア）と通所介護（デイサービス）について記載する．

## 1 通所サービスの概要

### 1) 基本方針

- **デイケア**の基本方針は，「生活機能の維持または向上をめざし，理学療法，作業療法その他必要なリハビリテーションを行うことにより，利用者の心身の機能の維持回復を図るものでなければならない」とあり[1]，専従のセラピストを配置しサービスを提供する．
- **デイサービス**の基本方針は，「生活機能の維持または向上をめざし，必要な日常生活上の世話および機能訓練を行うことにより，利用者の社会的孤立感の解消および心身の機能の維持ならびに利用者の家族の身体的および精神的負担の軽減を図るものでなければならない」とあり[1]，セラピストは機能訓練指導員としてサービスを提供する（表1）．

### 2) 介護保険制度と通所サービス

- どちらの枠組みであっても，セラピストが関連する加算が複数あり算定要件が細かく設定されているため，介護報酬改定の際には最新の情報を確認することが必要である．また，改定に先立って動向を把握しておくことも重要である．過去の報酬改定は厚生労働省ホームページ「介護報酬」[3]で，現在審議検討中の動向は「介護給付費分科会」[4]で確認するとよい．
- 2015年度介護報酬改定[5]において，デイケアで実施されるリハを自宅生活での課題解決に効果的に結びつけるためには，事業所内だけでなく居宅などを訪問し，必要に応じて実際場面での評価や指導などを行うことも必要であるとされ，**生活行為向上リハビリテーション**加算が設置された．

表1 通所リハビリテーションと通所介護

|  | 通所リハビリテーション（デイケア） | 通所介護（デイサービス） |
| --- | --- | --- |
| 基本方針 | 要介護状態になった場合においても，その利用者が可能な限りその居宅において，その有する能力に応じ，自立した日常生活を営むことができるよう生活機能の維持又は向上を目指し，<u>理学療法，作業療法その他必要なリハビリテーションを行うこと</u>により，利用者の心身の機能の維持回復を図るものでなければならない | 要介護状態になった場合においても，その利用者が可能な限りその居宅において，その有する能力に応じ，自立した日常生活を営むことができるよう生活機能の維持又は向上を目指し，必要な日常生活の世話及び<u>機能訓練</u>を行うことにより，利用者の社会的孤立感の解消及び心身の機能の維持並びに利用者家族の身体的及び精神的負担の軽減を図るものでなければならない |
| 対象 | 居宅要介護者<br>・主治の<u>医師</u>がその治療の必要の程度につき，厚生労働省令で定める基準に適合していると認めたものに限る<br>・病状が安定期にあり，施設において，心身の機能の維持回復及び日常生活上の自立を図るために，<u>診療に基づき実施される計画的な医学的管理の下における理学療法，作業療法その他必要なリハビリテーションを要することとする</u> | 居宅要介護者 |
| リハビリテーションおよび機能訓練の実施者 | <u>PT，OT，ST</u> | <u>機能訓練指導員</u><br>日常生活を営むのに必要な機能の減退を防止するための訓練を行う能力を有する者<br>→PT，OT，ST，看護師，准看護師，柔道整復師，あん摩マッサージ指圧師の資格を有する者 |

文献2をもとに作成．

- これは，個人の活動として行う排泄するための行為，入浴するための行為，調理するための行為，買い物をするための行為，趣味活動など，具体的な生活行為の自立を目標に，通所内だけでなく訪問による自宅や地域での実際の生活場面における具体的な指導などを組合わせた，短期集中的なリハを行うものである．必要量のリハを適した場所で個別に設定できるようになり，高齢者の在宅生活における生活行為への対応が可能になった．
- デイサービスでは「機能訓練を行う場合は，機能訓練指導員等が居宅を訪問したうえで利用者の居宅での生活状況（起居動作，ADL，IADL等の状況）を確認し」と訪問要件が設置されている[6]．
- 定期的な介護報酬改定により枠組みに変化が起きようと，通所サービスにかかわるセラピストが**在宅生活を送る高齢者の生活を支援する**ことに変わりはない．その時々の介護保険をうまく活用しながら必要なサービス提供を継続することが大切である．

## 2 通所サービスにおけるセラピストの立場と役割

- 通所サービスにおけるセラピストの役割は，**リハビリテーションマネジメント**（第2章❹3）参照）を遂行することである．通所サービスにおいて，このプロセスのリハ評価は，セラピストにのみ任される場合が多い．そのため，セラピストが得た評価結果はわかりやすい言葉で説明して多職種で共有することが必要である（図1）．

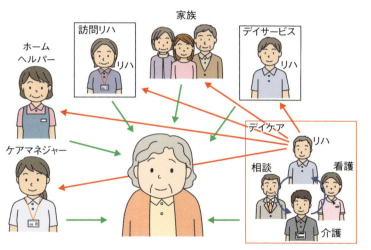

**図1 多職種と他事業協働で利用者を支える**
利用者の地域生活を支えている，①他のサービスそれぞれの役目（　　），②通所事業所内の多職種の役目（　　），③他事業所に所属するセラピストや他職種との役割分担や連携（　　）などを理解し，所属する事業所においてセラピスト自身が何を優先的に行えばいいのか，常に考え，決定する（図はデイケアの場合）．

- このプロセスには，通所事業所内だけでなく，セラピストが通所から出向いて高齢者本人の生活の場や地域で実践することも含まれているため，必要だと判断した場合は，訪問評価や訪問しての生活動作練習，福祉用具のフィッティング，家族や他事業所の他職種への情報提供などを行う．
- デイサービスでは「リハビリテーション」ではなく「機能訓練」という用語を用いるが（表1参照），リハビリテーションマネジメントの視点で求められる役割は，デイサービスでもデイケアでも大きな違いはない．
- 日々の通所プログラム内容の企画運営へのアドバイスや協働も，大切な役割である（アドバイザーとしての役割）．行われるプログラムが個々の利用者の目標を達成できるものか，利用者にとってプログラムの難易度は適切か，利用者の興味関心に合致しているか，実施時のリスク管理には何があるかなどを多職種で確認し，必要であればアドバイスを行う．通所外部の他職種，例えばケアマネジャーやホームヘルパーに対しても同様に，必要時にはアドバイスや情報提供を行う．
- セラピストは稼働率や請求状況，事業所の収支を常に把握するように努め，コスト意識をもってもれなく加算算定する必要がある．事業所の一職員として，事業所の収益確保に貢献することも求められている．

## 3 通所サービスへのかかわり方と留意点

- セラピストが利用者に**直接かかわる**ことのできる時間は，事業所の枠組みによって異なることを理解する．利用日の利用者数とセラピスト数を念頭に置き，限られた時間内に何人の利用者にかかわる必要があるかを計算し，その枠組みのなかでセラピストが優先的にやるべきことと，セラピストでなくてもいいこと（セラピスト指導のもとでの利用者本人，

- 家族，他職種，他事業所による介入）を取捨選択する．
- 通所サービスのセラピストは，**多職種協働のもとチームアプローチ**により，利用日における利用者の日中の様子をほぼ丸ごと把握できることが強みである．その強みを生かして，セラピスト自身のかかわりの濃淡やタイミングを判断する力が必要である．
- 通所利用日の高齢者の日中の様子を把握しやすい一方で，通所利用日でない日に，高齢者がどのような1日を過ごしているのかは把握しにくい．普段から通所利用日と同等の活動量を確保できる高齢者はそう多くないだろう．
  ▶ 例えば，通所利用が週に1回の高齢者の場合，その日提供したリハサービスが，他の6日間にどのように影響を与えるのか（あるいは与えないのか）を考え，過不足のない適切量のリハを提供できるように心掛ける．
- セラピストが個別リハ（個別機能訓練）しかやらない・できないのでは困る．いかに多職種間で協力体制が組めるか，稼働率やコストを意識できるか，さらに事業所外部のケアマネジャーなどと連携できるか，という広い視点で利用者にかかわることが大切である．
- 多職種協働に際しては，高齢者に対する生活期リハの啓蒙活動を意識する．職員が，利用者1人でできることを何でも，親切のつもりでやってあげてしまうことで，結果的に本人の主体性発揮の機会や役割を奪ってしまうことがよくある．高齢者本人の生活機能や背景因子に合わせ，自分でできることは自分でしてもらう，役割としてさまざまな活動に主体的に取り組んでもらうよう，働きかける必要がある．「（高齢者に）やらせるのはかわいそう」，「（高齢者を）働かせるようで申し訳ない」などという職員がいるなら，職員の意識も変革するよう働きかける．
  ▶ 例えば，高齢者が着てきたコートを，職員がさっと脱がせてハンガーに吊るすというのは，通所ではごくありふれた朝の風景ではあるが，その支援は高齢者に対する適切な支援とは限らない．
- 高齢者の地域におけるリハについてはこれまで，身体機能に偏っている，画一的である，今後の見通しに関する説明が不足しているなどの課題があげられてきた．くり返しになるが，高齢者一人ひとりに対して期間や目標を設定し，**心身機能**，**活動**，**参加**のそれぞれの要素に**バランスよく働きかける効果的なリハビリテーションの提供**が必要である．本人の希望だからといって，漫然と機能回復訓練を継続することがあってはならない．

## 4 活動例

- とあるデイケアにおける運用例を図2に示した．このデイケアの定員は40名，提供時間は6～8時間，セラピスト配置は2名である．どのような運用を組み立てればセラピスト2名を有効に活用できるか，多職種で話し合いを重ねながら試行錯誤しているものである．
- 1日の基本スケジュールを決め，そのスケジュールのプログラム内容の一部のみを不定期にリニューアルする．リニューアル内容は，定期的な会議において多職種で検討し，随時変更する．この運用方法により，そのときの利用者と職員体制に合わせた柔軟なプログラム変更が，労力をさほどかけることなく可能である．
- プログラム内容は大きく，①運動機能や認知機能などの心身機能に関連するもの，②ADLやIADLなどの活動に関連するもの，③買い物や外出などの参加に関連するもの，の3つのいずれかに該当するものとした．そして，利用者が主体的にプログラムに取り組めるよう，

| 時間 | スケジュール | | セラピストの動きの例 |
|---|---|---|---|
| | 基本スケジュール（変更可能プログラム） | スペシャルメニュー | |
| 8:30 | 送迎，順次到着<br>手洗い，うがい，排泄，バイタル確認 | なし | ・到着まで計画書作成<br>・着後，A，Bさん排泄評価 |
| 9:30 | 机上紙面課題や利用者個々の自己課題実施，個別の様子確認 | | ・Cさん自主トレ実施状況の確認<br>・Dさん認知紙面課題を指導 |
| 10:00 | 時事ネタと二重課題を含む全体準備体操 | 外出練習，スーパーに買い物 など | ・全体体操の様子を確認<br>・連絡帳を確認 |
| 10:20 | 運動　調理活動　机上活動　自主トレ | | ・各プログラムに入り，E，F，Gさんにリハ実施 |
| 11:30 | 手洗い，排泄，口腔体操，食事，歯磨き，排泄 | なし | ・H，Iさん排泄評価と練習<br>・Jさん食事評価，Kさん自助具導入 |
| 13:00 | 立位やヨガなど，応用的ミニ体操 | 外出，プログラム，外食，映画鑑賞，カラオケ，釣堀 など | ・Cさん立位動作評価と指導<br>・体操全体の様子を確認 |
| 13:20 | 運動　　　　　　自主トレ | | ・各プログラムに入り，H，B，Fさんにリハ実施 |
| 14:20 | クラブ活動：大工，園芸，将棋，囲碁，麻雀，歌，足湯，書道，俳句，針仕事，手工芸，茶話，読書など | | ・Aさんに興味関心評価後，Dさんと共に書道実施 |
| 15:00 | おやつ，排泄，帰り支度 | なし | ・Kさん自助具評価<br>・Eさん屋外歩行練習 |
| 15:30 | 順次送迎 | ドライブ，プログラム，桜やイルミネーション見学 など | ・送迎車に同行しGさん自宅訪問，リハ会議および訪問指導を実施 |

**図2　デイケア運用例**

定員：40名，提供時間：6〜8時間，職員：相談1名，看護1名，介護8名，リハ2名，他．プログラムは概ね固定し▢のプログラムのみ変更可能とし，スペシャルメニューは月に数回，行事として組み込んだ．月に一度の会議を設置し，多職種でプログラム検討を行い，随時変更した（プログラムの主たる進行者は介護職員とした）．セラピストは，その日の利用者に合わせて流動的に動くこととした．セラピストの動きをある1日の例として表の右枠に記載した．

利用者自身の選択や企画への参画を促す複数並列のプログラム設置を心がけている．

- 少ないセラピストを効率よく活用するために，原則として介護職員がプログラムの進行を交代で行い，セラピストの動きは固定せず流動的にした．これにより，必要かつ適切なタイミングで，セラピストによる利用者対応が可能である．
- 通所サービスの基本スケジュールやプログラム内容は，事業所規模や会社の体質，職員体制，利用者像，職員や利用者が得意とすることなどのさまざまな条件により，変わってくる．絶対的なお手本は存在しない．そのときの状況に合ったプログラムが柔軟に提供できるよう，多職種が連携した体制づくりが最も重要である．

## 文献

1）「指定居宅サービス等の事業の人員，設備及び運営に関する基準」（厚生労働省）http://elaws.e-gov.go.jp/search/elawsSearch/elaws_search/lsg0500/detail?lawId=411M50000100037&openerCode=1

2）「リハビリテーションと機能訓練の機能分化とその在り方に関する調査研究」（厚生労働省）http://www.mhlw.go.jp/file/05-Shingikai-12601000-Seisakutoukatsukan-Sanjikanshitsu_Shakaihoshoutantou/0000119060.pdf

3）「介護報酬」（厚生労働省）http://www.mhlw.go.jp/stf/seisakunitsuite/bunya/hukushi_kaigo/kaigo_koureisha/housyu/index.html

4）「社会保障審議会」（厚生労働省）http://www.mhlw.go.jp/stf/shingi/shingi-hosho.html?tid＝126698

5）「平成27年度介護報酬改定の骨子」（厚生労働省）http://www.mhlw.go.jp/file/06-Seisakujouhou-12300000-Roukenkyoku/0000081007.pdf

6）「指定居宅サービスに要する費用の額の算定に関する基準（訪問通所サービス、居宅療養管理指導及び福祉用具貸与に係る部分）及び指定居宅介護支援に要する費用の額の算定に関する基準の制定に伴う実施上の留意事項について」（厚生労働省）http://www.mhlw.go.jp/file/06-Seisakujouhou-12300000-Roukenkyoku/0000080856.pdf

## 参考図書

・「高齢者の地域における新たなリハビリテーションの在り方検討会報告書」（厚生労働省）http://www.mhlw.go.jp/file/05-Shingikai-12301000-Roukenkyoku-Soumuka/0000081900.pdf

他職種からのメッセージ

### 通所でセラピストのこれに期待！

日本赤十字社総合福祉センターレクロス広尾　室伏美佐子（介護福祉士・介護支援専門員）

　5年前，通所リハビリテーションが新規オープンしたとき，われわれ介護職に急性期病院からきたセラピストはこういいました，「とにかく，私はこれまでのスタイルを変えるつもりはない．あと，わからないことは自分で調べて」．この言葉を聞き，「これまでのスタイル？」，「変えるって何を？」，「聞いちゃいけないんだ…」と困惑したことを覚えています．

　スタートしても，セラピストはPTもOTも時間を区切り個別リハ中心でひたすらマッサージ（説明がないため効果がわからない）をしていました．このマッサージが1時間ほど行われ，残りの時間は介護職が独自に考えた体操メニューを展開していました．このように連携することもなくカンファレンスも機能しないまま，書類だけのやりとりが続いていたのです．

　こうした協同を考えないケースにはじまり，これまで多くのセラピストに翻弄されました．例えば，専門用語を多用するケース（専門外の人への説明はなるべく専門用語を使用せず，わかりやすく説明してほしい），かかわった認知症の利用者がすべて不穏になるケース（接し方にも反省をもって，認知症への理解，言葉かけ，対応のしかたに困るようなら介護職にも相談してほしい），接遇は申し分ないが細部にこだわるケース（時間配分が崩れると他のプログラムに影響がでることから優先順位を理解してほしい），発言力の強い利用者にまかれてしまうケース（プロ意識をもって取り組んでほしい），終始威圧的で介護職が相談しづらい壁をつくっているケース（連携のためには他職種，セラピスト同士も相談しやすい雰囲気をつくってほしい），言葉の重要性をわかっていないケース（利用者を「これ以上はよくならない」と泣かせるのではなく前を向かせる言葉をかけてほしい）などがありました．

　私の知る限りリハの世界は，知識や技術，工夫する知恵も素晴らしく，介護の現場で役立つことがたくさんあるのに，どうして共有できないのか？と思います．一匹狼ではいけない，利用者のためのリハであることを考えてほしいです．

　制度が変わり，困っている生活行為の改善に焦点をあてたプランをつくり，リハ会議で進行役も務め，本人・家族にわかりやすくプレゼンする能力も，訪問し家の様子もみたり，他サービスとの連携で助言・指導もセラピストが担うのです．加えて，これまで個別リハのみ行っていた時間は，通所では集団体操の指導となり，大量の計画書を書くための文章力も必要です．今までとは違う業務に対応できていない現状がみえてきています．セラピストが求められている仕事は非常に多いのです．だからこそ，まわりにいる介護職に目を向けてください．他職種とのチームワークが力を発揮します．「介護職は介護のプロなんだから，そっちは任せる」的な発想は捨て，「ともに歩める人間力」で「協働」してまいりましょう．そこに介護職は，とても期待しているのです．

## ❹ 老年期
## 5) 地域活動

**point**
- 今日の地域に関する施策の方向性を知る
- 地域に関する施策のなかでセラピストの果たすべき役割を知る

### 1 セラピストが地域活動にかかわる際に利用できる枠組み[1)～3)]

- 地域包括ケアを実現するための事業として，介護保険制度に**地域支援事業**が位置づけられている（図1）．

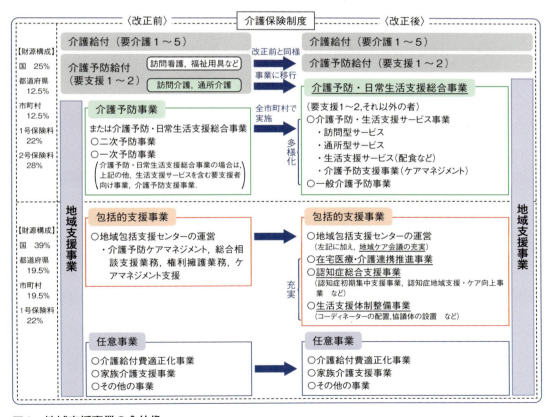

**図1 地域支援事業の全体像**
2014年の介護保険制度改正に伴い，新しい地域支援事業の枠組みが呈示された．国は市町村に対し，2017年度までに移行するよう求めている．文献2をもとに作成．

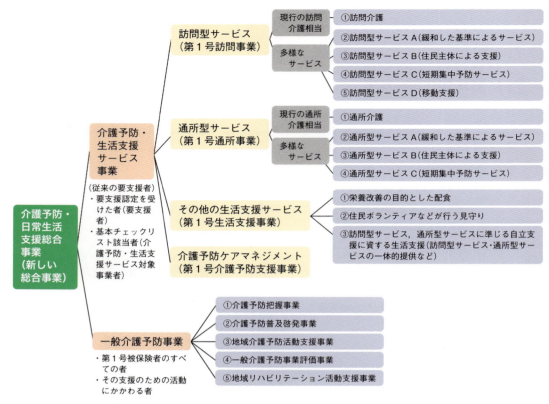

**図2　介護予防・日常生活支援総合事業（新しい総合事業）**
上記はサービスの典型例として示しているもの．市町村はこの例を踏まえて，地域の実情に応じた，サービス内容を検討する．
文献4をもとに作成．

**表1　一般介護予防事業**

| | |
|---|---|
| 介護予防把握事業 | 情報を収集し，閉じこもりなど支援の必要な者を把握し，介護予防活動へつなげる |
| 介護予防普及啓発事業 | 介護予防活動の普及・啓発を行う |
| 地域介護予防活動支援事業 | 住民主体の介護予防活動の育成・支援を行う |
| 一般介護予防事業評価事業 | 一般介護予防事業の評価を行う |
| 地域リハビリテーション活動支援事業 | 介護予防の取り組みを機能強化するため，通所，訪問，地域ケア会議，住民主体の通いの場などへのリハビリ専門職などによる助言などを実施 |

対象者：第1号被保険者すべてと支援活動にかかわる者．文献2をもとに作成．

- 介護予防・日常生活支援総合事業（新しい総合事業，図2）のなかの一般介護予防事業（表1）において，**地域リハビリテーション活動支援事業**が新設された．目的はリハビリ専門職などを活かした自立支援に資する取り組みを推進し，**介護予防の機能強化**を図ることである．
- 地域リハビリテーション活動支援事業のなかで位置づけられているセラピストの役割に，地域ケア会議への参加がある．

表2 地域ケア会議の機能と規模など

| | |
|---|---|
| 機能 | 個別課題解決<br>ネットワーク構築<br>地域課題発見<br>地域づくり・資源開発<br>政策形成 |
| 検討事項 | 個別ケース〜地域課題 |
| 開催規模 | 個別事例ごと<br>生活圏域ごと<br>市町村・地域全体 |

- **地域ケア会議**とは主に地域包括支援センターが主催し，多職種協働で実施される地域の高齢者個人に対する支援と，そのために必要な社会資源・体制の整備を行い，**自立支援を推進**するためのシステムである（表2）．
- 個別ケースの検討においては，課題を抱える高齢者個人に対して，公的サービスだけでなく，地域資源や地域のネットワークを活用しながらどのような生活が送れるかを考える．同時に，個人が地域で生活するために必要な**資源の開発**や，**地域課題を抽出**するという側面を併せもつ．

## 2 地域活動におけるセラピストの役割

- 地域包括ケアシステムの枠組みのなかで，セラピストがかかわることのできる活動の例を図3に示す．

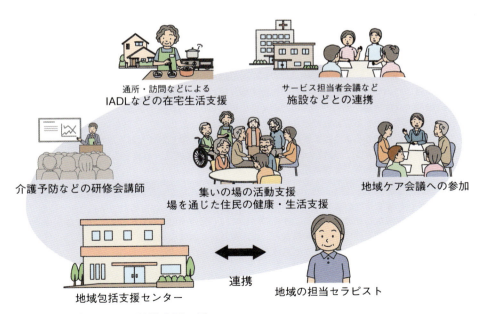

図3 セラピストによる地域支援の例

- 集いの場におけるセラピストの支援項目について**表3**に，地域ケア会議でのセラピストの役割について**表4**に示す．

**表3 集いの場におけるセラピストの支援項目**

| 運営にかかる支援 | |
|---|---|
| プログラムの立案・運営 | スケジュール管理，活動の選択などに関する助言と補助．実施する活動を決めるために，参加住民の興味などを聞き出す役割も果たす．また，実施時に安全に行えるよう，環境設定に関する助言を行う |
| リーダー育成 | プログラム内で行う活動を実施するためのリーダーの育成と補助．実施準備や当日の進行などに関する助言や補助を行う．必要に応じて，共に活動を会得するところからはじめ，経験や自信のない住民でもリーダーを担えるようにする |
| 参加住民全体への支援 | |
| 活動に関する指導 | 例えば体操であれば適切な体の動かし方や安全な取り組み方について指導する．またその活動の効果について説明する |
| 集いの場で行う講習会・研修会の講師 | 脳卒中や認知症などの疾患や，在宅での介助方法，介護予防などに関する勉強会などの講師 |
| 参加住民個人への支援 | |
| 参加促進のための支援 | 例えば軽度認知症の方へのスケジュール管理に関する支援（予定表の作成など）をする．また，引きこもりがちな人に対して，その人の得意なことを活かした役割を与えることで集団に参加するきっかけをつくる |
| 相談支援 | 例えば場に参加している片麻痺の方の介助方法の指導や，関節の問題などへの対処法に関する助言，生活上の困りごとに関する助言を行う |
| 継時的評価 | 場に参加している住民それぞれに対して，観察や話を聞くなかで機能面の評価を行い，それに伴い生活が不活発にならないよう，適宜指導する |

いずれも運営主体と協働して行う．

**表4 地域ケア会議におけるセラピストの支援内容**

| 個別ケースの検討において |
|---|
| 下記の項目について，多職種それぞれの視点で取り組む<br>・心身機能・身体構造が活動や参加にどのように影響しているか説明する<br>・生活のなかで，できることとできないことを評価する<br>・できないことをできるようにするための支援（環境面への働きかけなど）について助言する<br>・対象者のADL，IADL，趣味や余暇，社会活動までを広く捉え，心身ともに健康的な生活を送るために必要な活動などを提案する |
| 地域課題の検討において |
| 地域課題を検討するケア会議として，地域資源開発と地域課題抽出のための住民を対象としたワークショップの開催などがあげられる．それに対して，下記の項目に取り組むことができる<br>・主催者（地域包括支援センター職員など）を対象とした勉強会の実施<br>・住民を対象としたグループワークにおけるファシリテーター |

## 3 地域活動へのかかわり方と留意点

- 最も重要なことは，**自身の立ち位置を誤らない**ことである．例えば，集いの場は住民主体で運営されるべきものであることから，セラピスト主導で場を運営するのではなく住民が自立して場を運営していくための支援をする．
- 地域では他機関，他職種だけでなく，地域住民と協業する機会も少なからずある．専門職にしか通じない言葉の使用などは避け，住民目線で考えることが必要である．
- **地域特性を理解**し，それぞれの地域のニーズに合った支援を行うことが肝要である．
- 既存の枠組みと方向性を踏まえ，そのなかで自らの専門性をどのように活かすことができるかをよく考えて支援に取り組むことが重要である（図4）．

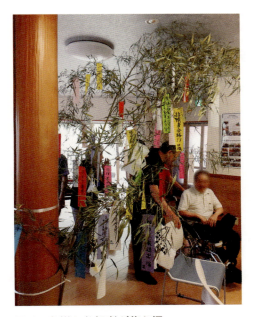

**図4 多様な参加者が集う場**
脳卒中の後遺症で車いすを使用している方も地域住民として参加している．場のなかで地域住民による助け合いもみられる．笹は季節の活動として参加者で取り組んだもの．

### 文献

1）「地域包括ケアにおけるPT・OTの役割」（田中康之，清水順市/編），文光堂，2016
2）「第58回社会保障審議会介護保険部会参考資料 地域支援事業の推進（参考資料）」（厚生労働省）http://www.mhlw.go.jp/file/05-Shingikai-12601000-Seisakutoukatsukan-Sanjikanshitsu_Shakaihoshoutantou/0000125468.pdf
3）「地域包括ケアシステム」（厚生労働省）http://www.mhlw.go.jp/stf/seisakunitsuite/bunya/hukushi_kaigo/kaigo_koureisha/chiiki-houkatsu/
4）「介護予防・日常生活支援総合事業ガイドライン（概要）」（厚生労働省老健局振興課）http://www.mhlw.go.jp/file/06-Seisakujouhou-12300000-Roukenkyoku/0000088276.pdf

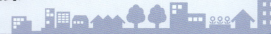

| 地域活動例 |

# 地域活動
## 宗吾地区住民自主サークル観察記録

**解説**

**★1**
**地域づくりとセラピスト**

地域づくりにセラピストがかかわる際は，単に地域という場でリハサービスを提供することに終始するのではなく，その地域やコミュニティをどのようにデザインするかという観点が不可欠である．特にリハやケアの分野では，自助・互助・共助・公助を地域のなかでどのように配分・分担するかというデザインと，それらをどのように活性化・最適化するかという観点が重要となる．

今日の**地域包括ケアシステムでは，地域づくりに重点が置かれている**[★1]が，高齢者が活発に生活している地域がどのようなものか，具体的なイメージは浮かぶだろうか．ここでは，住民が自主的に活発に地域づくりに参画している成田市内の宗吾地区の住民活動を紹介する．

## 1) 活発な住民活動の背景

### 1 地域の成り立ち

宗吾地区は千葉県成田市の南西部に位置する．本項で活動を紹介する宗吾4丁目は，三十数年前に市の住宅計画によって開発された分譲住宅街で，半径2km程度の，高齢者でも徒歩で移動できる範囲に住宅が密集している（図1）．現在，総世帯数299世帯，総人口710人，当時若くして移り住んだ住民の高齢化が進んでいる（高齢化率37.3％）[1]．

宗吾4丁目から徒歩5分程度の場所に，古い歴史をもつ宗吾霊堂（東勝寺）がある．宗吾霊堂では年間を通してさまざまな催しが開催されており，なかでも御侍夜祭（おたいやさい）には，宗吾4丁目の自治会も精力的に参加している（図2）．

### 2 活動を支えるシステムとネットワーク：自治会

活発な住民活動の背景には自治会の存在がある．宗吾4丁目自治会は，会長・副会長など幹部のもとに，総務防犯・会計・文化厚生・青壮年部の4部門がある．さらに，これらの部門から地域課題に応じて独立した組織がいくつかある．そのなかの

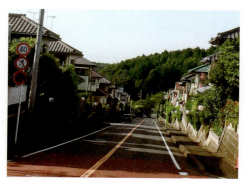 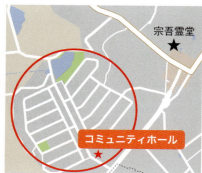

**図1　住宅街の景観と宗吾4丁目**
○：宗吾4丁目．

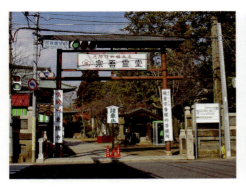

| 年中行事 | 1月 | 正月護摩修行 |
| --- | --- | --- |
| | 2月 | 節分会 |
| | 4月 | 花祭り |
| | 6月 | アジサイ祭り |
| | 8月 | 大施餓鬼会 |
| | 9月 | 御侍夜祭 |
| | 10月 | 観月会 |
| | 11月 | 菊花展 |
| | 12月 | 報恩講，お焚き上げ，除夜の鐘 |

図2　宗吾霊堂

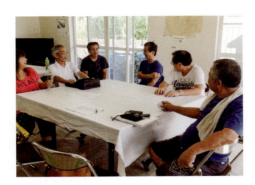

図3　幹部打合せ

1つ老後安心委員会は，「自分たちの老後を安心して生活できるよう自分たちで考えよう」という趣旨で立ち上がり，現在に至って住民同士の互助に関するさまざまな活動を扱っている．

もともと住民間で活発な交流のなかったところから，自治会活動をきっかけに人的なコミュニティ，ネットワークが広がった．現在は**幹部メンバーを中心とした協力体制**★2 が確立されている（図3）．宗吾4丁目にある299世帯のうち約240世帯が自治会に入会している．

## 2) 住民参加・住民の役割づくりが促進されるしくみ

### ❶皆で助け合い！互助活動

地域包括ケアシステムでは，自助・互助・共助・公助に基づく体制づくりをめざしている．このうち，地域住民によって実現されるべき互助に関する取り組みをいくつか紹介する．

#### ①ひだまりカフェ

ひだまりカフェは，引きこもりがちな高齢者に参加の場を提供する目的で数年前に開始された．はじめは月2回の開催であったが，徐々に参加者の顔ぶれが，**日頃からサークル活動などでコミュニティホールに出入りしている住民に固定されはじめたことから，2年間の実施を区切りに実施方法を検討した**★3．現在は年に1回，文化祭

★2
**偏りを歓迎する**

地域のなかで住民の活動を組織していく際，しばしばキーパーソンは偏りがちである．複数の住民活動の中身をみると，同じ人物が中心的役割を担っていることはしばしばある．このような偏りを解消する必要はない．地域のなかで特に活発な人，アイディア豊富な人，人間関係豊かな人などに地域の仕事が偏ることは自然なことである．逆に，外部からある地域に入って新たな活動をはじめようとする際は，そのような地域のキーパーソンをみつけることが最良のスタート地点となり得る．

★3
**ほそぼそ続けるという選択肢**

固定したメンバーの小さなグループの活動を延々と続けるという選択肢ももちろんあり得る．その場合は同じような固定メンバーで小さなグループ活動を地域のなかで多種多様に実施することをめざせばよい．

と併せて「喫茶ひだまり」として開催している．参加者は平均40名以上にのぼり，日頃，集まりに顔を出さない住民も足を運び「久しぶりだね，元気だった？」と言葉を交わす．

### ②カーテン契約運動

**カーテン契約運動**[★4]は，高齢化・核家族化のなか，住民自身が安心して暮らすことを目的に導入された，相互見守りシステムである．気心知れた住民同士が互いに気に掛け合い，有事への気づきを促進するためのシステムである．「いつもと違ってカーテンが開けっ放しだ」，「いつもの時間に犬が吠えない」などに気づいたら，声をかける，関係各所に連絡するなどの対応をする．気にかける対象はカーテンだけでなく，門灯，郵便受け，ペットなどなんでもよい．契約といっても書面で交わす必要はなく，気づいたときの対応方法について事前に話しておくものである．現在，地域住民全体に普及中で，近隣数軒の住民と「契約」を交わすよう，回覧などでよび掛けている．

### ③見守り合い

見守り合いについては，現在，宗吾台老後安心見守りネットワークという企画を，老後安心委員会で検討している最中である．これは，介護予防・日常生活総合支援事業のなかのサービスなどを踏まえた企画で，地域の気になる住民（支援の必要性のある住民）をどうするか，という課題に対応するためのものである．気になる住民の発見のため，住民同士の見守りや情報収集を手立てとし，発見後は自治会で，あるいは必要に応じて地域包括支援センターなど，行政の関連組織に相談をするということも含めた内容で，体制づくりを進めている．

地域で取り組んでいる互助活動を回覧や広報誌などで地域住民全体に周知するのと併せて，自助や互助の重要性などに関しても，住民意識を啓発するような声かけを常に行っている．

## 2 皆で楽しく！行事・サークル活動

### ①自治会行事

自治会では，さまざまな年中行事に取り組んでいる．行事は，外出の機会を提供することで地域住民の参加を促す以外にも，行事を運営するなかで，さまざまな役割が生まれ，住民参加の機会が多くつくり出される．

まずは，年に1度，9月初旬に開催される**一大イベント，御侍夜祭**[★5]について紹介する．かつて自治会の関与が活発でなかった頃は，祭の日にコミュニティホールに無料のビールが設置されるだけで，人も閑散としていた．そんななか，住民から「無料といわれても（ホールに）入りづらい」との意見があった．「焼き鳥の屋台をやろう！」1人の住民が声を上げた．自分たちが直接その場にかかわることで住民が馴染みやすい雰囲気をつくること，また，匂いで近隣住民をよび寄せるという作戦が功を奏した．年を重ねるごとに，「焼きそばもやろう」，「かき氷も」，「アユの塩焼き！」と複数の住民から発案があり，屋台の種類が増えていった．屋台において，料理はすべて自前である．場所の設営，材料の買出し，野菜などの下準備，調理・接客など，屋台運営という活動1つのなかに，さまざまな用務が付随する．複数の住民が協力し合う必然が生まれ，より多くの地域住民を巻き込み，活動の輪が広がっていく．

---

[★4] **命名を楽しむ**
活動やグループの名称をどのようなものにするかということも，参加にあたっての敷居の低さや動機づけにつながるため重要である．また，自分たちの活動やグループに自分たちで命名することは参加者のオーナーシップを高め，参加者たちのその活動への関与を高める．

[★5] **地域の伝統を利用する**
地域の伝統行事や季節行事をきっかけやとっかかりとして新たな住民活動をはじめることは非常に有効な進め方の1つである．地域で活動をはじめる際，その地域の伝統行事や季節行事などについて情報収集することは地域資源の評価という観点から重要である．

同様の一大行事に，年1回，10月末に開始されるふれあい文化祭がある．文化祭は宗吾4丁目独自のイベントで，サークル活動で作成した作品の展示や，カフェ，演奏会などが行われ，日頃コミュニティホールに出入りしない住民も足を運ぶ．「ケーキを手作りして出すよ」，「あそこの奥さん，パンを手作りするらしい．出してもらおうか」，「あの人にピアノ演奏を頼んでみよう」，「フルート奏者もいる」など，入手した地域住民情報をもとに，計画が進む．人のネットワークを介して，さまざまな住民に参加の機会が創出・提供され，文化祭への参加をきっかけに，また新たに住民が地域の輪に組込まれていく．

②**サークル活動**

　住民の日中活動の機会を提供するものに，サークル活動がある（図4）．ここでは，すべてのサークル活動は立ち上げからすべて住民自身によって行われる．したいことがあれば，だれでも手を上げることができる．サークル構成員の半数以上が自治会員であれば，サークルとして登録しコミュニティホールを無料で使用できる．新たに立ち上がり，**たちまち口コミで参加者が増えるサークルもあれば，参加者が集まらず設立に至らない活動もある**[★6]．「宗吾台歩こう会」は，年10回の開催で通算60回目を迎えた．県内の山や鉄道沿線など，いろいろなコースを歩く．参加者が増えたことで参加者の身体能力に幅が出ると，歩けない人は手前の駅から電車に乗るなど，柔軟に対応しながら皆で活動を継続している．歩き終えると，希望者でお酒を飲みに行くこともある．

　サークル活動でつながった人と人の間で，さらに活動が広がることもある．体操の会に参加したときのこと，**ホールの片隅に豆が干してあった**[★7]．聞くと，近隣のレンタル畑をサークル仲間数名で借り，そこで育てて収穫した豆であるとのこと．後に調理して皆で食べるとのことであった．**人の輪が広がり，活動の輪が広がる．**ここで生活する高齢者の日中活動が充実している様子がよくわかる．

　ボランティア活動も行っている．地域住民から集めた不要な布で雑巾を縫い施設へ寄付するチョキチョキの会や，汚れたペットボトルのキャップの選別作業（エコキャップ運動）がある．これらの活動は，地域高齢者が自分にできることで役割を担い，社会に貢献する機会を提供する．

**★6**
**住民の自由な発想を育む**

住民がさまざまな活動を自由に発想・発案し，そのアイディアが気軽に実現へとつながるしくみをつくることは地域活動の活性化に重要である．そのためには，ある活動がたとえあまり盛り上がらずに終了となったとしても，それを失敗と捉えない雰囲気づくりも重要である．1つの活動がうまくいかなくても，またすぐ次の活動をはじめればよい．

**★7**
**日々の暮らしと活動**

よい地域活動は住民の日々の暮らしのなかに，見事に埋め込まれ，取り入れられているものである．ここで記録されている情景はまさにそのような暮らしと地域活動の関係性を示している．

| | |
|---|---|
| ホタル保存会 | 健康体操気功 |
| 宗吾台歩こう会 | 宗吾台ヨガの会 |
| マージャンクラブ | ひまわりの会 |
| 宗吾台パークゴルフ愛好会 | オーディオ鑑賞会 |
| 編み物会 | 手作りの会 |
| ふれあい会ゆうゆう | チョキチョキクラブ |
| ピンポンなかよし会 | |

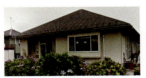
コミュニティホール外観

**図4　サークル活動の例**

以上，宗吾4丁目での住民活動について紹介した．今後のセラピストの地域活動として，地域づくりや，集いの場づくりの役割を担う可能性もある．その際にめざす地域の一例として参考にしていただきたい．

**文　献**

1）「平成28年版　成田市統計書」（成田市）
　　https://www.city.narita.chiba.jp/shisei/page305900.html

# ❹ 老年期
## 6) 介護予防PT系

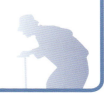

> **point**
> - 介護予防事業においてPTが実施する基本項目を身につける
> - 介護予防事業案を作成する能力を身につける

## 1 PTが介護予防でできること

- 本項では，PTが実施する評価方法や運動指導の例を示す．
- 実施にあたっては，運動負荷量に応じた参加要件の設定，病歴の確認，転倒予防など，**安全に行えるよう配慮を行う**．

### 1) 測定による自己認識向上

- 介護予防では，評価を通じた目標設定や効果判定を行うことが推奨されている．これは，本人の現状認識と**行動変容**のきっかけにもなる．
- 日本整形外科学会は，運動器の障害による移動機能の低下した状態をあらわす言葉としてロコモティブシンドローム（運動器症候群）を提唱し，**ロコモ度テスト**を作成している[1]．
- 40cmの台から片足で立ち上がれるか，両足では可能か，といった**立ち上がりテスト**，2歩の距離を身長で除す**2ステップテスト**，25問の質問からなる**ロコモ25**の3つのテストから構成されている．
- E-SAS (elderly status assessment set) は，日本理学療法士協会が開発したアセスメントセットで，介入前後の評価に用いられている[2]．
- E-SASは，timed up and go test (TUG)，入浴動作，休まず歩ける距離といった運動機能3項目に加え，生活のひろがり，転倒不安感，人とのつながりといった地域生活関連項目も評価する．TUG以外は質問票で評価でき，Web上にレーダーチャート作成ファイルや（図1），記録用紙「イキイキ地域生活ノート」が公開されている[3]．

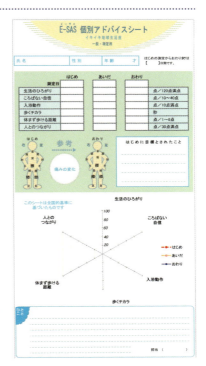

**図1 E-SAS個別アドバイスシート**
文献2より引用．

## 2) 転倒予防

- ここでは，転倒予防に関連する**❶筋力**，**❷持久性**，**❸柔軟性**，**❹バランス能力**について評価方法とトレーニング方法を紹介する．

### ❶筋力

- 握力計やハンドヘルドダイナモメーターなどで測定する．ロコモ度テストの立ち上がりテストや30秒椅子立ち上がりテスト[4]などバランス能力と複合的に評価する場合もある．
- 高齢者でもトレーニングによる筋力増強が可能である．一般的に筋力増強には高負荷が求められるが，高齢者の場合，中等度の負荷，低負荷でも効果が得られるという報告がある．その際，**仕事量（負荷量×回数×セット数）**が同じであれば，低負荷トレーニングでも効果が得られる[5]．さらに，仕事量にトータルセッション数（頻度×期間）を乗じた値でより筋力改善率との関係性が強まる[6]．
- アメリカスポーツ医学会は，週2日以上の頻度で行うことを勧めている[7]．
- 高齢者のトレーニング効果を高めるためには，良好な栄養状態も重要である．

### ❷持久性

- 評価には，6分間歩行テストがある[8]．
- 虚弱高齢者はまず身体活動量を高める必要がある．運動習慣のない者に対しては，軽度の運動から開始し，運動時間を増加させることからはじめる．
- アメリカスポーツ医学会は高齢者の運動処方として，①中等度の運動を1回10分，少なくとも30〜60分/日，計150〜300分/週，②より高強度の活動を20〜30分/日で合計75〜100分/週，または③中等度と高強度を組合わせて行うことを勧めている．運動様式は，整形外科的ストレスがかからないものが望ましく，歩行は基本となる方法である[7]．
- 運動強度の決定には，心拍数や主観的運動強度[※1]を用いる方法がある．心拍数を用いる場合，「目標心拍数＝（最大心拍数−安静時心拍数）×目標運動強度＋安静時心拍数」で求める．中等度の運動強度を50％とした場合，運動強度には0.5を挿入し計算する．最大心拍数は，「220−年齢」または「206.9−(0.67×年齢)」で推定する[7]．

### ❸柔軟性

- 安全性を考慮し長座位体前屈テストにて測定が行われる[11]．
- 筋力トレーニングや持久力向上に熱心な男性が膝痛や腰痛を悪化させることがある．ストレッチングや休息の重要性も合わせて指導することが必要である．
- 静的ストレッチングを少なくとも週2回，軽度の緊張がある程度で行う[7]．

---

※1 主観的運動強度

rate of perceived exertion（RPE）．運動の身体的負担度を主観的に判断する方法で，自覚的運動強度ともよばれている．運動負荷試験に用いられるボルグスケールは，自覚的な負担度を15点尺度により数量化を行ったものである[9]．主観的運動強度は，最大心拍数や最大酸素摂取量などによって示される運動強度と正の相関があり，その点尺度10倍値が運動時の心拍数の概算値に一致し，「13　ややきつい」であれば130拍，70％$\dot{V}O_2$maxに該当する[10]．座位時を0，中等度強度を5〜6，高強度を7〜8，最大運動時を10とする10段階のスケールを用いた運動処方も行われている[7]．

### 4 バランス能力

- 転倒リスクのスクリーニングとして，静的姿勢維持を評価する立位保持テスト，支持基底面内の重心移動を評価するfunctional reach test（FRT），支持基底面を変化させた重心移動を評価するTUGがある．
- 立位保持テストは，両脚閉脚立位，タンデム立位，片足立位で実施され，支持基底面の面積および形状によって難易度が異なる．高齢者では，片足立位保持5秒以下[12]，FRT到達距離15.2cm以下[13]，TUG13.5秒以上[14]で転倒リスクが高まるといわれる．
- バランス能力向上には支持基底面を変化させる片足立ちや体操プログラムが実施されている．

## 3）認知症予防

- 認知症のスクリーニングは，基本チェックリスト，改訂長谷川式簡易知能評価スケール（the revised Hasegawa dementia scale：HDS-R），MMSE（mini-mental state examination）などが用いられているが，さまざまな評価方法がある．
- 軽度認知障害（mild cognitive impairment：MCI）に対する運動療法は，認知症リスクを低下させると考えられており[15]，有酸素運動※2，筋力増強運動の効果が報告されている[16]．また，計算や語想起課題などの認知課題と身体運動を組合わせたマルチタスク介入による認知機能向上効果が報告されている[17]．ただし，認知課題と有酸素運動を組合わせて実施する際は転倒などには注意が必要である．

## 4）尿失禁予防

- 女性では，骨盤底の解剖学的性差，出産などにより，尿失禁が重要な疾患として存在する．
- 評価では，ICIQ-SF（International Consultation on Incontinence Questionnaire-Short Form）などの質問票[18]や独自の質問票で，尿漏れの症状，頻度，量，生活への影響度などを確認する．また，リスク要因である肥満の評価としてBMIなどを計測する．
- 尿失禁に対する運動指導に骨盤底筋トレーニングがある．骨盤底筋の収縮で会陰体が挙上し引き込まれる．触診が難しい場合，尿道，膣，肛門を締め骨盤底筋を収縮させる．
- type I 線維，type II 線維両方の強化が図れるよう，リズミカルな速い等張性収縮と収縮を持続する等尺性収縮を行う．筋をしっかり弛緩させることも意識する[19]．

## 2 PTによる介護予防活動例：男性向け健康講座

- 豊島区と帝京平成大学の連携事業を紹介する．

### 1）ターゲット

- 豊島区の二次予防事業で，男性参加率向上のために，2014，2015年度に帝京平成大学にて男性向け健康講座を開催した．

---

※2　有酸素運動処方のポイント
　有酸素運動処方では，対象者に合わせた運動頻度（F：frequency），強度（I：intensity），持続時間（T：time or duration），タイプ（T：type of exercise）を考慮したプログラムを作成する．これをFITTの原則という．

## 2) プログラムの構成

- 講座は「介護予防講座」とせず,「男性向け健康講座　男性のためのサクセスフル・エイジング」という主講座名を用いた．
- また，①男性が興味をもちやすい身体機能向上プログラムを含める，②男女共同では参加が促されにくい調理実習を行う，③社会貢献活動へつながる心肺蘇生法を実施する，④介護予防に重要な認知症予防，社会交流に関する講義を含める，4点を意図しプログラムを構成した．担当者の職種構成と内容は表1のとおりである．

### 表1　男性向け健康講座例

| 第1回：PT | 開講式<br>骨折しない体をつくる：転倒予防に必要な体操 |
|---|---|
| 第2回：救急救命士 | もしもの時の人助け：学びと実践 |
| 第3回：OT | 作業療法で認知症予防 |
| 第4回：管理栄養士 | 体を作る食事：学び編　認知症予防の栄養管理 |
| 第5回：管理栄養士 | 体を作る食事：実践編　実際に調理してみよう |
| 第6回：臨床心理士 | 社会生活を続けるために |
| 第7回：PT | 健やかに生活するために<br>閉講式 |

## 3) PT担当講座の特徴

- PT担当回では，①男性間の交流を広げる，②測定により自己認識を高める，③個人で取り組む運動として，有酸素運動，筋力トレーニング，ストレッチングと片足立ちを勧める，④記録ツールを紹介し，セルフモニタリングを促すよう実施した（図2）．

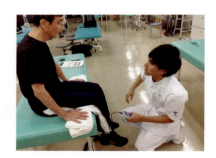

図2　筋力測定の様子

## 4) 事業の効果と今後の介護予防事業

- 測定結果から得られた本講座の効果は4点で，まず①転倒不安感改善，②筋力向上があげられる．
- また，講座終了後に参加者の自主的な取り組みや大学の取り組みによりうまれた③新しい交流機会の創造も重要な効果であろう．加えて主観的変化を尋ねた調査結果から④栄養への配慮と身体活動への取り組みがあげられる．

- 現在，各地で地域高齢者が指導者となり，人とのつながりをつくりながら体操を実施する取り組みが進められており，要介護認定率の低下に寄与すると考えられている．
- **介護予防・日常生活支援総合事業**への移行に伴い，側方支援や**マネジメント**という新しい形で，PTがかかわる機会が今後増えるだろう．
- 今までの知識と新しいスキルを生かし総合事業へ積極的に参画することは，PTとして健康寿命延伸に寄与できる方策の1つとなる．

## 文 献

1) 「ロコモ度テスト」（日本整形外科学会公認ロコモティブシンドローム予防啓発サイト ロコモチャレンジ！）https://locomo-joa.jp/check/test/
2) 「E-SAS 高齢者のイキイキとした地域生活づくりを支援するアセスメントセット」（日本理学療法士協会）http://jspt.japanpt.or.jp/esas/
3) 「イキイキ地域生活ノート」（日本理学療法士協会）http://jspt.japanpt.or.jp/esas/03_note/index.html
4) 中谷敏昭，他：体育学研究，47：451-461．2002
5) Csapo R, et al：Scand J Med Sci Sports，26：995-1006, 2016
6) 山田実：理学療法，33：528-534, 2016
7) 「運動処方の指針 原書第8版」（日本体力医学会体力科学編集委員会/監），南江堂，2011
8) 「新体力テスト実施要項」（文部科学省）http://www.mext.go.jp/component/a_menu/sports/detail/__icsFiles/afieldfile/2010/07/30/1295079_04.pdf （2017年5月30日）
9) 「An introduction to Borg's RPE-scale」（Borg G），Movement Publications，1985
10) 「基礎運動学 第6版」（中村隆一，他/著），医歯薬出版，2003
11) Nemoto K, et al：Mayo Clin Proc，82：803-811, 2007
12) Vellas BJ, et al：J Am Geriatr Soc，45：735-738, 1997
13) Duncan PW, et al：J Gerontol，47：M93-M98, 1992
14) Shumway-Cook A, et al：Phys Ther，80：896-903, 2000
15) Brodaty H, et al：Alzheimers Dement，9：310-317, 2013
16) Nagamatsu LS, et al：J Aging Res，2013：861-893, 2013
17) Law LL, et al：Aging Res Rev，15：61-75, 2014
18) 「女性下部尿路症状診療ガイドライン」（日本排尿機能学会，女性下部尿路症状診療ガイドライン作成委員会/編），リッチヒルメディカル，リッチヒルメディカル社，2013
19) 「ウィメンズヘルス リハビリテーション」（ウィメンズヘルス理学療法研究会/編），メジカルビュー社，2014

# ❹ 老年期
## 7) 介護予防OT系

- OTの地域における介護予防を知る
- 作業活動や生活習慣に関する予防的視点での考え方を身につける

## 1 OTが介護予防でできること[1)〜3)]

- 介護予防とは，要介護・要支援状態になることの予防と，要介護・要支援状態の軽減や悪化の防止をいう．介護保険法の規定により，市町村に実施が義務づけられている．
- 介護予防が重視されるようになった経緯として，軽度者（要支援・要介護1）の大幅な増加と，軽度者の原因の半数が廃用による機能低下であることがあげられる（図1）．
- 2006年の介護保険法改正以降の予防重視型システムは，**ハイリスク者を対象とした二次予防中心**の取り組みであったが，費用対効果の低さなどの課題が明らかとなった．そこで2015年度から，**地域づくりによる介護予防**が推進されるようになった．
- これまで心身機能を改善することを目的とした機能回復訓練に偏っていたが，機能回復だけでなく**心身機能，活動，参加のそれぞれにバランスよく働きかける**ことが求められるようになり，生きがい・役割をもって生活できるような居場所づくり・出番づくりなどが重視されている．
- 地域での介護予防におけるOTの役割として，**対象者本人への働きかけ**や**地域への働きかけ**があげられる．ここでは，主に対象者本人への働きかけについて述べる（地域への働きかけについては第2章❹5) 参照）．

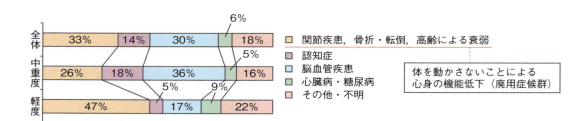

**図1 要介護度別の原因疾患**
文献1をもとに作成．

表1 活動・参加と予防効果に関する知見

| 活動・参加 | 期待できる効果 | 文献 |
|---|---|---|
| 趣味活動 | IADL低下を防ぐ | 4 |
| 園芸・観光・スポーツ | 認知症による要介護のリスクを軽減 | 5 |
| 笑うこと | 脳卒中，心疾患を防ぐ（笑わない人でリスクが高い） | 6 |
| 他者との食事 | うつを防ぐ（孤食によりうつになりやすい） | 7 |
| 心配事などの相談 | うつを防ぐ | 8 |
| 他者との交流 | 認知症になるリスクを軽減 | 9 |
| 余暇活動の計画・実行 | 記憶力・注意力の向上 | 10 |
| 余暇活動（ゲーム・読書・楽器・ダンス） | 認知症になるリスクを軽減 | 11 |
| 知的活動習慣（テレビ・ラジオ・読書・ゲーム・博物館） | 認知症になるリスクを軽減 | 12 |
| 精神的活動（読書・勉強・パズル・描画） | 認知症になるリスクを軽減 | 13 |
| 社会的活動（美術館などへ行く・旅行） | | |
| 生産的活動（園芸・家事・料理・裁縫・編み物） | | |
| スポーツ・趣味の会への参加 | 要介護状態の予防 | 14 |

期待できる効果について，必ずしもエビデンスレベルが高いとは限らない．

- 対象者本人への働きかけに関する枠組みの例として，認知症初期集中支援があげられる．早期診断・早期対応（いわゆる二次予防）のためのシステムであり，チーム構成員としてOTが明記されている．
- 介護予防・日常生活支援総合事業（新しい総合事業）の訪問型・通所型短期集中予防サービスなどにおいても，OTの働きが期待されている．
- 対象者本人への働きかけとして，例えば，**対象者のニーズに焦点をあてたアプローチ**（第2章❹3）❺参照）や，生活環境の調整などによる**活動・参加の促進**や**予防に効果的な活動・生活習慣の提案**などが考えられる（表1）．そのために，ADLだけでなく**IADL**，**興味**，**趣味**，**役割**などについて評価・支援する視点が重要である．
- 対象者が生活する地域における地域資源の情報（どこにどのような集いの場があるかなど）を提供できると，活動・参加がより促進される．

## 2　OTによる介護予防活動例：Iさんへの介護予防的支援

### 1) Iさんの介入時の状態

- 介入時の状態について**表2**にまとめた．
- Iさんの介入時の生活状況を**図2**に示す．

**表2　介入時の状態**

| 基本情報 | 80代女性 |
|---|---|
| 心身機能 | 肩関節痛，腰痛，軽度記憶機能低下 |
| 生活環境 | 娘夫婦と一軒家に同居，主な移動手段は自動車 |
| 家庭での役割 | 家事（買い物・夕食準備・庭の手入れ・洗濯物の取り込み） |
| 地域での役割 | 茶道の先生，ボランティア（集いの場手伝い，地域の見回り） |

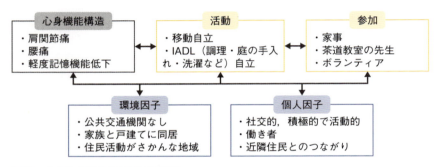

図2　Iさんの介入時の生活機能

### 2) 支援・指導項目

#### 1 地域の見回りボランティア

- **運動習慣**をつける目的で，歩いて近隣のお宅を訪問する地域の見回りボランティアへの参加を提案した．**本人のボランティア意欲**が高いこと，また，**社交的な性格**を活かせるとして，この活動を選んだ．また，**腰痛などへの配慮**として，見回りの曜日を庭の草むしりと別の曜日に設定し，身体への負担が過度にならないよう調整した．

#### 2 IADL継続のための支援

- 冷蔵庫の中にある食材をすべて常に憶えていることが難しくなったことから，あらかじめ**買う物リストを作成**してから出かけるようにした．また，食材を考慮しながら数日分まとめて献立を立てることが難しくなったことから，**その日ごとに買出し**をするようにした．
- 肩関節の挙上に可動域制限が生じたことから，**洗濯竿の高さを手の届く範囲に調整**した．

#### 3 生活のバランス

- 仕事的な役割に従事する割合が高かったことから，余暇活動として，**落語クラブ（鑑賞）**と**週末の旅行**を提案した．本人の趣味に沿って活動を選択した．

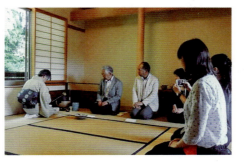

図3 茶道教室に参加する様子

表3 1週間のスケジュール

| | 月 | 火 | 水 | 木 | 金 | 土 | 日 |
|---|---|---|---|---|---|---|---|
| 6：00 | 起床 ||||||||
| 8：00 | 新聞<br>夕食献立 | 庭の草むしり<br>夕食献立 | 新聞<br>夕食献立 | 庭の草むしり<br>夕食献立 | 新聞<br>夕食献立 | 稽古の準備 | |
| 12：00 | 昼食 |||||||
| 13：00 | 地域の見回り | 落語クラブ | 地域の見回り | 集いの場手伝い | 地域の見回り | 茶道の稽古<br>片付け | 友人と日帰り旅行 |
| 15：00 | 買出し<br>洗濯物<br>夕食の調理 | 買出し<br>洗濯物<br>夕食の調理 | 買出し<br>洗濯物<br>夕食の調理 | 買出し<br>洗濯物<br>夕食の調理 | 買出し<br>洗濯物<br>夕食の調理 | | |
| 19：00 | 夕食 |||||||
| | 家族との団らん・テレビ・腰痛体操 |||||||
| 23：00 | 就寝 |||||||

地域の見回り：近隣の1人暮らしの高齢者の家を訪問して回るボランティア活動.

- 茶道教室の先生という役割はIさんにとって生きがいであり，最も重要である（図3）．他のすべての活動を，この役割遂行に支障がないように調整・管理した．
- ある1週間のスケジュールを表3に示す．

## 文献

1) 「これからの介護予防」（厚生労働省）http://www.mhlw.go.jp/file/06-Seisakujouhou-12300000-Roukenkyoku/0000075982.pdf
2) 「地域包括ケアにおけるPT・OTの役割」（田中康之，清水順市／編），文光堂，2016
3) 「介護予防を推進する地域づくりを戦略的に進めるための研究」（近藤克則）https://mhlw-grants.niph.go.jp/niph/search/NIDD00.do?resrchNum=201417010A
4) 加藤清人，他：作業療法，34：541-554, 2015
5) 竹田徳則，他：日本公衆衛生雑誌，57：1054-1065, 2010
6) Hayashi K, et al：J Epidemiol, 26：546-552, 2016
7) Tani Y, et al：Age Ageing, 44：1019-1026, 2015
8) 佐々木由理，他：老年精神医学雑誌，26：1019-1027, 2015
9) Fratiglioni L, et al：Lancet, 355：1315-1319, 2000
10) 矢冨直美，認知症予防．総合リハビリテーション34（11）：1047-1053, 2006
11) Verghese J, et al：N Engl J Med, 348：2508-2516, 2003
12) Wilson RS, et al：JAMA, 287：742-748, 2002
13) Wang HX, et al：Am J Epidemiol, 155：1081-1087, 2002
14) Kanamori S, et al：PLoS One, 9：194-203, 2014

# ❹ 老年期
## 8) 介護予防ST系

**point**
- 参加者が通いたくなる通いの場づくりの技術を身につける
- コミュニケーションを促進する活動を提供する技術を身につける
- STの視点で対象者の変化を評価する知識・技術を身につける

## 1 STが介護予防でできること

- STが主に介護予防としてかかわることができるのは，**認知・コミュニケーション障害**および**摂食嚥下障害**がある方々への支援や，これらの予防的な介入である．
- 対象者の要介護認定の結果により利用可能なサービスは異なるため，個々に合わせた支援が必要である．
- STが介護予防としてかかわるサービスには，直接対象者に働きかけるものとして，通所型の介護予防，訪問型の介護予防，地域の介護予防教室などでの介護予防，友の会などの団体への働きかけがある．一方，地域住民や介護者，他職種などへ働きかけ，対象者に間接的にかかわるものとして，講習会の開催などがある．
- 表1に日本言語聴覚士協会の提唱する**STが介護予防でできること**を示す．

### 1）通いの場をつくる

- 介護予防では**通いの場**づくりが生活活動支援の基盤となる．STが介入することで，より認知・コミュニケーション能力や，摂食嚥下機能・栄養状態の維持・向上を図れることが望ましい．
- これまで言語聴覚療法は，主に医療機関において心身機能の回復に重点を置き，1対1で実施されることが多かった．しかし，地域での生活を重視した介護予防においては，グループや社会全体に対し，**ICF**の**心身機能・活動・参加**すべての側面にバランスよく働きかけをすることも重要となる（第2章❸❹参照）．
- 具体的にSTが通いの場づくりにかかわる際には，図1にあげた4点を，専門家としての視点を活かして，参加者とともに構築していくことが重要となる．
- まずは，どのような通いの場をつくることで地域住民が通いたくなる場となり，通い続けるようになるのかを考え企画・運営し，定期的な確認と修正を行うことが必要である．

## 表1 日本言語聴覚士協会の提唱するSTが介護予防でできること

| 言語聴覚士が協力できる内容 |
|---|
| **1. 提供できる技術の内容** |
| **1　通所型介護予防事業** |
| 聴覚，口腔機能・嚥下摂食機能の評価と予後予測 |
| **2　訪問型介護予防事業** |
| 保健師と同行訪問し，①聴覚の評価や補聴器などの助言・指導，②口腔機能・嚥下摂食機能の改善に向けた助言・指導 |
| **3　介護予防普及啓発事業の介護予防教室など** |
| ①摂食・嚥下障害，聴力の低下がある者などに対するコミュニケーションに関する指導，<br>②口腔機能向上教室での口腔体操の指導，講演，定期評価など |
| **4　地域介護予防活動支援事業** |
| 地域の失語症友の会など地域活動組織への支援・協力など |
| **5　地域ケア会議** |
| ①地域ケア個別会議<br>　摂食・嚥下障害，聴覚の評価や聴力の低下がある者などに対する<br>　コミュニケーション方法に関する助言・指導<br>②地域ケア推進会議<br>　1：摂食嚥下障害者に対するケア提供の在り方の助言<br>　2：聴力の低下のある者に対する助言・指導（補聴器の適合を含む）の助言<br>　3：聴覚・コミュニケーション障害者が利用しやすいコミュニティ活動支援<br>　　（失語症などの友の会活動や会話パートナー養成などを基盤として） |
| **2. 講師** |
| **1　住民向け** |
| 「失語症」「在宅での摂食嚥下障害への対応」「難聴との付き合い方」の講座開催 |
| **2　各専門職向け** |
| 「肺炎予防の取り組み方」「聴力の低下がある高齢者への接し方，補聴器などの活用方法」「失語症などのコミュニケーション障害のある方との接し方」など |

文献1より引用．

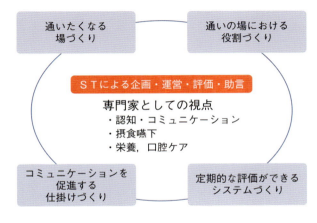

### 図1　介護保険における通いの場づくりにおけるSTの役割

通いの場づくりに，STの専門家としての視点を生かして企画・運営・助言を行うことが望まれる．通いたくなる場づくり：参加者が自主的に行きたくなる場．コミュニケーションを促進するしかけづくり：通うことで自然とコミュニケーションが生まれる場．通いの場における役割づくり：自分の役割や居場所を感じることができる場．定期的な評価ができるシステムづくり：健康状態の維持・向上が可能であり，定期的にそれを計測して数値などでフィードバックされ，健康増進の実感がわく場．

## 2) 通いの場の活性化を図る

- 場の運営が次第に軌道に乗ってきたら，参加者自身が運営や進行を行うことで，参加者の通いの場における役割ができる．また，**参加者が主体的に企画・運営**をすることで，場の活性化が図られ，**参加者主体の持続可能な場**となっていく．
- したがって，STは場づくりができてきたら，企画・運営などを行う当事者となるのではなく，あくまでも助言に徹し，参加者が満足する活動ができているかを定期的に確認し，運営者にフィードバックすることが重要である．
- **認知・コミュニケーション**や**摂食嚥下機能**の専門的な評価はSTの役割である．参加者がつくる通いの場での活動のなかで，参加者の能力や健康状態を専門的な視点から評価し，参加者にフィードバックし，参加者が**場に通う意義**をより実感できるように尽力することが期待される．

## 2 STによる介護予防活動例

- STが支援できる項目および評価や介入の一例を解説する．また，表2に課題に対するレクリエーション例をまとめた．

表2 認知・コミュニケーション，構音・嚥下に関する課題例

| 課題 | 内容 |
|---|---|
| 見当識 | ・日付の確認<br>・施設の場所や家族の確認など |
| 注意 | ・童謡を歌いながら手を決まった順番で動かすゲーム（グーパーなど）<br>・大きな紙やホワイトボードに書かれた数字や50音を順に指すゲーム |
| 記憶 | ・絵カードを使った簡単な神経衰弱ゲーム<br>・物品を提示後に再生するゲーム<br>・お題に沿った思い出のスピーチ |
| 判断・抑制 | ・後出し負けジャンケン |
| 遂行機能 | ・献立の作成と料理の手順（シュミレーションでもよい） |
| 読解，書字 | ・暑中見舞い・年賀状などの作成<br>・ことわざや慣用句の穴埋め<br>・テーマに沿った簡単な作文<br>・いつ，どこで，だれが，どうしたを1人ずつ書いて回して文を作るゲーム |
| 発話 | ・自己紹介，他己紹介<br>・テーマに沿ったスピーチ<br>・伝言ゲーム |
| 構音・嚥下・発声 | ・口腔体操，かみかみ百歳体操<br>・構音訓練<br>・音読<br>・カラオケ<br>・料理作りと食事 |

## 1) 老人性難聴による聴覚障害

- 評価：簡易聴力検査機器（現在はアプリなども存在する：純音聴力検査「Mimi聴力検査」，「MFA聴力検査」，語音聴力検査「聞こえのチェック」など）による難聴評価．
- 介入：本人および家族や周りの参加者，介護者に対するコミュニケーションのとり方の助言．**補聴器**や**人工内耳**の紹介（特長の説明を含む），装用後の聞き取り訓練．

## 2) 脳血管疾患などによる失語症・高次脳機能障害

- 評価：言語能力・コミュニケーション能力の評価．
- 介入：**意思伝達手段**の確保と使用の練習（コミュニケーションノートなどの作成・紹介・指導）．本人および家族，周囲の人へのコミュニケーションのとり方の助言．**失語症会話パートナー**の育成．メモリーノートなどを利用した**記憶補助手段**の紹介，使用訓練．注意障害など高次脳機能障害に合わせたレクリエーションなどの活動の提案と実施．

## 3) 脳血管疾患などによる運動障害性構音障害，加齢に伴う構音の不明瞭さ

- 評価：発声発語器官の運動・筋力などの評価および構音検査．
- 介入：発声発語器官の運動訓練（口腔体操など）．発話速度・プロソディの調節訓練，構音訓練（音読，早口言葉，スピーチなど）（図2**A**）．発声発語器官の運動や構音能力の向上を目標としたレクリエーションなどの提案（図2**B**）．

## 4) 認知症に伴うコミュニケーション障害

- 評価：**もの忘れ外来**や施設・訪問サービスにおける認知症の評価（MMSE，長谷川式簡易知能スケール，CDR，ADAS-Jcogなどの検査）．
- 介入：家族や介護者に対する，記憶障害やBPSD（行動・心理症状）などへの対処法の助言・指導．対象者が安心して過ごせる環境の調整など．コミュニケーション能力の向上をめざしたレクリエーションの実施（図2**C**）．地域の**認知症カフェ**などへの参加，参加者への助言．認知症の理解を深めるための講演．

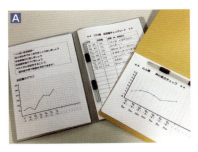 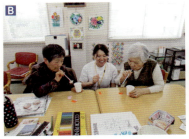 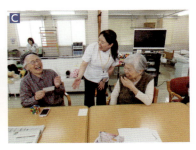

**図2　STによる活動例**
A) 機能評価・チェックシート例．声の長さや会話量など数値にできる情報を記録し，見てすぐに成果を利用者にフィードバックできるよう，グラフなどを作成しておく．B) 口腔機能の向上をめざしたレクリエーション例．細かくちぎり金額を書いた紙片をストローで紙コップへ移し合計金額を競う競争．楽しみながら呼吸機能の向上と発声発語器官の巧緻性の向上，合計金額の計算による認知機能向上を図る．C) コミュニケーション能力の向上をめざしたレクリエーション例．順にカードをひき，カードに書かれた「自分の宝物」，「楽しかった思い出」などのお題に沿ってエピソードを語る．会話量の増加と記憶力の向上を図る．

## 5) 脳血管疾患などや加齢による摂食嚥下機能の低下

- 評価：摂食嚥下能力の評価（反復唾液飲みテスト：RSST，水飲みテスト，頸部聴診，酸素飽和度の測定など）．
- 介入：嚥下しやすい食形態や姿勢の調整，口腔ケアの助言．

## 6) 加齢および摂食嚥下障害に伴う栄養状態の悪化

- 評価：栄養状態の評価（全身状態観察，体重測定，上腕周囲長・上腕三頭筋皮下脂肪厚・肩甲骨下部皮下脂肪厚などによる身体測定，血清アルブミン値などの血液検査データからの評価，基礎代謝と栄養摂取量の計算など）．
- 介入：栄養士と連携し，栄養状態を改善させる食事の助言や食事量・食形態の調節．

## 7) 介護予防活動のポイント

- いずれの項目も，介護予防にかかわる保健師やPT，OTなどの他職種と連携をとることが重要である．
- レクリエーションなど活動のアイディアは無限にあるため，STは日ごろから使用できそうな道具やレクリエーションの内容を考えておくとよい．
- レクリエーションのアイディア集やワークブックなども数多く市販されているが，ただ楽しいだけでなく，認知コミュニケーション面または摂食嚥下などの側面の，どのような機能にアプローチできる活動であるかを踏まえて活動を選択したり，参加者の状況に合わせて難易度を設定したりすることが重要であり，STの腕のみせどころである．
- 定期的な評価として発話量や発声持続時間，語想起数など，レクリエーションでの結果を**数値**として残し，改善を参加者に**フィードバック**することで参加者の**モチベーション**を高めることができる．

### 文献

1) 日本言語聴覚士協会HP（https://www.jaslht.or.jp/kai-goyobou.html）

### 地域活動例

# 行政セラピスト
## 新米行政セラピストがみたベテラン行政セラピストの一週間

　行政セラピストは，どのような仕事をしているのだろうか？　ここではベテラン行政セラピスト伊賀裕貴子氏の一週間から新米行政セラピスト清山が気になる活動を切りとってみた（表1）．

**表1　ベテラン行政セラピストのとある一週間**

| | 午前 | 午後 |
|---|---|---|
| 月曜日 | 窓口・電話対応，事務作業，サロン準備など | 精神保健担当の保健師と市民を訪問 |
| 火曜日 | 認知症サポーター養成講座の講師（キャラバン・メイト※）と打ち合わせ | △△地区サロン，健康講話，基本チェックリスト[1]実施 |
| 水曜日 | 元気はつらつ教室 | 認知症サポーター養成講座の準備 |
| 木曜日 | 認知症サポーター養成講座の開催（参加者150名） | 窓口・電話対応，事務作業など |
| 金曜日 | 窓口・電話対応，事務作業 | ○△団地サロン，1年賞の表彰 |

※キャラバン・メイト：自治体などが養成している認知症サポーター養成講座の講師役．キャラバン・メイトは自治体事務局などと協働して「認知症サポーター養成講座」を開催することができる．

## 1）月曜日

### ❶事務作業

　事業が入っていない時間帯は，おおむね事務作業を行う★1．先週のサロン活動の報告書作成や，依頼文書，購入した物品の請求書の収受・起案，係内で供覧になっている起案文書の確認などを実施する（図1）．
　この事務作業の時間で，同僚らの報告書にも目を通せるので，チームとして目標や方向性が確認できる．

### ❷電話相談にも対応

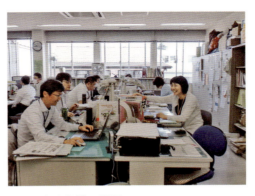

図1　事務作業の様子

　この日は，他部署から電話が転送され，「認知症の父親を何とかしてほしい」という内容の相談が30代女性から入る★2．詳しく聞いた話は表2の通りである．

---

**解説**

**★1**
**簡単ではない事務作業**

公務員は住民の税金で事業を行い，住民の生活を守る立場である．予算取り，事業計画，実施報告などすべて記録に残し，庁内回覧し保存する義務がある．解説者も就職当初は「デスクに向かうより，対象者と接する時間を多くとる」と思っていたが，聞き慣れない公務員用語や複雑な事務処理の理解に，まだまだ悪戦苦闘中である．

**★2**
**市民からの問合わせ**

電話は他部署との業務連絡も多いが，市民からの問合わせや相談も多い．相談内容に応じて担当部署につなげる．

**表2　電話相談の内容**

| |
|---|
| 父親は50代 |
| 一日を居間で過ごし，ほとんど寝たままで過ごしている |
| 排泄もそのまま，食事はできたものを食べることは何とかできる |
| お金も保険証もない．通院もしていない |
| 話が通じない |
| 母親はくも膜下出血で退院したばかりで加療中 |
| 電話をくれた娘は就職しても長く続けることができず，現在無職 |
| 頼れる親せきは，父親の姉が他県にいて，父親を引きとってほしいと支援を求めたが断られた |

★3
**部署間の連携**

認知症の相談は情報を共有するために，担当地域の「地域包括支援センター」に連絡する．「もしかしたら，要介護・要支援・認知症の方かも」と，必要時には訪問して様子をみに行くことになる．本例では精神保健担当保健師への相談や生活保護関係の部署と情報を共有した横の連携ができたケースである．通常，65歳以下だと長寿福祉課の管轄ではないが，認知症というキーワードで電話が回ってきたようだ．ここで「当係の管轄ではないので」などとたらい回しにせず，まずは状況確認のために保健師と訪問して状況確認を行ってから関連部署につなげたようだ．レアなケースなようだが，行政セラピストは市民に最初に接する職員でもある．

電話だけでは，状況をつかむことができなかったため，**午後精神保健担当の保健師と様子をみに行くことにした**★3．

自宅は平屋の借家で，父親がいる居間は，排泄物で畳が変色し底が抜けそうな状態であった．荷物もあふれかえっている．コタツらしきテーブルに足を入れ横になっている．テーブルの上には，食べ終えた大皿（長時間経過）とスプーン，牛乳パック，空のペットボトルが無造作に置いてある．父親に質問すると，生年月日や出身地などの簡単な質問には答えられていたが，それ以外は「大丈夫」という答えのみであった．娘とのやりとりは，喧嘩口調で娘からは「殺してしまいたい」と発言もあった．この日は対象者の食事や飲水の確認をし，別日，訪問事業で精神科の医師と同行訪問の約束をした．娘には，母親と相談し生活保護の申請を行うことを勧め，帰庁後生活保護担当部署に情報提供や精神科医師の訪問事業の調整を行った（その後，即入院となり白血病，認知症の診断であった）．

## 2) 火曜日午前

キャラバン・メイトと認知症サポーター養成講座※1の打ち合わせを行った．

**キャラバン・メイトと相談し，認知症の症状や対応についてだけでなく，予防について興味をもってもらえるよう今回は寸劇も行うことにした**★4．また，講座で使用する配布資料の準備だけでなく，高齢者の健康に関するパンフレット（健診や歯，熱中症予防など）設置や，長寿福祉課からのお知らせ（啓発，体力テストなどの出前講座の案内など）も，当日行うこととした．

★4
**認知症予防対策**

南相馬市では，東日本大震災後，認知症の発症を懸念し，さまざまな認知症予防対策を実施している．本講座は震災前から実施しているものの，最近は住民からの要望も増えているようだ．高齢者は「認知症にはなりたくない」という気持ちが強いためではないかと推測している．一部の市民だけでなく，可能な限り多くの市民にまずは認知症について知ってもらうため，いろいろな手段を用いていることがわかった．

---

※1　認知症サポーター養成講座
　厚生労働省が全国で行う「認知症サポーター（認知症に対する正しい知識と理解をもち，地域で認知症の人やその家族に対してできる範囲で手助けできる人）」の養成講座・認知症高齢者などにやさしい地域づくりに取り組むことを推奨している．

## 3) 水曜日午前

**市の介護予防事業の1つである元気はつらつ教室**★5へ向かった．

本事業の対象者は要支援1，2，サロンの基本チェックリストで高得点だった方である．パワーリハなど週2回で3カ月，定員12名を2コース実施している（図2）．

教室自体は健康運動指導士らが行いセラピストは次のコースの対象者へ勧誘の電話掛けや，本事業のチラシの発送準備などを実施している．

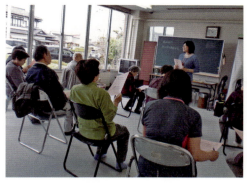

図2　サロン活動の様子

この日は疼痛が激しいなどの利用者がいるとのことでフォローとして入った．その際，ある災害公営住宅在住の利用者より，「入居者もだいぶ増えてきたけど，集会所に定期的に集まるってことが，まだないんだよな〜．何かはじめられたらよいんだろうけど…」という話を聞いた．**利用者に，サロン活動を開きたいときは，長寿福祉課としていつでもお手伝いができる**★6ことを紹介した．公営住宅に戻り，仲のよい隣近所の人と相談してみるとのことであった．

数日経って問い合わせの電話がないときは，こちらから「何かお手伝いできることありますか？」と電話をかけてみることとした．

## 4) さいごに

伊賀氏は高齢化が進んだ南相馬市で，サロン活動，養成講座開催などで，多くの市民と幅広く接していることがわかった．また，行政職員として行政システムに則り，事務作業や電話対応もスマートにこなしていた．臨床と大きく異なる行政の立場だが，「現段階の状態を評価し，最大限に能力を引き出すために多方面からアプローチする．自立できそうになったら見守る」というのは，臨床も行政も対象は1人の患者ではなく地域であるが，基本は共通だと感じた．

---

**文　献**

1）「基本チェックリスト」（厚生労働省）http://www.caremanagement.jp/?action_download_detail=true&lid=2464

---

★5
**次回参加者の勧誘**

本事業は3カ月コースである．多くの市民に利用してもらうために，原則継続利用はないようだ．そのため，伊賀氏は次のコース参加者の勧誘にも忙しそうだった．要介護者を増やさないために，水際で奮闘している様子がうかがえた．

★6
**可能性を見逃さない**

東日本大震災後の災害公営住宅在住の参加者との何気ない会話から，新しいコミュニティができる可能性を入手し，そこにすかさずフォローに入る．地域リハ実践者のフットワークの軽さやつながるコミュニケーション能力にもベテランの手腕を垣間見ることができた．その後，A災害公営住宅は伊賀氏らの介入でサロン開催に至り，現在は住民だけで定期的に継続できている．

他職種からのメッセージ

## 研究者からみた地域包括ケア時代におけるセラピストに期待される役割

国立保健医療科学院医療・福祉サービス研究部　大夛賀政昭（研究者）

　研究者からみた地域包括ケア時代においてセラピストに期待することは，支援を受ける人の立場に立って，その人の生活の場所が変わっても，その人を多職種で適切に管理し，その情報を活用して，支援の最適化を図ることです．

　地域包括ケア時代においてさまざまな支援ニーズを抱える人は，地域生活を送るうえで，多くの保健医療福祉関連職種とかかわらなければいけないような状況にあります．そのような状況は場合によっては支援の重複や適切なタイミングを逸するといった形でその人の不利益を生むことになります．

　そのような状況においてセラピストに求められる役割は，その支援を受ける人の視点で，たとえ一時的に医療機関に入院したとしても，その人の情報を適切に管理し，多くの専門職の意見を聞きながら，その人の安全と生活の質を維持・向上するという観点から，調整していく，つまり支援の最適化を図ることと考えられます．

　このような役割に必要な能力は，住民主体のケアに加え，チームワーク，効果的なコミュニケーション，患者の権利擁護，継続的学習が重要であるといわれています．

　介護保険制度においては，昨今，在宅医療・介護連携推進事業や認知症総合支援事業などにおいて，こうした役割を担う人材に対して，地域支援事業の予算がつけられていることから，その設置が全国的に進められている状況にあります．また，厚生労働省は，2017年7月に「わが事・丸ごと」地域共生社会実現本部を設置し，地域共生社会の構築というスローガンのもと，医療と介護の制度のみならず，さまざまな制度を統合していく改革を行う方向性を示しており，セラピストへの期待はますます高まるところであり，セラピストの配置も進められていくことが予想されます．

　このことは，今後，地域包括ケアシステムを構築推進していくためには，セラピストをはじめ保健医療福祉関連職種がそれぞれの専門職能をもととしながらも，これまで述べてきたような役割を担うための能力を有する人材開発を進めていくことが必要となることを示しています．

## 地域活動例

# 難病
## 多系統萎縮症男性の生活支援

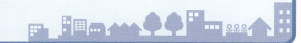

ここでは，施設，娘宅への転居を検討した後，ひとり暮らしの継続に至った多系統萎縮症男性の生活支援について報告する．

### 1) 事例紹介

70歳代，男性．住まいは，エレベーターのない5階建てマンションの4階，3LDKの間取りである．時折，県外より友人の訪問がある．娘2人は夫と近県に在住．

定年まで企業に勤務し当時無職．趣味は登山，アジア旅行，歴史に関することであった．本人は企業勤めが長く，マンション内の交流は乏しいようであった．1人で過ごすことが多かったが，そのことを嘆くのではなく，1人の時間は日記をつけたり，テレビを見たりしながら，規則正しく過ごしていた．リビングには海外旅行で撮影した外国の子どもの写真が飾られ，登山に関する書籍が並んでおり，それまでの人生の延長線上に「今」があることを感じられる部屋であった．

歩行時のふらつきがあり，小脳萎縮が認められ，前立腺がんの内服治療を行っていた．一緒に暮らしていた妻が死去した後，検査と在宅環境整備目的で大学病院に1カ月の入院となった．大学病院からの情報では，多系統萎縮症は進行しており，睡眠時無呼吸症候群がみられ経鼻的持続陽圧呼吸療法（Continuous Positive Airway Pressure：C-PAP）の適応であることに加え，残尿が多く自己導尿の適応であるものの，本人の拒否で導入とはならなかった．

### 2) 外出可能期（図1）

#### ❶ダイニングで楽しむコーヒー

大学病院退院時，訪問看護，訪問診療，訪問介護を利用した．また週数回，娘が交代で宿泊し，入浴などの生活支援を行った．

退院時，1人での屋内移動がしやすいよう，介護保険の福祉用具貸与にて，2モータの電動ベッドをリビング脇の部屋に導入した．朝仏壇に手を合わせ，日中はソファに座りテレビを視聴したり，パソコンで記録を行ったりして過ごした．1日2食の食事はダイニングに移動して摂取し，インスタントコーヒーを自分でつくり飲んでいた．トイレまでは歩行器にて移動した．

退院4カ月目：PTの訪問が開始となった[★1]．

> **解説**
> 
> **★1**
> **早期からのかかわり**
> 
> 本事例には，コミュニケーション能力が高い時期から居宅介護支援，訪問看護，訪問診療，訪問介護事業所がかかわったことで，対象者の嗜好や性格を直接知ることができた．

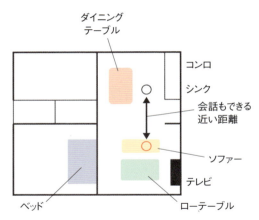

図1　家具配置と「場」の共有①
〇：来訪者（ホームヘルパーなど），◎：対象者．

## 2 起立能力に合わせた福祉用具の検討

退院5カ月目：浴槽やソファなど低い位置からの立ち上がりが困難となってきたため，入浴用リフト，電動リクライニング・チルト機能つき昇降式座椅子をレンタルし，シャワーチェアを購入した★2．

徐々に立位での不安定性が増加したため，車いすでのトイレへの移動も検討した．しかし本人が希望せず，屋内は歩行器で移動していた．

退院7カ月目：廊下に出るドアを開ける際に転倒したのを機に，サービス担当者会議が開催された★3．在宅療養をできる限り行い，困難になった時点で介護老人福祉施設に入所をする方針が示されたが，本人は積極的に入所を希望せず，見学など具体的な検討には至らなかった．その3カ月後，娘宅に外泊したが，外泊時のことはあまり話さなかった★4．

退院11カ月目：尿閉となり尿道カテーテル留置となった．

退院12カ月目：歩行時左下肢を引きずりながら振り出すようになり，振戦もみられるようになった．また，介助での階段昇降が困難となり，車いす介助での外出を希望しなかったため，大学病院への通院は終了となった．

## 3）リビング中心の生活期（図2）

### 1 リビングでの食事

退院12カ月目：室内歩行中に転倒したことを機に，食事の場を再検討した．高さのあるダイニングテーブルをリビングに移動し，ベッドに近いリビングで食事をとれるよう環境を整えた．ホットカーペットでコタツ様の効果を得るために，ダイニングテーブルとコタツ板の間に布団を挟み，保温効果を高めた．

退院1年2カ月目：むせが多くなったため，常温の飲みものにはとろみをつけるようになったが，本人の強い希望でインスタントコーヒーはそのまま味わっていた．

退院1年3カ月目：1人でのトイレ移動で疲労が強くなり，排便後立ち上がれなくなることが増えた．このため，便座高を高く設定できるウォシュレット機能付きポー

---

★2
**生活環境から自立支援**
すべてを介助で行うのではなく，可能な限り自身で動ける環境を整備し，リビングで過ごす時間をつくり，1日の生活リズムをつくるよう対象者と相談した．

★3
**サービス担当者会議**
居宅サービス計画の新規作成時や，見直しが必要なときに開催される．本事例では，症状の進行に伴うイベント時に会議を開催し，情報共有と連携を行った．

★4
**娘という別居家族**
嫁いでいる娘と父親の関係性に対し介入はせず，情報の共有とサポートを行った．

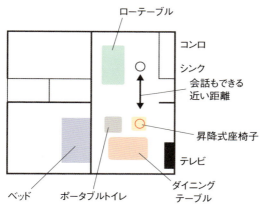

**図2 家具配置と「場」の共有②**
○：来訪者（ホームヘルパーなど），○：対象者．

タブルトイレを購入し，ベッド近くに設置した．また，起き上がりと，下衣の上げ下げをするときに寄り掛かり安定するよう，垂直型手すりを設置した．ベッド上で頭側へ移動することも困難となったため，3モータ電動ベッドに変更となった．

### 2 暮らす場の決定

退院1年5カ月目：心房細動と脱水を起こしたのを機に，サービス担当者会議が開かれた．医師からは入院後の施設入所を勧め，会議後に娘と話し合いをもち一度は同意したものの，**「皆に会えなくなるのは寂しい」**などの言葉[★5]も聞かれた．迷った末「やはり最後まで家にいたい」との強い意思を示され，医師も同意し，**最後まで在宅生活を継続することが決定となった**[★6]．

## 4）ベッド上での生活期（図3）

### 1 ベッド上での生活

起立性低血圧が悪化したため，端座位は不可となり，ベッド上臥位の生活となった．

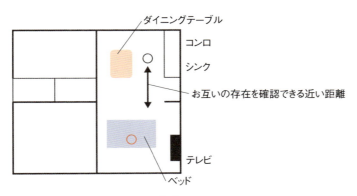

**図3 家具配置と「場」の共有③**
○：来訪者（ホームヘルパーなど），○：対象者．

---

**★5 在宅での交流**

独居，エレベーターのない4階マンションという環境であっても，家族や友人と自由に交流し，また訪問系サービスを積極的に利用し，訪問者と生活を築いていったことで，自宅での生活に対する愛着が増したのではないかと考える．

**★6 在宅でのサポート体制**

在宅継続決定前，何度も転倒や体調不良で，訪問看護の緊急時対応（携帯電話で連絡）を利用し，看護師が訪問して対応した．医師から施設入所が勧められた第一の理由は，体調悪化時に介護者が不在であるためであったが，実際の体調悪化時の対応を経験したことで，在宅での生活を選択できたともいえるだろう．緊急時対応のある訪問看護ステーションが，近隣にない場合，このような選択は難しいかもしれない．このときまで本人は明確に「どこで」過ごすかということを述べていなかったが，このときにはっきりと意思を伝え，娘も同意したことで，在宅継続が決定できたと考える．

ダイニングテーブルを移動し，**テレビのあるリビングにベッドを移動した**[★7]．介護量の増加に伴い，訪問入浴介護，また障害福祉サービスの居宅介護が導入となった．

緊急時訪問のよび出しは，排便，呼吸困難などで携帯電話から週1〜3回程度行われた．この時期，娘に対し医師より症状と予後について説明があった．この際，看護師，PTも同席し，**情報を共有してサポートにあたるように努めた**[★8]．

### 2 呼吸機能の悪化

退院1年6カ月目：睡眠後も疲れがとれないなど，低酸素症状が出現するようになった．大学病院でC-PAPのマスクに違和感があった経験から，鼻カニュレを使用した在宅酸素療法を2L/分にて使用開始となった．

退院1年8カ月目：痰がらみが増加したため，吸引器を貸し出した後，購入となった．

退院1年9カ月目：吸引器を日常的に使用する状況となり，口腔内唾液の自己吸引を行うために，手元スイッチつきコードを電気店で購入し，吸引器電源のオンオフを手元スイッチで行えるよう設置した．このころから，かすれ声での会話が増加し，また幻視と思われる症状や，夢と現実が混合した認識をもつなどの症状がみられるようになった．

### 3 自宅での看取り

退院2年2カ月目：「息が吸えない」と訴えがあり，発熱，痰量増加，肺雑音聴取といった誤嚥性肺炎症状がみられたが，点滴などの処置は望まれず，酸素量4L/分に増やす対応のみを行った．自宅で過ごすことを希望していたため，娘を中心に付き添い，不在時には介護サービスを利用した．また，看護師，PTの訪問回数を増やし症状観察を行った．観察時，会話をすることは難しいなかで人の存在を感じられるよう，本人所有のヒマラヤ登山についての本の朗読などを行い，時間を過ごした．

肺炎症状出現から約1週間後，娘と義理の息子が見守るなか，自宅で息を引きとった．

## 5) おわりに

本事例は退院時より，「少しでも長く」自宅で過ごしたい意向を示しており，最終的には「最後まで」在宅生活を継続することになった．本人が明確に意思を述べて決定に至るまでには退院後1年5カ月を要し，2年2カ月の在宅生活の後，息を引きとった．

この過程で重要であった3点は，早期からのかかわりと連携，生活と「場」の共有，医療・介護・福祉のサポート体制の構築であったと考えている．

---

[★7] **生活と「場」の共有**

リビングはキッチンにいる娘やホームヘルパーの雰囲気を感じることができる場所でもあった．入り口にドアのある別室もあったが，リビングで過ごすことによって，来訪者と「場」の共有ができ，また訪問者も客人として迎えていただいている心持ちになり，互いの存在を感じることができた．

[★8] **医療・介護・福祉の連携**

身体能力が低下してからは訪問入浴介護，居宅介護事業所も利用するようになった．各事業所は，電話連絡，訪問への動向，サービス担当者会議で連携をとることで，事例の嗜好や性格，身体状況を共有することができた．このことが，本人や仕事をしている娘との信頼関係にもつながり，口頭でのコミュニケーションが困難となった最後の時期にも，各サービスを継続しながら在宅で生活を続けることにつながったと考えている．

# ❺ 看取り

- 患者の死亡までに生じる変化に関する知識を身につける
- 在宅での看取り・終末期におけるセラピストの役割に関する知識を身につける

## 1 看取り・終末期における患者の死亡までに生じる変化

- 一般的に，セラピスト教育において，看取り・終末期における患者の死亡までの過程が詳細に教授されることは少ない．しかし，死亡前後に人間に何が起こるのか，は最近になって急速に実証研究が進みつつある領域である[1]．看取りにかかわるセラピストは，協働する医師，看護師の指導を受け，エビデンスのある看取り・終末期における**患者の死亡までの過程**を学ぶ必要がある．ここではいくつかの過程や特徴を紹介する[1]．
- 人が死に至るまでの変化は4つのタイプに分けられる（表1）．死が迫っていることを示す兆候には，表2などがある．
- がん患者では，痛み，吐き気，不安は死亡前の6カ月間で大きく変わらないのに対し，呼吸困難，だるさ，眠気，食欲低下，全般的な調子は死亡前の1カ月で急激に悪化する．
- ADLについても死亡数週間前までは維持されている場合が多く，がん患者7,882名の死亡前6カ月のPalliative Performance Scale（緩和医療行動スケール）※1の推移を調べた研究では，**最後の1カ月で急速に悪化する**ことがわかっている．つまり，「死亡する1カ月前に

### 表1 死に至るまでの変化

| ①前ぶれもなく突然死亡する |
|---|
| ②死亡前になり急に機能が低下する（がん） |
| ③一時的な機能低下をくり返しながら徐々に悪化する（心不全，COPDなどの臓器不全） |
| ④脆弱な状態が長く続き死亡する（認知症，脳卒中，衰弱） |

### 表2 死が迫っていることを示す兆候

| 呼吸の変化（チェーン・ストークス呼吸，下顎呼吸など） |
|---|
| 意識レベル低下・昏睡 |
| 食事・水分がとれない |
| チアノーゼ，四肢の冷感 |
| 落ち着かなさ，身の置き所のなさ，精神状態悪化 |
| 身体機能低下，臓器不全 |

---

※1 緩和医療行動スケール
Andersonらによって作成された緩和医療における患者の行動評価法である[2]．歩行，活動と疾患の根拠，セルフケア，食事摂取量，意識レベルの5項目を評価する（巻末付録❹参照）．

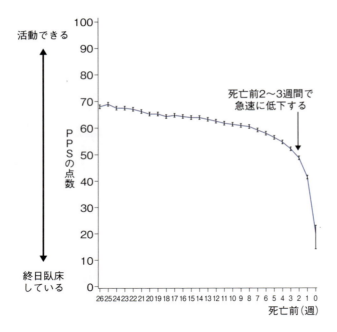

図1　がん患者のPPSの変化
文献1より引用．

はある程度動けている」という事実をしっかりと意識する必要がある（図1）．
- 非がん患者では，現状はっきりとした予後予測指標がみつかっていない．

## 2　家族への配慮を十分に行う

- 看取り・終末期における家族の身体的・精神的負担は非常に大きい．セラピストとしてはまず，家族の持病による症状（例：変形性膝関節症による膝の痛み，心疾患や呼吸器疾患による活動時のしんどさ）が悪化していないか，それとなく観察し，必要であれば医師・看護師などと相談する．また表情，発言，睡眠状況などから精神的状況を推察し，必要であれば医師・看護師などと相談する．
- 看取り・終末期においても，家族の健康のためには，1日のうちに少しでもいいからそのことを忘れる時間や楽しいこと・趣味などを行う時間が必要である．家族にそのことを理解してもらえるよう働きかける．
- 「医療者の思慮のない会話」があったと感じた家族は，患者が亡くなる前後のつらさが3.9倍になる[1]．例えば，「もう年だからしかたがないですね」，「大往生ですね」，「（患者が死亡したあとに）これで皆さんの負担も少なくなりますね」などの発言は，安易にすべきではない．
- 「患者の苦痛を気にかける」，「患者への接し方をコーチする」，「家族が十分に悲しむ時間を確保する」と，家族のケアへの満足度はより大きくなる．
- 家族が「何もしてあげられることがない」と思っているときには，患者の好きだった音楽を流す，家族共通の思い出のある映画やドラマの映像を流す，手を握る，体をさする・拭く，足のマッサージ，簡単な口腔ケアなどができることを伝える．

## 3 呼吸困難のケア[1]

- 痰を排出しやすい体位をとる**体位ドレナージ**，患者の呼吸に合わせて軽く圧迫する**スクウィージング**は，がん患者の場合でも呼吸困難の緩和につながる．
- 口すぼめ呼吸，腹式呼吸は，がん患者を対象にした有効性は検証されていないが，呼吸困難を改善することが期待される．
- 患者の顔に風をあてる**送風**が，呼吸困難を緩和する可能性が検証されはじめている．臨床の場面では呼吸困難を訴える患者が扇風機の前にいるところをよく目にする．うちわで患者の顔をあおぐことは，すぐにできるケアである．
- 呼吸困難や痛みを少しでも軽減できる**ポジショニング**を指導する．体重を支える支持面を広くし，四肢・体幹を大きめのピローなどにもたれさせる．

## 4 身体機能維持

- 四肢の関節可動域維持のための**他動運動**，筋力維持のための**自動運動**を，患者の状態に合わせた負荷量で行う．このとき，**マッサージ的要素**をとり入れて患者に触れる．セラピストは一般的に，マッサージという表現を嫌うが，マッサージ的要素をとり入れて患者に触れることは，看取り・終末期における患者に，少しでも心地よい時間を過ごしてもらうために有効である．
- がん患者の場合，骨転移の有無に注意する．骨転移のある場合，安静時痛があれば体動は禁忌である．安静時痛がなければ，疼痛が生じない負荷量で体動を促す．
- 仰臥位からの起き上がり練習，立ち上がり練習などは，身体機能維持に貢献する．

## 5 ADL維持

- 基本動作（寝返り，起き上がり，座位，立ち上がり，立位，歩行，車いす移動）は，患者の状態に合わせ，福祉機器（例：電動ベッド，介助バー，トランスファーボード，歩行器）を最大限に適応し，できるだけ介助なしで行えるよう工夫・練習する．
- 看取り・終末期における患者がなんとか最後まで自立して行いたいと思うADLは，経験上，**排泄**である．エネルギー効率のよい動作の指導，自宅トイレへの手すり設置や洋式トイレの座面を高めにすること，ポータブルトイレの利用などを行い，少しでも長い期間，患者が排泄を介助なしで行えるよう援助する．
- 病前，家族のために食事をつくってきた患者は，少しでも長く，あるいは1品でもよいから，**自分のつくったものを家族に食べてもらいたい**と思っている人が多いと感じる．そのような患者には，休憩用の椅子を利用したり，料理時間の短縮を工夫したりしながら，たとえ1品でも料理ができるよう援助する．

## 6 ものづくり，あるいは好きな作業・活動ができるように援助する

- 好きな作業・活動に取り組むことは，人を**没我**（物事に熱中して我を忘れること）の境地に導く，あるいは**フロー体験**[※2]となる可能性がある．その体験は，わずかな時間かもしれないが，つらい現状や身体の痛み・不快感を忘れさせてくれる．また，作品が完成することによって**自己肯定感**が生まれる可能性がある．あるいは，その作品を家族や周囲の人のもとに残せることは，患者自身の**生きる意欲**や自分を忘れずに思い出してもらえるという**安心感**につながるものと思われる．作業・活動に取り組むことは臥床時間の減少や身体機能維持にも貢献しているであろう．
- 患者の看取り・終末期に，ものづくりや好きな作業・活動に取り組むことができるように援助することは，セラピストの職種を問わず，大切なことだと考える．以下に具体的事例を示す．

### 1）事例1：OTだからできること

- 20年以上前の病院勤務時代の経験である．小学生の末期がんの男の子が入院してきた．他院でがん治療を行ったが効果はなく，終末期を当時勤務していた病院で過ごすことになった．
- 主治医より作業療法が処方された．処方の目的は，「少しでも本人の気がまぎれることをしてほしい」というような内容だった．筆者と後輩のOTにとって，このような男の子への作業療法提供ははじめての経験だった．
- 主に後輩のOTが担当してくれた．後輩が休みの日などは筆者が担当し，1人のOTが毎日，夕方の4時位に病室へ通った．男の子と一緒に何をしたかといえば，ウッドスティック（アイスの棒に似た木製の棒）で飛行機などを作製したり，ボール投げをしたりした．
- 処方からしばらく時間が経ち，男の子は亡くなった．筆者には，結局何もできなかったのかな，という思いが残った．
- 男の子が亡くなった後しばらくして，その子のお母さんが挨拶にきてくれた．そのとき，お母さんは，「病院のなかで，一緒に遊んでくれて，こんなふうに息子に付き合ってくれたのはあなた方だけでした．ありがとうございました」といってくれた．その言葉で，かなり気持ちが救われた．そして，終末期であっても，あるいは終末期であるからこそ，**ものづくりや遊ぶこと**が大事で，それを仕事として病院のなかで堂々とできるのはOTしかいないのかもしれない，と考えるようになった．

### 2）事例2：作品を残すということ

- 次は，大学に教員として勤務しながら，大学関連病院で週に半日，作業療法臨床業務のお手伝いをしていた，十数年前の経験である．20歳前後の若い女性が末期がんで入院しており，理学療法や作業療法が処方されていた．
- 病院のPTやOTは皆若く，年齢の近い彼女は，ごく自然に，楽しそうに皆と会話をしながら，運動や作業を行っていた．作業療法では，書道を行っていた（書道だけではなかったと思うが覚えていない）．

---

※2　フロー体験
　スポーツをする，芸術に向き合う，おもしろい本を読むといった楽しむことのできる活動に没頭することで生じる最適状態の体験のこと[3]．

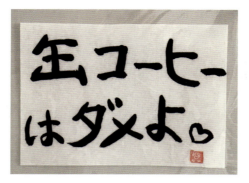

図2　ある末期がん患者の書道作品

- 彼女の書道の作品は，味のある字で素晴らしいものだった．週に半日病院に顔を出す筆者は，会えば少し話をする程度のかかわりだったが，彼女の作品をみているうちに，自分にも1枚書いてほしいと思うようになり，頼んでみた．彼女は気軽に「いいですよ」と応じてくれ，「何て書きます？」と聞いてくれた．当時太り気味だったため，好きな缶コーヒーを飲まないようにしようと思いはじめていたときだったので，「缶コーヒーは駄目」と書いて，と頼んだ．出来上がった作品は素晴らしいもので，病院のOTがラミネート加工（パウチ）をしてくれた（図2）．

- その後，しばらくして，彼女は亡くなった．今では，彼女の名前は忘れてしまったし，顔もはっきりとは思い出せない．しかし，その作品をみると，そのときの彼女とのやりとりの雰囲気をかなりはっきりと思い出すことができる．「人は，亡くなっても，残された人の心のなかには生きている」という言い方は使い古された表現だが，**彼女の作品**は，筆者にとって，その表現は本当かもしれないと思わせてくれる作品である．

- 看取り・終末期の患者が作業療法でつくる作品には，患者のさまざまな思いが詰まった作品であると感じる．OTは，そのことを十分に考慮し，感じながら，患者とともに作品づくりに取り組む必要がある．

## 3) 事例3：ものづくりの心理的意味

- 次に，死にゆく人へのインタビュー研究などから「死の受容のプロセス」を提唱した精神科医であるE・キューブラー・ロスの著作[4]から，少し長くなるが引用する．終末期肝臓病患者K婦人の話である．

　私が病室を出るときに，かならずまた来てほしい，そしてそのときはあのすてきな作業療法士の女の子をいっしょに連れてきてほしいと彼女（筆者注：K婦人）は頼んだ．その療法士は，彼女が家族のために「私を思い出してくれるもの」を残せるように，と革細工をつくるのを手伝ってあげていたのだ．
　K婦人も病院での最後の日々，二人のひとを頼りにしていた．一人はセラピスト（筆者注：旧訳版[5]では精神療法士と訳されていた）で，（略）もう一人は作業療法士で，患者がしばらくの間現実を忘れ，創造的・意欲的になって家族に残すための作品を（おそらく彼女がこれからもずっと家族といっしょにいるという小さな証として）いくつかつくる手助けをした．

- 本事例の文章は，患者に寄り添い，よく観察している精神科医には，看取り・終末期の患者が作業療法において，ものづくりを行うことの心理的意味を，OTと同様に，よく理解できるということを示している．
- ここまで紹介した3人の患者は病院に入院している例である．一方，終末期がん患者の自宅で患者とともに回想コラージュを作成し，離床時間の増加がみられ，作品が完成したときに「手作業久しぶり．よかった」といった発言を引き出すことができ，その患者の娘からも作品に対する肯定的評価を得ることができた症例の報告[6]もある．これらの例は，入院か在宅かは問わず，終末期の患者がものづくりや好きな作業・活動に取り組むことの大切さを教えてくれている．

## 文献

1) 「死亡直前と看取りのエビデンス」(森田達也・白土明美/著)，医学書院，2015
2) Anderson F, et al : J Palliat Care, 12 : 5-11, 1996
3) 「APA心理学大辞典」(G.R.ファンデンボス/監，繁桝算男，他/監訳)，培風館，2013
4) 「死ぬ瞬間」(E・キューブラー・ロス/著，鈴木晶/訳)，読売新聞社，1998
5) 「死ぬ瞬間」(E・キューブラー・ロス/著，川口正吉/訳)，読売新聞社，1971
6) 坂口聡子：訪問作業療法で心理的効果のみられたケース．「がんのリハビリテーション」(島崎寛将，他/編)，中山書店，2013

### 在宅看取りでセラピストのここに期待！

医療法人社団圭恵会すずらんクリニック　水島　妙（緩和ケア認定看護師）

緩和ケア認定看護師としてセラピストに期待することは最期までその人らしく生きることを支える，の1点です．

ここでは在宅看取りとしてかかわることが多いと思われるがんについて記載します．がん医療におけるリハビリテーションの分野は，がん患者の生活の質（QOL）向上のために重要であるにもかかわらず，がん診療連携拠点病院などのがんを専門に治療している病院以外では十分普及しているとはいえません．一般的にも認知度が低く，在宅療養においてはさらに低いものとなっています．

がんのリハビリテーションは予防的・回復的・維持的・緩和的の4つの時期にわかれています．予防的・回復的・維持的な時期は病院（入院・通院）でかかわることが多く，在宅療養においては維持的な時期の一部と緩和的な時期にかかわることが多くなっています．この時期はいわゆる終末期とよばれ，多くのがん患者は死にゆく存在であることを意識することになります．病状の進行による不安や身体機能の喪失によって自分らしさを失いやすい時期でもあり，残された時間をどう過ごすか．最期までがんとともにどう生きるのか．その人らしく生きることを支えることが大切です．

例えば，Aさんは甲状腺がんで脊椎転移による下肢麻痺がありました．訪問リハ導入時，痺れが強くセラピストが身体を触るのを嫌がりました．そのような状態でしたが，Aさんは馬を飼っており「馬に会いに行きたい」という願いがありました．またパンやお菓子づくり，花が好きな一面もあったそうです．セラピストは身体機能が失われてもAさんであることは変わらない．そのようななかでもできることがあるという自信をとり戻せるよう，長期的な目標を「馬に会いに行く」としながら，「パンをつくる」，「庭に出て花をみる」といった短期目標を設定しました．身体を触るのを嫌がる人へのリハ介入は難しかっただろうと予測できますがセラピストの根気強いかかわりに加えて，Aさんが比較的進行が緩徐な甲状腺がんであったことも幸いし，リハビリテーションと薬物療法の併用によって症状緩和され，「パンをつくる」，「庭に出る」といった短期目標を達成し，「馬に会いに行く」という長期目標も達成することができました．

このAさんのケースにセラピストが介入し，その人らしさを支え続けたことでこのようにQOLを高く保つことができたと考えています．

今後，1人でも多くのがん患者が4つの時期すべてにおいてリハビリテーションを受け，その人らしく生き抜くことができることを期待しています．

# 第3章
# 地域包括リハ
# はじめてワークブック

# ❶ 地域のニーズを捉えるレシピ

- 地域のリハ関連ニーズを捉える際の考え方を身につける
- 地域のリハ関連ニーズを捉える具体的な方法を身につける

## 1 セラピストによる地域を中心とした実践[1]

- 従来ほとんどの場合で,セラピストによるリハの実践の対象は個人であった.
- もちろん,リハの場で集団が扱われることもあったが,そのほとんどが集団体操など個人に働きかけるツールとして集団を用いるものであった.
- また,セラピストが地域社会に働きかけることもあったが,多くは対象者個人をとり巻く環境因子としての地域社会への働きかけであった.
- つまり,セラピストが地域社会を対象として働きかけを行い,**地域社会の変化をもって目標達成とするような実践**はこれまでほとんど行われてこなかった.
- 一方で,保健師は個人や家族だけでなく,地域社会を対象とした働きかけを行う専門領域とされている.
- 今後,地域包括ケアシステムの進展に伴い,リハ分野にも**地域社会を対象とする専門領域**が生成され,**セラピストによる地域を中心とした実践**が広がる可能性・必要性は大きい.

## 2 地域のリハ関連ニーズを捉える[1]

- 保健師が地域社会を対象とした働きかけを行うにあたっての重要な業務の1つとして,**地域診断**[※1]がある.
- 地域診断は,個人へのリハに例えるなら**対象者評価**に相当するプロセスである.このプロセスを経た後,介入する課題を選定し,優先順位をつけ,介入計画を立案する.
- セラピストが地域を中心とした実践に携わる際も当然,この**地域診断のプロセスを踏む必要**がある.

---

※1 地域診断
地域住民の活動の観察や地域住民からの聞きとり,また,調査研究や統計情報などをもとに,その地域において取り組むべき課題を明らかにすることである.その際,保健師ではその地域の健康課題を明らかにすることが求められるが,地域を中心とした実践に携わるセラピストにはその地域のリハ関連課題を明らかにすることが求められる.

- 地域診断では都道府県や市町村から入手可能な**さまざまな統計資料の活用**が重要であるが，同時に，**地域住民から生きた情報を得る**ことも非常に重要となる．
- 以下では，地域住民から生きた情報を得る方法の1つを地域のニーズを捉えるレシピとして紹介する．

## ワークブック 地域のニーズを捉えるレシピ

- ここでは，**地域住民のグループワーク**を用いて，その地域の課題と資源を明らかにし，ニーズを捉える方法を紹介する．
- グループワーク全体のフローを図1に示す．このうち，**1) 下ごしらえ**は事前準備であり，当日のプログラムのなかで時間をとることはない．それ以外では，**2) はじまり**に20分〜25分，**3) 地域ニーズのあぶり出し**に60分〜90分，**4) 発表と共有**にグループ数×7〜8分程度の時間が目安として必要である．
- 4〜5グループのグループワークを実施する場合，**グループワーク部分だけで最短2時間程度**は必要と見込まれる．実際には，グループワーク部分以外に，全体説明や終了後の全体まとめなどの時間も必要となる．
- 以下に1)〜4)のプロセスごとに詳しく説明する．

## 1) 下ごしらえ

- ここでは，グループワークに必要な材料を含め，事前準備を行う．
- グループワーク実施に必要な材料を表1に示す．以下，詳細に説明していく．

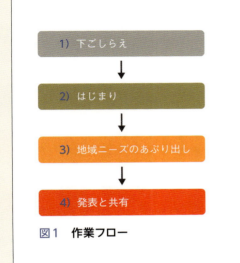

図1 作業フロー

表1 材料リスト

| 材料 | 分量 |
| --- | --- |
| 地域の人たち | 適宜 |
| 模造紙 | 1グループ1枚 |
| 付箋 | 青・赤・黄色をたくさん |
| マジックペン（太） | 数色セットが1グループ1セット |
| マジックペン（細） | 黒・人数分 |
| 対象者カード | 7枚1セットで1グループ1セット |
| 地域生活課題フレームカード | 1グループ1枚 |
| フォーマル／インフォーマルカード | 1グループ1枚 |

## 1 場所・会場の準備

- 場所は，集会所・会議室・教室・大広間などどんなところでも構わないが，人数とグループ数に合わせた広さが必要である．
- **1グループあたり5〜6名**が妥当であり，グループ数は参加者総数によって異なってくる．
- グループの数だけ机の島を設置する．島一つひとつは模造紙が乗る以上の大きさとする．また，島と島の間隔はグループのメンバーが島の周りで動き回っても他グループの邪魔にならない程度とする．

> **留意点** グループワークの最後に各グループの検討内容を共有するための発表時間を設けるため，模造紙を掲示するためのホワイトボードやマグネットがあるとよい．しかし，ない場合は無理に準備する必要はない．

## 2 進行の準備

- グループワークの参加者以外で，**全体の進行をする総合司会**が1人必要である．
- 総合司会は主催者（セラピスト）が基本的に担当する．

> **留意点** グループ数が4つ以上になる場合は，総合司会の補助者を置き，全体の進行を確認しながらグループワークを進めると効果的である．

## 3 地域の人たち

- グループワークに参加する地域住民の属性に特に制限や条件はない．

> **留意点** 参加する人々の属性に偏りがある場合，当然その結果にも偏りが現れる可能性があるので留意が必要である．例えば，小学校教員が主な対象となった場合，把握される地域の課題が学校教育に偏る，公務員が主な対象となった場合，共有される地域資源の情報が公的資源に偏る，老人会で行った場合，把握される地域の課題が高齢者問題に偏る，などが考えられる．ただし，全く偏りのない結果を得ようとすることは非現実的である．それよりは，グループワーク参加者の属性とその偏りをよく把握したうえで，地域課題の理解に努めることが実際的であるし効果的と考えられる．

- 参加者のグループ分けは主催者が行う．その際，主催者は知った人ばかりが同じグループにならないよう配慮する．また，性別や年齢も偏らないよう可能な範囲で配慮する．

## 4 模造紙

- 参加者が**書きこみをした付箋を貼る台紙**にするものである．
- 模造紙が手に入らない，または模造紙を使える環境を準備できない場合は，A3コピー用紙など大きめの紙で代用することも可能である．ただし，その際は付箋のサイズも変更を検討する．

## 5 付箋

- 参加者がグループワークの**テーマに沿って書き込みをする**ものである．
- 5センチ四方など大きめのものがよい．
- 3色用意する．ここでは青・赤・黄を使用する．

**6 マジックペン**

- 模造紙に**整理のためのフレームや見出しを書く**ための太めのものと，個々の参加者が**付箋に書きこみをする**ための細めのものの2種類を準備する．
- 太めのものはさまざまな色があるとよい．細めのものは黒が参加者の数だけあればよい．
- 付箋に書いた文字を読みながらグループワークを進めるので，ボールペンなどのごく細いものよりは，ある程度太さのあるサインペンのようなものの方がよい．

**7 対象者カード**

- **アイスブレイク**[※2]の際や**想定事例の設定づくり**の際に利用するカードである（図2）．大きく4つに分けた発達段階と性別に合わせて，計7種の対象者カードがある．
- 添付の対象者カードをコピーし，7枚に切り離して準備する．7枚を1セットとして，グループ数に合ったセット数を準備する．

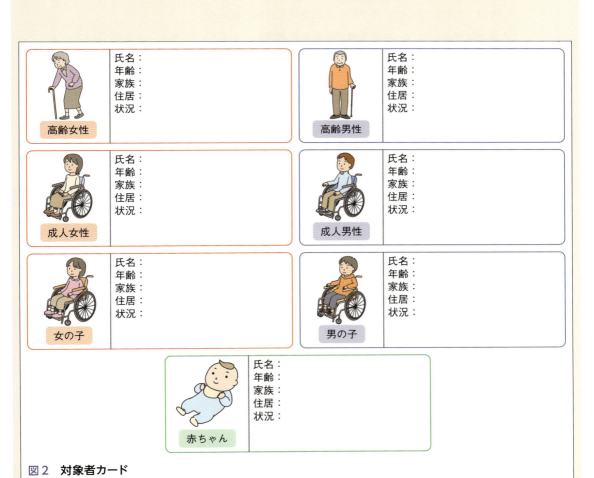

図2　対象者カード
巻末付録に書き込み用の図あり．

---

※2　アイスブレイク
　　グループワークなどで初対面の者同士が出会って何らかの活動をする際に，その冒頭で緊張をほぐすために行う活動のこと．ちょっとしたゲームなどを行うことが多い．これによって，その後のグループ内のコミュニケーションが活性化する効果がある．

### 8 地域生活課題フレームカード

- 想定対象者の**地域生活上の課題を検討・整理**する際に利用するカードである（図3）．
- 各グループに1枚ずつ準備する．

### 9 フォーマル/インフォーマルカード

- **地域資源を抽出・整理**する際に利用するカードである（図4）．
- 各グループに1枚ずつ準備する．

### 10 テーブルセッティング

- 模造紙は机の上に広げておく（図5）．
- 付箋とマジックペン（細）は各参加者が使いやすいように分けて配置する．
- 7種の対象者カードは模造紙の中央に広げて置く．
- マジックペン（太），地域生活課題フレームカードとフォーマル/インフォーマルカードについては，最初は使わないので机の端に寄せておいて構わない．
- **ここまではグループワークの主催者が事前に準備しておくものである**．この後，いよいよグループワーク参加者を会場により入れ，グループワークの本体を開始する．

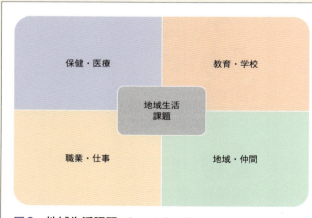

図3 地域生活課題フレームカード

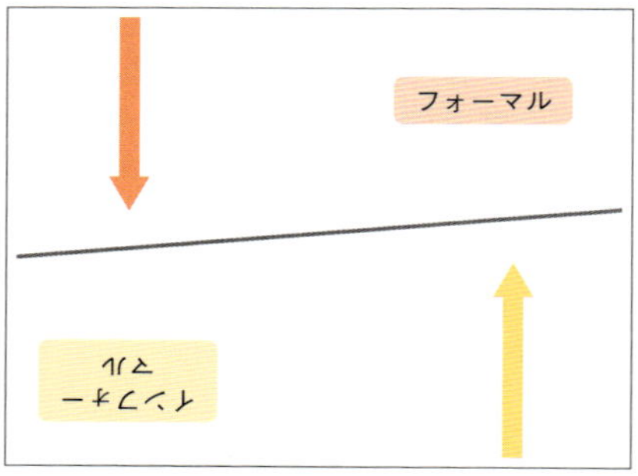

図4 フォーマル/インフォーマルカード

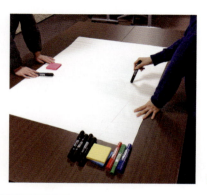

図5 テーブルセッティング

## 2) はじまり

- 事前にグループ分けを準備しておき，参加者には自分のグループの席につかせる．
- このステップは**総合司会の全体進行**によって活動を進めていく．

### ❶ アイスブレイク

- 声かけ例：総合司会「自己紹介からはじめましょう」
- グループごとに参加者一人ひとりが**自己紹介**を行ってもらう．
- 自己紹介に合わせて，または自己紹介に続けて，**アイスブレイク**を行ってもらう．アイスブレイクにはゲーム的な要素の入った10〜15分程度の活動を行うとよいだろう．
- 本項では1つの例として，グループワークで使用する対象者カードを用いたアイスブレイク（図6）を紹介する．

### ❷ 役割決め

- 声かけ例：総合司会「各グループで司会と書記を決めましょう」
- アイスブレイクで参加者の緊張をほぐした後，それぞれのグループに，**司会役**と**書記役**を決めてもらう．
- 司会役は3）地域ニーズのあぶり出しのステップで，**総合司会の指示に従いながら各グループの進行を担当**する．

---

**①各グループで対象者カードを確認する**

「机の上のカードを見てください」
「お年寄り・おとな・子ども・赤ちゃんの7種類がありますね？」

↓

**②参加者一人ひとりが「自分の地域の気になる人」を想起する**

「ではここで，身近やご近所にいる気になる人を思い出してください」
「自分自身でも構いません」
「その人はどのカードの年代でしょう？」

↓

**③参加者一人ひとりが「自分の地域の気になる人」を発表する**

「その人の年代のカードを使いながら，その人のことをグループの皆さんに紹介してあげてください」
「名前は仮名にして，おおよその年齢，家族や住まいの状況，そして，何が気になっているのかを説明してください」

**図6　対象者カードを用いたアイスブレイクの例**

実施のポイント：①対象者カードを示しながら「自分の地域の気になる人」を紹介することで，聞く側はイメージがわきやすい．②進行に合わせて，総合司会が事例の案を準備し紹介すると，どんな内容でどの程度の具体性をもって「自分の地域の気になる人」を紹介すればいいのかわかりやすい．

- 書記役は，対象者カードへの**想定事例情報**の記載，模造紙への**分類フレーム**の記載などが主な役割である．

  > **留意点** グループのなかに障害や年齢が原因で自力での付箋記入が困難と思われる参加者が複数いる場合，書記役が代筆したり，複数の書記役を置いたりするとよい．

## 3) 地域ニーズのあぶり出し

- これ以降は，総合司会として指示を出しながら，各グループの司会役にそのグループの進行を担当してもらう．

### ❶ 対象者想定事例づくり

- 声かけ例：総合司会「支援を検討する事例をみんなで考えましょう」
- まずグループワークで検討の対象とする**想定事例を各グループで以下の例，注意点に沿って作成してもらう**．想定事例の作成方法をいくつか例示すると，以下などがあげられる．
  - ▶対象者カードを用いたアイスブレイクを行った場合，アイスブレイクで出てきた事例から1つを選び，それに肉づけする形で内容の詳細を決める．
  - ▶7種の対象者カードから想定事例の発達段階と性別を決めた後，その内容の詳細を決める．
  - ▶グループの参加者が検討したい事例を自由にあげて1つを選び，その詳細を決める．
- 想定事例を作成するにあたっては，**実在の人物をモデル**としても構わないし，全くの**フィクション**でも構わない．あるいは**その中間**的な方法として，実在の人物をモデルにしながらその情報を加工・割愛・追加して，新たな想定事例を作成してもよい．
  - ▶グループワークの参加者が全員同じ地域のリハ・福祉など支援関係者の場合：実在の人物をモデルに検討することで，実際にその対象者の支援で使えるアイディアが得られる．
  - ▶同じ地域からの参加者が一住民の支援ではなく地域全体の課題を捉えたい場合：実在の人物をいくつか組合わせた事例をつくり出すことで，地域全体の課題が検討可能となる．
  - ▶複数地域からの参加者でグループワークを行う場合：架空の人物を想定するか，さまざまな実在事例を組合わせた想定事例をつくると議論が活性化されやすい．

  > **留意点** 実在の人物を何らかの形で想定事例に活用する場合は個人情報の扱いに十分留意する．

- どのような方法で想定事例をつくったとしても，その**事例に対応する対象者カードを1つ選択**し，そこにある項目について1つずつ想定して記載してもらう．
- それぞれの項目を想定・記載するにあたっては表2を参照する．

  > **留意点** 状況については，グループの参加者が自分の経験や知識を生かし，自由に肉づけできるとよい．ただこの後の，地域生活上の課題を検討する段階で状況の記載項目を後追い的につけ加えることも可能である．

- 想定事例の具体例を図7に示す．

### ❷ 地域生活上の課題を書き出す

- 声かけ例：総合司会「想定事例は地域生活でどんな課題に出会うでしょうか？」
- 事例として想定した人物が**地域生活を送るにあたって課題**となることをグループの参加者一人ひとりが想像し，マジックペン（細）で付箋（青）に書き出していく（図8）．

表2 想定事例の記載項目

| 項目 | 記載内容 |
|---|---|
| 氏名 | 仮名またはアルファベットなどの記号でよい |
| 年齢 | 乳幼児・学童期などで必要性のある場合は具体的な月齢・年齢を記載する<br>それ以外は，○歳代という程度の記載で構わない |
| 家族 | 同居家族は記載が必要である<br>同居以外でも対象者の生活にかかわりの深い家族・親族は記載する<br>家族関係もここに記載する |
| 住居 | 住環境（物理的な面だけでなく，持ち家・借家なども必要であれば含む）<br>近隣地域の環境も必要であれば記載する（課題検討の際に必要があればつけ加えればよい） |
| 状況 | 障害の種類や診断名，簡略な病歴など医療情報がある場合はここに記載する<br>教育・就労・余暇などを含む社会参加状況<br>家計状況<br>本人の人柄・性格・価値観・生活歴なども必要であればここに記載する |

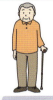

高齢男性

氏名：A次郎さん
年齢：80代前半
家族：70代前半の妻と二人暮らし．子どもたちは他県に在住．
住居：会社員だった当時から暮らしている庭つき一戸建て．
状況：元来健康だったが，最近さすがに足腰が弱ったと感じている．現役時代は会社人間で，自宅周辺に親しい友人はいない．家事も妻任せだったが，この冬に妻が腰を痛めて遠距離の外出が難しくなって以来，買い物などの家事を手伝うよう心掛けている．

図7　想定事例A次郎さん

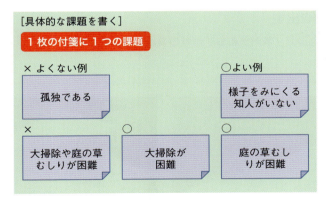

図8　A次郎さんの地域生活での課題
×：よくない例，○：よい例．

**留意点** 他のメンバーとは話し合わず，**個人作業**として行う．その人物が地域生活を送るうえでの**具体的な課題**を書く．1枚の付箋に1つの課題を書く．思いつく限り，**網羅的に**書く．

- 記載のための**時間は5分程度**で充分である．ただし，グループワーク全体の時間との兼ね合いで延長・短縮して構わない．
- この段階では，課題を記載した付箋は記載者本人が手元にまとめてもっておく．

### 3 地域生活上の課題を整理する

- 声かけ例：総合司会「出てきた課題を分類してみましょう」
- **地域生活課題フレームカード**をみながら，同じ形のフレームを書記役にマジックペン（太）で模造紙いっぱいに書いてもらう．5つのフレームのうち，中央のフレームに**地域生活課題**，その周囲の4つのフレームに**保健・医療，教育・学校，職業・仕事，地域・仲間**と，分かりやすく記載する（図9）．
- 地域生活課題（中央）フレームに**想定事例のカード**を置く．以後，迷ったときは想定事例の記載内容を確認し，その設定に基づいて判断するよう指示をする．
- グループの参加者は自分が記入した付箋をその**内容の該当する枠の中**に貼る．なお，該当する枠が見当たらない場合は，とりあえず枠の外のスペースに貼っておく（図10）．
- グループの参加者全員が付箋を模造紙に貼りおわった後，**司会役に一つひとつ読み上げながらグループで内容を共有・整理**してもらう．整理のポイントを以下にあげる．
  - ▶ 分類が明らかに間違っている場合，参加者と確認しながら正しい枠に移す．
  - ▶ 1枚に課題2つ以上が記載されている場合は書記役につくり直してもらう．
  - ▶ 曖昧な内容の記載については作成者に確認し，書記役が明確な内容に書き直す．
  - ▶ 同じ内容の付箋がある場合は1カ所に重ねる．
  - ▶ 分類できず枠外に貼ってあるものは，グループの参加者とともにあてはまる枠を検討する．
- すべての付箋を確認しおえたら，想定事例の**地域生活上の課題として漏れているもの**はないか，再度グループの参加者全員で確認させる．漏れている課題がみつかった場合は書記役が新たに記載し該当する枠に貼る．

### 4 地域の資源を書き出す

- 声かけ例：総合司会「事例が暮らす地域の資源を全部書き出してみましょう」

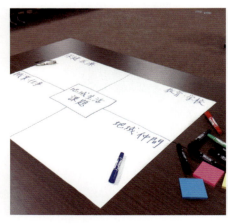

図9　記載例

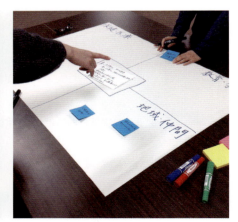

図10　記入した付箋を該当する枠の中へ

表3 フォーマルな地域資源，インフォーマルな地域資源

| フォーマルな地域資源 | インフォーマルな地域資源 |
| --- | --- |
| ・行政機関による公的サービス<br>・病院など医療保険によるサービス<br>・デイサービスや訪問介護など介護保険によるサービス<br>・一般企業などの市場によるサービス | ・自治会や老人会など住民組織による活動<br>・個々の住民同士の助け合い<br>・家族や親族，ごく親しい友人などによる活動<br>・フォーマルな地域資源となっている組織・期間による本業外の活動 |

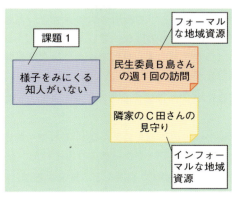

図11　A次郎さんの地域生活上の課題とそれに対応する地域資源

- ここまでのプロセスで想定事例の地域生活上の課題はすべて模造紙に列挙されたことになる．続いて，それぞれの課題を解決する**地域資源を課題に対応させながら**あげてもらう．
- グループ参加者個人個人で，地域資源を付箋に書き出す作業を行ってもらう．模造紙上の課題一つひとつについて，それを解決する地域資源を知っている場合はその地域資源を付箋に記載し，課題の記載された付箋の隣に貼る．
- その際，模造紙の中央に**フォーマル／インフォーマルカード**を置き，フォーマルな地域資源／インフォーマルな地域資源という2つの観点から考えることを意識させる．なお，本項ではこれら2つを表3のように定義する．
- なお，地域資源の記載にあたっては，フォーマル：赤，インフォーマル：黄色，のように色の異なる付箋で整理し，それを課題の記載された青い付箋に並べて貼ることで**視認性を高める**ことが重要である（図11）．

## 5 地域に足りない資源（地域ニーズ）をあぶり出す

- 声かけ例：総合司会「その地域にはどんな資源が必要でしょうか？」
- グループ参加者個人個人からの地域資源に関する情報が出尽くしたところで，司会役が**全体の状況を確認**する．総合司会は「それでは司会役の方々にチェックしてもらいましょう」などと声をかける．

- まずは，**対応する地域資源の存在する課題**について，保健・医療→教育・学校→職業・仕事→地域・仲間の順で確認する．確認にあたっては，一つひとつの課題と地域資源を司会役が読み上げていく．
- その際，課題ごとに「ここに出ている以外の地域資源はないか？」をグループワーク参加者に問い，新たなものが出てきた場合は該当する色の付箋に書記役が記載し，対応する課題の隣に貼る．
- 続いて，**対応する地域資源が出てこなかった課題**について，同じように一つひとつ確認する．その際，司会役が課題を1つずつ読み上げながら，「この課題を解決できる資源はこの地域のなかにはないでしょうか？」，「フォーマルな資源ではどうでしょうか？」，「インフォーマルな資源ではどうでしょうか？」，「お役所や病院や施設，あるいは，どこかの会社や業者がやっているサービスで使えるものはないでしょうか？」，「地域の自治会や老人会，ご近所さんではどうでしょうか？」のような形で徐々に焦点を具体化しながらグループ参加者に問いかけるよう指示をする．
- 新たな地域資源が出てきた場合，該当する色の付箋に書記役が記載し，対応する課題の隣に貼る．
- こうしてすべての課題についての確認をおえた後，それでも**対応する地域資源がみつからないまま残った課題**が，グループワークからあぶり出された，その**地域のニーズ**といえる．
- あぶり出された地域のニーズについて，資源をどう整備することで解決につながるかグループで検討する．
- グループでの活動のまとめとして，参加者一人ずつ今回の作業を通しての気づきをいってもらう．
- それらの最後に司会役からまとめとして，このグループワークから浮かび上がった地域の特徴を述べる．その際，**地域資源の強み・弱み**を保健・医療，教育・学校，職業・仕事，地域・仲間という4つの枠組みについて，**フォーマル／インフォーマル**という軸でまとめるよう心掛けてもらう．

> **応用** ここまでの作業で対象となる地域のニーズはあぶり出されたが，時間に余裕のあるプログラムでは，追加として以下のような活動を行うこともできる．1つは，「他の地域にはこんな資源がある・自分だったらこんなことはできる」ということの洗い出しである．地域資源のみつからなかった課題について，他の地域についての知識や自己のキャパシティへの気づきを共有する．この活動を通して，まだ実現していない地域資源の可能性を考えることができる．所要時間は15分〜20分程度（目安）．

> **応用** もう一つのオプションとして，「模造紙上にあげられた地域資源をグループ内の何人が知っているかを確認する」という活動がある．この活動を通して，それぞれの地域資源がどの程度地域内で周知・普及されているかを知ることができる．また逆に，地域資源に精通している人をグループ内にみつけることもできる．所要時間は10分〜15分程度（目安）．

## 4) 発表と共有

- 2) はじまりと同様，総合司会が全体の進行役を務める．
- 複数のグループがある場合は**グループごとに自分たちの検討の結果を発表**し，その内容を共有する機会をもつ．
- 同じ地域の住民が自分たちの地域を対象としてこのグループワークを行った場合，**すべてのグループの検討結果を統合する**ことで，その**地域のニーズをより明確かつ的確に捉える**ことができる．

> **応用** 同じ地域・地区の住民がこのグループワークを行った場合，最終的な結果をその地域・地区の実際の地図に，あぶり出された地域資源を書きこむことで，「とことん住民目線の地域資源マップ」のようなものをつくることも可能である．所要時間は30分〜40分程度（目安）．

- 同じ地域でさまざまな人たちをグループワークの参加者として迎え，かつさまざまな想定事例について検討を重ねることで，その**地域の強みと弱みを重層的に捉える**ことが可能になって行く．つまり，**その地域で生まれ・育ち・暮らし・年齢を重ねていく際に利用可能な資源や今後整備すべき資源**を明らかにすることができる．

**文　献**

1）「保健師活動指針活用ガイド」（日本看護協会）https://www.nurse.or.jp/nursing/hokenshi/guide/index.html

# ❷ 地域活動事業予算化の歩き方

- 事業予算化における行政との連携の方法を身につける
- 行政と連携し事業を予算化するまでの流れを知る

- 地域活動を行う際には，行政，各種事業所やNPO法人などとの連携が不可欠である．
- 本項では，行政と連携した事業予算化の流れについて，1) 旅支度（準備）と 2) 事業予算化の歩き方に分け，2) を❶出会う，❷探る，❸企てる，の過程に沿って YES NO チャートに整理して紹介する．
- ここでは特に高齢者に関する地域支援事業の歩き方について紹介する．

## ワークブック 地域活動事業予算化の歩き方

### 1) 旅支度：制度や地域背景に関する情報収集

- まずは地域活動に関連する昨今の**国の施策・制度**などについて知る必要がある（表1）．これは，セラピストの役割を考える際に必要であるというだけでなく，行政という**背景の異なる職種と協業する際に，共通言語としても大いに役立つ**．
- 用語や枠組みを共有できることは，計画立案における概念などの抽象的な部分を理解し合ううえで助けとなる．
- 今日の高齢者施策において，実施内容などについては，市町村ごとに地域の実情に合わせて計画するよう定められていることから，セラピストがかかわろうとする地域の状況について知る必要がある．
- その地域の現状を知るための手立てとして，市町村ごとに作成されている**高齢者保健福祉計画・介護保険事業計画**，あるいは行政の**web**ページに掲載されている資料の参照があげられる（表1）．

  **ワンポイント** 地域によっては国の**モデル事業**などに取り組んでいる場合もあり，そうした情報はwebページ上に掲載されることが多い．

- これらについて可能な限り事前に調べ理解したうえで，事業予算化の実現に歩き出そう．

表1 旅支度のための資料館

| 項目 | 関連ワード | 本書での取り扱いなど |
|---|---|---|
| 国の施策・制度 | 地域包括ケアシステム<br>介護予防・日常生活支援総合事業<br>生活支援体制整備事業<br>在宅医療・介護連携推進事業<br>認知症施策推進総合戦略 | 第1章❶,❷,❼<br>第2章❹ 5)<br>他職種からのメッセージ：研究者からみた地域包括ケア時代におけるセラピストに期待される役割 |
| 地域の高齢者施策 | 高齢者保険福祉計画<br>介護保険事業計画<br>モデル事業<br>その他,市町村の事業計画 | 第1章❼<br>巻末付録❷ 制度の変化をすばやく捉えるダイレクトリー<br>※web上でみつけられることが多い（検索や行政のwebページなど） |
| 地域特性 | 人口，経済，高齢化率　など | 行政のwebページ上の公開資料などを参照 |
| 地域の行政の組織,かかわる部署 | 高齢福祉課<br>介護保健課<br>介護予防・地域支援課　など | 行政のwebページを参照，あるいは問い合わせ |

## 2) 事業予算化の歩き方

### ❶ 出会う：担当者へのアクセス

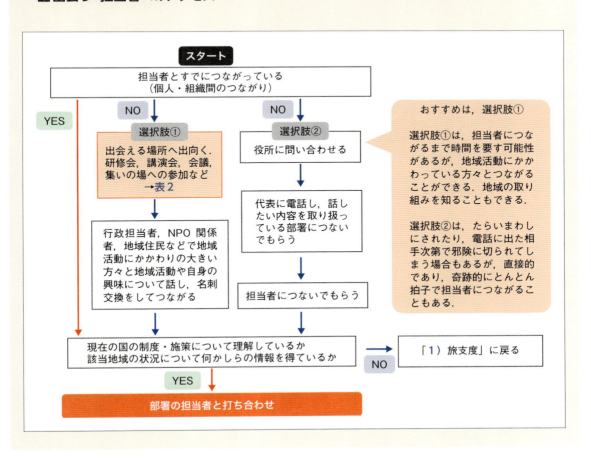

- つながりをつくる方法として，**行政が主催する研修会や講演会**，専門職であれば参加できるような**会議**などに参加するということがあげられる（**表2**）．
- 地域によっては，地域支援のためのネットワークづくりの一環として，セラピストや行政職が一堂に会する**意見交換会**などの機会を設けているところもある．また，**ボランティアとして地域活動に参加**することからはじめて，徐々にセラピスト自身の地域でのネットワークを広げていくという方法もある．
- 地域で活動する**NPO**や，**地域包括支援センター**と関係をもつことも有意義である．
- 自身でつながりをつくる場合，未開の地で目的地までのルートを手探りで探っていく必要がある．つまり知らない場所で，自分のことを知らない人々と接触していくことになる．謙虚に，礼節を重んじ，自身のコミュニケーション能力や社会性を発揮して関係を広げていこう．
- 病院など，施設のなかでセラピストとして働く場合は，周囲の人々に立場や役割を知ってもらったうえで働くことができる．地域ではそのような枠組みはない．常に自身の立場や役割を確立することを意識しながら行動しよう．

> **ワンポイント**　セラピストによっては，所属する組織が行政とつながりをもっている場合がある．あるいは，すでにこれまでに行政の仕事に携わった経験などにより，セラピスト個人がつながりをもっている場合もある．これらの場合は，比較的容易に担当者につながることができる．こうしたつながりをもたない場合，何らかの方法でつながりをもつことからはじめよう．

**表2　セラピストが参加できる地域での催しカタログ**

| 種類 | 主催者 | 内容例 |
|---|---|---|
| 地域ケア会議 | 地域包括支援センター，市町村など | ・総合事業に関する研修<br>・地域資源開発に関するワークショップ<br>・個別のケース（困難事例など）の検討<br>※内容によって一般のセラピストが参加できる会議もある |
| 地域包括ケアに関する講演会・研修会 | 市町村など | ・地域包括ケアシステムに関する研修<br>・認知症，介護予防に関する講演<br>※オープンである場合が多い |
| 地域リハビリテーション推進事業にかかわる会議など | 県，市町村など | ・介護予防担当者とセラピストなどの意見交換<br>※ネットワークづくりの一環として行われることもある．その多くがセラピストを対象としている |
| 認知症カフェ | 地域包括支援センター，NPOなど | ・認知症予防関連活動，情報交換，勉強会<br>※随時ボランティアを受け入れているところがほとんど |
| 地域住民の集いの場 | 地域住民，NPOなど | ・趣味活動，介護予防関連活動，勉強会<br>※随時ボランティアを受け入れているところが多い．しばしば，その地域の地域包括支援センターの職員が同席する |

おすすめは地域ケア会議．行政や地域包括支援センターなどの関係者が主催していることに加え，地域活動において主要な住民が参加していることも多いことから，その地域の核となる方々に出会える可能性が高い．ただし，必ずしも一般の参加が可能とは限らない．

## ❷ 探る：地域のニーズの確認と共有

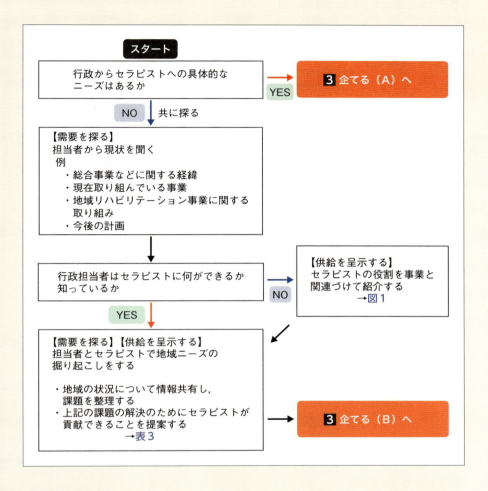

①行政のニーズを探る

- **行政側がセラピストに求めていること（需要）** と，**セラピスト側が提供できること（供給）** を明らかにし，双方で共有する．
- 行政の担当者と話をすることで，情報公開されている内容だけではわからない情報を得ることができる．今後の取り組みについて考えるうえで欠かせない情報である．
- 総合支援事業については，開始に向けて2015年から2年間の猶予期間が設けられたため，**体制整備や実施事業などの進捗状況は市町村によって異なる**．

> 応用　もうひとつの「探る」：セラピストの需要について探る他に，探っておけるとよいことがある．それは担当者，ひいてはその市町村がどのような特徴をもっているかについてである．福祉に力を入れているか，制度への理解は十分か，新規事業への取り組みは柔軟かなどがわかると協業しやすい．打ち合わせ時の直接的なやり取りの他，地域住民，地域包括支援センター，NPO関係者などから情報収集できる．

表3 セラピストが貢献できる地域課題の例

| 地域の課題 | 背景 | セラピストの貢献 |
|---|---|---|
| A地区，B地区には集いの場が数カ所あるが，C地区にはない | A地区は公民館などの施設が充実しており人が集いやすい<br>B地区は寺が近くにあるため，昔から自治体の組織力が強い<br>C地区は新興住宅街としてはじまっているため，近所付き合いがほとんどない | C地区の集いの場づくりに関する支援，キーパーソンとなる地域住民と共同での運営における助言，活動の提供（体操・創作活動・勉強会）など |
| 地域住民から，介護予防のために何をしたらいいか教えてほしいという要望がある | 昨今，介護予防のための自助努力の重要性が広く一般に認識されつつあるが，具体的な方法についての情報が乏しい | 地域住民向けの介護予防に関する講習会の講師 |
| 地域住民から，正しい体操の仕方を教えてほしいという要望がある | 介護予防の一環で体操が普及しているが，住民独自のやり方をしているため，効果が不明で，住民のモチベーションが上がらない | 体操指導 |
| 認知症の早期発見 | 発見できる場所が地域包括支援センターでの個別の対応のみであり，スクリーニングを広く行えていない | 高齢者を対象とした健康関連の催しや集いの場など，高齢者が集まる場所での評価 |

②行政側は要望をもっているか？
- 行政担当者とともに**地域における課題の抽出**を行い，その解決のためにセラピストが果たせる役割を模索，提案する（表3）．

**ワンポイント** すでに行政側がセラピストに対する要望をもっている場合がある．その場合は，要望を踏まえて今後に向けた計画を立てる．この際，行政側と十分に意見交換をしながら計画を詰めていく．一方，行政側がセラピストに対して具体的な要望をもっていない場合がある．そのうち，行政側がセラピストにできることを知っているにもかかわらず，具体的な要望がない場合は，ともに探る必要がある．

③セラピストを知ってもらう
- セラピストの果たせる役割について説明することの目的は，**事業のなかでセラピストに何ができるかを知ってもらう**ことであり，各職種がどのような職種であるかを全般的に理解してもらうことではない．
- どの事業に関連して，どのような役割が果たせるかについて**容易に理解してもらえるような形で提案**することが肝要である．

**留意点** 多くを知ってもらおうと欲張らずに，目的のために**必要十分な内容**にする．

- セラピストが貢献できる可能性のある事業の例を表4に示す．案を呈示する際に，これらの事業の趣旨をよく理解し，趣旨に沿った形で提案する．
- 呈示方法としては，提案内容についてパワーポイントなどで資料をつくって持参するのもよい（図1）．
- ここで呈示する内容が，そのまま事業計画として採用されなくとも，**その案をもとに具体的な議論**が期待できる．
- なお，協議を開始して話を進めるにあたり，当該地域の行政において事案がどのように扱われるか，把握しておけるとよい．例えば，どの程度の事業が，どの程度の早さで処理さ

表4 セラピストが貢献できる地域支援事業の例

| 介護予防・日常生活支援総合事業 | 包括的支援事業 |
|---|---|
| 介護予防・生活支援サービス事業 | 在宅医療・介護連携推進事業 |
| ・訪問型サービス各種 | 認知症施策推進事業 |
| ・通所型サービス各種 | ・認知症初期集中支援チーム |
| 一般介護予防事業 | ・認知症地域支援推進員 |
| ・地域介護予防活動支援事業 | 生活支援体制整備事業 |
| ・地域リハビリテーション活動支援事業 | ・生活支援コーディネーター |

図1 セラピストの役割ガイド（例）

[左上] リハビリテーション専門職の地域貢献の可能性について
○○市と△△大学の連携に基づく行政施策における協力内容の検討

→ 協議の目的が伝わるようにすることが重要．可能であれば，提案や提案者の位置づけを明示する．

[中上] 具体的な取り組み内容（例）
● 地域づくりに関する助言・指導・評価
・地域活動の立ち上げ・運営に関する助言・指導（活動内容や，実施方法の紹介など）
・参加者の生活上の困りごと等に関する助言・指導
・心身・認知機能や生活状況の評価（IADLや余暇への取り組みを含む）
● 活動・講演・研修等の提供

→ 貢献できそうなことについて，項目出しをしている．これらをもとに，セラピストの役割を，既存あるいは新規のどのような事業に組み込めるかを共に探る．

[右上] 具体的な取り組み内容（例）

上段：活動
下段：相談
・セットで提供
・相談業務に専門職を配置

→ 集いの場の支援に関する具体的な内容をスケジュール表を介して呈示している．呈示する案について，できるだけ具体的なイメージをもって理解してもらえるとよい．

[左下] 一次予防・二次予防との関連
● 対象：地域の健康な（介護サービス等を受給していない）高齢者
評価の実施：生活状況(ADL, IADL)，心身機能等を観察・評価
評価結果に応じて決定
→作業活動(地域住民主体) リハ職の関与 予防に効果的な作業活動に関する助言・指導
→相談等支援 リハ職の関与 ADL, IADL等の生活上の課題に対する助言・指導
→必要に応じて他のサービスに繋ぐ
継続的に観察・評価を実施

→ 早期発見・早期介入のためのシステムの案を呈示している．評価から介入の流れはセラピストにとっては基本的な概念であるが，一般にはそれほど浸透していないため，呈示する甲斐がある．

[中下] 今後の取り組み案
● 講師派遣として○○市の既存の集いの場に赴く
赴いて行うこと
① チェックリストの実施・未実施者へのアウトリーチ
② 専門職への相談に関するアンケート・ニーズ調査※1
③ 住民への研修，茶話会を利用した相談助言等（週数）
④ チェックリストの結果に基づくサービス提供
(1) その場で実際に助言を受けて，それに対する助言等を行う
(2) 必要なサービスに繋ぐ
事業所と連携し訪問予防を実施（訪問Cの実施モデル作り＋実績作り）※2
※1…相談業務の予算化に向けた取り組み
※2…訪問の予算化に向けた取り組み
※1,2と他の事例を合わせて企画として呈示

→ 行政からの要望や，現状を踏まえ，実現の可能性を見据えた案を呈示している．必要に応じて，打ち合わせの回数を重ねながら，案を具体化していく．

[右下] 訪問型サービスC（短期集中予防サービス）（案）
● 実際の運営について
・事業所（1か所から開始，OTのいる訪問系の事業所等）と提携
・事業所へ助言・指導を行いながら取り組む
● モデル作り：マニュアルと支援例
・マニュアル：評価から介入までのフローチャートの作成
開始から終了までの期間や目標などの設定
・スクリーニング～事業所への依頼：マニュアル化
・支援例：実際に取り組んだ例について紹介
→ 今後，活動を広げていく際の手立てとする

→ 介護予防・生活支援サービス事業について，大まかな要望を受けた後に呈示している案である．こうした案をもとに，行政側で実現性を検討してもらう場合もある．

れるかを知ることで，双方にとって適切なスピード感で仕事を進めることができる．

**ワンポイント** 行政側がセラピストの役割とその活用について全く思いあたらない場合もある．この場合，セラピストは行政担当者にセラピストの果たせる役割を認識してもらう必要がある．そのために，事前に収集した情報，学んだ制度をもとに，**事業のなかでセラピストが果たせる役割やセラピストの活用例を呈示**する（第2章❹5) 参照）．

**留意点** 特に，行政側がこれまでにセラピストを活用したことがほとんどなく，セラピストの専門性を全く知らない場合は，活用方法について，より具体的に呈示する必要がある．

### ❸企てる：計画立案

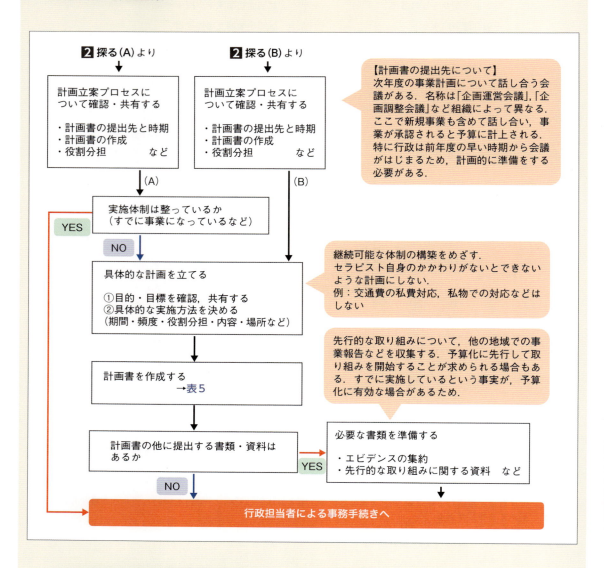

- **関連する会議の開催時期**など，事務的な手続きは市町村ごとに異なることから，はじめに当該地域の**プロトコルを確認**する．併せて，**計画書などの提出書類の確認**と，計画書をだれが作成するかなどの役割分担を決められるとよい．
- 計画書の作成は，セラピストが行う場合も行政側が行う場合もある．

**ワンポイント** 行政側からセラピストに対する具体的な要望があり，予算の有無も含めてすでに実施体制が整っている場合，要望に基づいて，**目的や目標，実施頻度，実施場所など，具体的な内容**について決める（❹実行する参照）．

- 行政側からの要望はあるが事業化していない場合や，大まかな事業のイメージのみ決まっている場合は，具体的な計画段階へと移行する．

  > **留意点** この際，当該地域の行政が描いている方向性に沿って，計画を具体化するようにする．セラピスト側の主張を一方的に押しつけることがないよう留意する．

  > **ワンポイント** 協業して探るなかからつかんだ，事業の大まかなイメージなどを，実際にどの事業として，どのような形で実施するかなどについては，行政の担当者が判断に長けていることも多い．行政担当者の意見を尊重し，柔軟にとり入れながら，計画を立てる．

- 当該地域の政策の方向性を踏まえて，目的や目標を定める．特に，具体的な到達目標がある場合は，それを実現するような計画を立てる．
- 実施方法を定める際は，物理的な資源（場所など）や人的資源（動員人数と参加頻度など）といった**利用可能な資源**を踏まえて，**実現性が担保されたもの**にする．
- 実施期間内において，**いつまでに，どこまで行うか**についても設定しておくとよい．
- 特に病院や大学など，複数の組織（または個人）が1つの事業にかかわる場合は，**役割分担について明確**にする．また，**関係者間での情報共有**を十分に行う．
- 場合によっては，計画書以外に**根拠となるような資料**の提出が求められる．この場合は，事業にかかる先行研究をもとに知見を整理することや，モデル事業など他の地域（全国）での先行的な取り組みについて整理するなどして資料を準備する．
- 必要な書類をそろえたら，プロトコルに則り，事務的な手続きを開始しよう．

  > **留意点** 自身の所属する組織における事務手続きについても確認する必要がある．通常の業務内の活動として実施するのか否か，伴う手続きなどを確認する．

## 4 実行する

- **行政側の手続き**，必要に応じて**自身の所属施設の手続き**を経て，体制が整ったら計画に沿って事業をはじめよう．
- 実施期間中，**進捗状況について定期的に振り返る**とよい．
- 表5に事業計画概要の例を示すので参考にされたい．

表5 事業計画概要

| 例1：○○市元気体操 | |
|---|---|
| 事業 | 地域介護予防活動支援事業 |
| プログラム名 | ○○市元気体操 |
| 目的 | 住民が集うきっかけとして，また介護予防の一環として，市全域に体操を普及する． |
| 内容 | 小学校地区ごとの地域の高齢者に対して，体操を紹介する．毎週または隔週の実施とし，初回から5回目までは講師が指導に入り，6回目以降は地域住民自身で取り組む．また，開始前，1カ月後，3カ月後，半年後，1年後に参加者の心身機能の評価を行う．月に3〜5カ所の地域で新規に開始する． |
| セラピストの役割 | 講師として体操の指導と計測の実施 |
| 実施期間 | 2017年4月〜2019年3月（2年ごと更新） |
| 実施頻度 | 講師派遣を月4回程度（異なる集いの場への来訪） |
| 実施場所 | 市内全域を対象<br>○○町公民館，△△コミュニティセンター，○△公民館，… |
| 協力機関 | ○△病院リハ部門，△○大学 |
| 備考 | 講師は○△病院訪問リハ部門と△○大学からそれぞれ2名ずつ選出する．また評価結果の分析を△○大学で担当する． |

| 例2：集いの場における支援 | |
|---|---|
| 事業 | 地域リハビリテーション活動支援事業 |
| プログラム名 | 地域住民集いの場へのセラピスト派遣 |
| 目的 | 医療・介護サービスにかかるより前の段階にある地域高齢者に早期に対応することで，疾病の早期発見・早期対応を実現する．また，介護予防を促進する． |
| 内容 | セラピストが地域住民の集いの場に赴き，健康や介護予防に関して以下の取り組みを行う．<br>・健康・疾病や介護予防に関する住民向けの勉強会の講師<br>・集いの場に参加している住民個々に対する相談業務 |
| セラピストの役割 | 上記の通り |
| 実施期間 | 2017年4月〜2019年3月（2年ごとに見直し） |
| 実施頻度 | 講師派遣を週1〜2回程度（異なる集いの場への来訪） |
| 実施場所 | 市内全域を対象<br>※現時点で要望のある次の地域を含む<br>○○町コミュニティセンター，△△公民館，○△公民館 |
| 協力機関 | △○大学 |
| 備考 | 相談内容や地域住民からの要望を記録し，今後の事業でのセラピストの活用方法を考える際の参考とする． |

巻末付録4に書式掲載．

# ❸ 委託事業の取扱説明書
（イタク トリセツ）

**point**
- 委託事業の依頼があった場合の実施手順を身につける
- 委託事業におけるセラピストの作業内容と流れを知る
- 委託事業から得ることのできる学びを知る

● イタクの特徴として自治体などからの依頼なためスケジュールや内容の自由度は低い．一方で創造性をもって主体的に取り組むとやりがいがある．

## 1 イタクの基本とトリセツの使い方

- イタクについて図1にまとめた．本トリセツで使用する用語についてもまとめたので，整理してから読み進めてほしい．
- 本トリセツは，A自治体からB施設に対し，単年ごとの契約を要する**委託事業**の依頼があった場合を想定してつくっている．リハ部門所属のセラピストが，何を考えいつどのように動けばよいかが記載してある．利用する際は，委託事業の大きさに合わせて自身で本トリセツを応用し，使用してほしい．
- 所属部門内における自身の役職や役割によって，委託事業進捗のどの時点から作業に加わるのか，異なってくるだろう．本トリセツは，作業の進捗順になっているので，自身がそのときに必要とする説明箇所から読むことができる．
- 参考までに進行管理表の書式例を巻末付録に掲載した．入用の際は使用されたい．

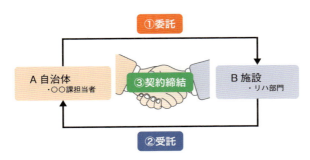

**図1 イタクの基本**
①委託（業務委託）：当事者の一方が，ある一定の仕事を相手方に依頼し，相手方が自己の裁量と責任においてその仕事を行うこと．②受託：頼まれて業務を引き受けること．③契約締結：契約を結ぶこと．

## ワークブック　イタクの手順

- イタクの手順の概要を図2に示す．

### 1）はじまり

#### ❶外部からの動き

- 何らかのつながりのある人から，「新しい事業の説明をしたい」などと申し出があるところからはじまる．
- 申し出があったその時点で，**どのような事業なのか**，事業の主催者や財源，枠組みなどといった大まかな内容を聞けるだけ聞いておき，未知の事柄については事前に調べておく．その方が，初回の説明の時点での理解がしやすく把握できる情報量が多くなり，今後の進行に時間をかけずにすむ．
- この後の施設内の調整がスムースに運ぶよう，初回の説明では自職場の信頼できる上司または同僚が同席できることが望ましい．
- 確認すべきことは，事業の内容（課題や背景），動機（なぜ自施設に？），対象，時期，場所，規模，費用などである．また受託の回答期限の確認も必須である（表1）．
- 説明の場で疑問に感じたことはその場で確認し，その内容が現時点で決定か未定かを把握しておく．そうすることで受託にあたり交渉可能な部分の有無を探っておく．

> **留意点**　委託事業はたいていの場合，予算が先行して決まっており，申し出があった時点ですでに，細かいところは決定事項になっている場合もある．変更が検討できる箇所がどのくらいあるのかを知っておくことは，この後の作業量にかかわってくるため，非常に重要である．

#### ❷施設内の調整

- 説明を受けた委託依頼事業について，他自治体や職能団体で同様の事業や前例がないかどうかを調査する．調査は，各自治体や職能団体のホームページやパンフレットを参照する，事業実施者と直接メールや電話でやりとりする，などにより情報を得る．
- 事業内容（表1参照）について，さらに理解を深め，内容をより具体的かつ細かく把握する．

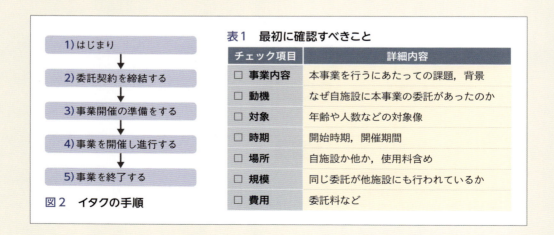

図2　イタクの手順

1) はじまり
2) 委託契約を締結する
3) 事業開催の準備をする
4) 事業を開催し進行する
5) 事業を終了する

表1　最初に確認すべきこと

| チェック項目 | 詳細内容 |
|---|---|
| □ 事業内容 | 本事業を行うにあたっての課題，背景 |
| □ 動機 | なぜ自施設に本事業の委託があったのか |
| □ 対象 | 年齢や人数などの対象像 |
| □ 時期 | 開始時期，開催期間 |
| □ 場所 | 自施設か他か，使用料含め |
| □ 規模 | 同じ委託が他施設にも行われているか |
| □ 費用 | 委託料など |

- そのうえで，同席した上司または同僚とともに，この委託事業が自身の施設内でできるかどうかを簡単に**シミュレーション**し，大まかに課題をあげておく．
- シミュレーションの軸は，現状の通常業務内に組込めるか，通常業務からはみ出てしまうか，である．現在の業務量および人員と，新たに加わるであろう事業内容に付随する業務量および必要人員とをかんがみ，具体的に業務スケジュールを立て人員を割り振りしてみることが必要である．
- 人員の割り振りは，現在勤務する事業所の人員配置に考慮する必要がある．セラピストの場合，事業所ごとに専従要件が定められていることも多いため，専従要件が緩和されるかどうか，また，緩和されない場合は専従外の職員のみでの人員の割り振りをする必要がある．

> **留意点** 自分がやりたいと思える事業かどうか，自分の考えを明確にしておく．というのは，施設内各所で説明の際，やりたいのか，やれるのか，を聞かれるからである．また，自身のモチベーション維持のためにも，自分がどう感じているかを自分自身が知っておいた方がよい．

- すべて整えたうえで，委託依頼事業の内容について施設内の直属上司および必要部署に説明し，施設としての決定を促す．説明すべき部署は，所属する組織によって異なるとは思うが，リハ部門の他，経理・請求部門を含む事務部門（総務など）も必要である（表2）．

## 2）委託契約を締結する

- 施設内で承認が得られたら，委託契約を締結する．契約の際には，実働部署の職員（セラピスト）以外に，契約書の事務的内容の把握ができる総務部門の職員にも同席してもらうことが望ましい．確認すべき契約内容は，事業目的，対象者，契約期間，事業内容，委託料，安全管理（保険）などである（表3）．

表2　関連可能性のある部署と内容（例）

| 関連部署 | 関連する業務内容 |
|---|---|
| 施設長 | ・契約締結の決定 |
| 事務部門 | ・人員要件の確認<br>・施設要件の確認 |
| 総務部門 | ・事務手続き全般の管理<br>・仕様書確認<br>・施設加入保険内容の確認 |
| 経理部門 | ・委託料取扱い<br>・委託料管理 |
| 直属上司 | ・シミュレーション実施<br>・催行検討<br>・シフト管理 |
| 他部署 | ・サービス提供時の協働 |

表3　委託契約書：項目（例）

| |
|---|
| 件名 |
| 事業目的 |
| 対象者 |
| 契約期間 |
| 履行場所 |
| 実施回数・時間・定員など |
| 往復交通手段 |
| 従事職員 |
| 職員配置など |
| 事業内容 |
| 安全管理など |
| 委託料の支払い・利用料 |
| その他 |
| 連絡先 |

- 委託事業を受託したことについて，施設長（または事務部長など）を通して**施設内全体に周知**する．同時にリハ部門からは関連する可能性のある各部署に改めて受託を周知し，事業準備期間から開催中，終了までの協力を依頼する．また，リハ部門内には受託の周知のみでなく，現時点でのシミュレーションを報告し，今後，委託業務に関連する企画や実働が生じることの納得を得る．

## 3) 事業開催の準備をする

### ■1 はじめの組織づくり

- 説明をともに聞いた上司あるいは同僚と2人で，多くとも3人程度を企画チームとしてメンバーに選出し，**少数精鋭**で大枠の作業計画を立案する形をつくる．
- 人選は，意欲があること，主体的に動くことができること，他メンバーや他部門と円滑なコミュニケーションができること，事業の目的や内容を正しく理解できること，などを条件とする．
- まずは作業開始〜開催まで，準備にあてることのできる期間を把握する．そして，開催初日から逆算して，内容仮決定，1回目リハーサル，2回目リハーサル，内容決定，直前準備，当日，といった大まかな日程を決める．また，定期的なミーティングも日程を決めておく（図3）．

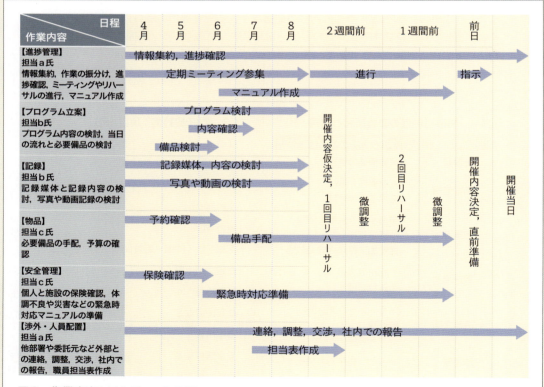

**図3 作業内容とスケジュールの例**
会計管理の作業は，総務経理部門に担当を依頼する．この例では，a氏・b氏・c氏の3名が企画チームとして選出されている．この3名が作業の主担当者となるが，主担当者の判断により，必要に応じてメンバーを増やしても構わない．

- 必要作業をいくつかに分け，前述の大まかな日程に合わせ，主に受託時〜開催初日までの**タイムスケジュール**を作業内容ごとに立てる．
- 作業内容は，①進捗管理，②プログラム立案，③記録，④物品，⑤安全管理，⑥渉外・人員配置，などである．会計作業は，委託料の支払いを含め総務課に一任できることが望ましい（表4）．
- その後，作業内容を企画チームメンバーに割り振り，メンバーがその作業の主担当者となって，それぞれ作業を進めていく．作業を進めるにあたり，主担当者の責任下において新規メンバーが参入することは構わないが，適宜，進捗管理の主担当者への**報・連・相**を心掛け，情報集約と共有に努めさせる．

**表4 各担当者の動き**

| | |
|---|---|
| 進捗管理 | 事業の部門内におけるとりまとめ役であり，日頃，リーダー業務を務めるセラピストが担当するべき役割である．適切なタイミングで必要な情報を集約し，担当者へ情報共有し，新たに生じる作業の振り分けを行う．作業進捗を随時確認し，遅れが生じている作業担当者への声掛けや人的補助を采配する．定期的ミーティングやリハーサルの進行も行う．また，可能であれば進捗に合わせて全体のタイムスケジュールや作業内容ごとの決定事項を記録した実施マニュアルを作成するとよい． |
| プログラム立案 | 文字通り，事業の核となるプログラムの詳細を決める．プログラム検討の際にはアイデアは多く出るほうがよいため，新規メンバーを加え主担当者を含めた2〜3人のなかで検討していく．まず期間と対象となる人数，プログラム実施にかけることができる実質時間，頻度，事業目的を確認および設定する．それからプログラム内容を検討し，決定していく．<br>プログラム内容は，いったん形ができた段階で，他の主担当者だけでなくリハ部門全体に報告し，部門全体で内容確認することが望ましい．担当者らとは別の客観的な目が入ることで，事業目的達成のためのプログラム内容になっているかが確認できるためである．また，委託元の実現したいシステムを理解し，強調，貢献するという視点でのプログラム内容になっているか，ずれはないか[2]確認するため，この時点で委託元とプログラム内容をすり合わせることが望ましい．<br>プログラム立案担当者は，プログラム内容だけでなく，当日の流れと必要になる備品についても検討し決める．当日の流れのなかで必要となる備品は物品担当者と協働して準備する． |
| 記録 | 俗にいう「カルテ記載」について整える．記録媒体と記録内容をおおむね決める．内容は出欠，当日のプログラム内容，対象者の様子，その他特記事項などである．また，委託元から指定されている報告事項の内容と時期，頻度を確認し，それらを網羅できるように決定する．特に出欠は委託料に影響することがあるため，正確な記録が必要となる．また，写真や動画などの記録についても，担当者を決めて記録に残すべきか検討する． |
| 物品 | プログラム遂行に際し必要な備品を準備する．作業はプログラム立案担当者らと協働する．委託費をかんがみ，自職場にある設備やマンパワーはできるだけ活用できるよう検討を進める．すでに施設内にあるものであれば借り受ける手続きを行い，新たに購入が必要なものであれば，施設の規則に則り新規購入の手続きをする．その際は施設内予算を必ず考慮すること． |
| 安全管理 | 事故予防や事故対策についての流れを決める．1つは対象者個人の加入保険や施設の損害賠償保険などの，保険による保障状況を総務部門に確認する．特に施設損害賠償保険は，受託事業が補償対象になっているかどうか，なっていない場合，追加で加入するにあたっての費用負担はどこか，を把握する必要がある．<br>他には，バイタル結果による中止基準を明示し，利用者の体調に合わせて実施の可否を決めるよう設定する．また，当日の欠席連絡手順や，対象者が急に体調不良を訴えた場合の緊急時対応，悪天候や災害による開催可否の対象者への連絡網などを策定しておく． |

次ページへ続く．

**表4 各担当者の動き（つづき）**

| 渉外・人員配置 | 他部署や委託元など外部との連絡や交渉，調整を行う．また，他部署職員を含め，事業開催中の職員配置について，担当表を作成する．日頃リーダー業務を務めるセラピストが担当するべき役割である．<br>プログラム遂行にあたり他部署職員の参加が必要な場合は，当該職員および当該職員が所属している部署責任者に交渉と調整を行う．実施候補日は複数日程から選択できるよう提示する．また，依頼内容は大まかなテーマを提示し，ともに検討して決定していく方法や，テーマを固定して依頼する方法とがある．<br>施設内全体に対し，当該受託事業の進捗管理担当者を広くアナウンスし，施設内他部署からの情報すべてが担当者に集約できる体制を敷いておく．また，定期的に事業準備の進捗について必要場面（業務連絡会議など）で報告する．<br>委託元との連絡や調整は，電話やファックス，メール，郵送など，どの手段が双方にとって都合がよいのか，あらかじめ共有して決めておく．また，やりとりは毎回，メモ程度でも構わないので記録に残しておく．<br>作業を進めるなかで，運用上の不具合が生じる場合には，契約時の書類である委託契約書（表3参照）を熟読し，不明点を明確にして問い合わせる．返答には時間がかかることもあるので，時間的余裕をもって問い合わせる．返答期日を設けた方が効率はよい．<br>職員配置は，開催日程を通して例えば，進行担当，進行補助担当，フロア担当のように役割を決め，割り当てる．配置職員が複数名いる場合は，内容を引き継ぐ必要性から，配置には連続性をもたせる．なお，職員数はある程度固定したメンバーにとどめ，多すぎない方が運営しやすい（表5）． |
|---|---|

**表5 職員配置（例）**

| 回数 | 進行担当 | 進行補助 | フロア担当 | 予備要員 | 非番 |
|---|---|---|---|---|---|
| 1回目 | a氏 | b氏 | c氏 | d氏 | e氏 |
| 2回目 | b氏 | d氏 | e氏 | a氏 | c氏 |
| 3回目 | c氏 | e氏 | a氏 | b氏 | d氏 |
| ⋮ | ⋮ | ⋮ | ⋮ | ⋮ | ⋮ |

例えば必要人員数が3名/日の場合，予備要員を想定し計5名の職員で輪番制にする．予備要員は，担当職員の急な欠席に備えて配置しておく．1回目は進行補助のb氏を2回目には進行担当にする，のように1回目から2回目にかけては担当職員を重複させ，内容の連続性をもたせる．

- 作業を進めるなかで，無節操に業務量が増大してしまうことを防ぐために，あらかじめ開催日数や最大人員数，最大経費などはとり決め，部門内で共有しておく．また，作業内容に漏れがないか，企画チームメンバーで随時確認していく．

**留意点** はじめの組織づくりの際に，部門内で例えば「事故なく終了しよう」，「楽しんで事業に参画しよう」，「成果を数字で出そう」など，簡潔な行動目標を掲げるとよい．行動目標を皆で共有することにより，取り組む姿勢に関して一体感が増し作業の進行がしやすくなる．

## ❷開催直前の全体集約

- 事業にかかわる職員全員が内容共有できるよう，**リハーサルと直前準備**を行う．リハーサルは2回設定し，1回目では各作業担当者からの内容説明や1日の流れの確認，対象者情報の共有などを行い，不明点や要修正点を明らかにする．再検討事項を修正してから2回目

のリハーサルを行う．直前準備では，開催当日に必要な備品を実際に準備し，当日の担当職員間で流れや役割分担を簡潔に確認する．

## 4) 事業を開催し，進行する

- 事業開催後は，進捗管理担当者は適宜**情報収集**し，プログラムが滞りなく進行できているかの把握に努める．不具合や支障が生じている部分があれば，その部分の作業に該当するチームメンバーと相談して，随時**修正**していく．修正点はすみやかに周知共有する．
- また，開催内容が委託元の実現したいシステムを理解，強調，貢献するという視点でのプログラム内容になっているか，再度確認する．
- 開催中，委託元やその他外部への定期報告が定められている場合は，所定の方法での**報告**を行う．また，自職場内でも進行状況については，リハ部内，他事業所をはじめ，施設内全体に定期的に報告する．
- 委託元からの契約書内容変更依頼や，その他外部，事業参加者からの意見によって，プログラム内容の修正・変更を迫られることもあることは想定しておき，柔軟に対応することが望ましい．

## 5) 事業を終了する

- 終了後の報告書類が定められているので，すみやかに**報告書**を作成し，期日までに委託元およびその他外部に提出する．会計に関しては総務，経理部門に確認し，同様に提出する．報告書の提出に加え，報告書の様式には収まらない情報や率直な感想などを直接伝えに出向く（または来訪願う）ことが望ましい（表6）．
- 自職場内では，施設内全体に終了した旨の報告を行う．また，事業にかかわった職員間で反省会を行うことが望ましい．

**表6 委託事業終了時 提出書類（例）**

| | 書類名称 | 内容 |
|---|---|---|
| 1 | 参加者出席簿 | 参加者各々の出席状況，合計出席回数など |
| 2 | プログラム評価表 | 参加者個人の参加時および終了時評価 |
| 3 | 終了時自己評価表 | 参加による自覚的変化に関するアンケート |
| 4 | 実績報告書 | 開催日，参加者数，開催時間など |
| 5 | 請求書 | 内訳，合計委託代金の請求 |
| 6 | 事業者による評価 | プロセスやアウトカムの評価 |
| 7 | 事故報告書 | 事故概要，事故当事者一覧など |

## 2　イタクの実際

- ここでは，とある施設における介護予防・日常生活支援総合事業通所型サービスC※1の受託例を示す．

### 1) 委託の打診と受託に向けた調整 （参照：ワークブック 1))

- a市高齢者サービス課から介護予防機能強化支援員，当施設デイサービス相談員を経由してリハ係長に委託の打診があった．
- リハ係長は話を聞き，セラピストが地域リハへの学習を深める好機であると同時に，施設が地域からの期待に応える必要がある，との視点から「やりたい，やるべきだ」と思った．そして，係内の信頼する同僚に相談した．
- リハ係長と同僚は，厚労省のホームページを調べ，士会役員に連絡し情報をもらい，通所型サービスCについて学習した．同時にリハ課長に報告・相談し，相談課長や介護課長，事務部長に説明して歩き，受託に向けての施設内検討と決定を促した．その後，施設内での実施主体としてリハ課へ依頼があり，前述同僚がリハ課内での責任者（以下，リーダー），リハ係長はスーパーバイザーに決定した（図4）．
- 開催日は，各セラピストの専従要件や通常業務に影響の少ない日時をリーダーがスーパーバイザーやリハ課長と検討した結果，土曜日の午前中3時間（職員勤務時間は，休日時間外扱いで9：30～12：30，プログラム開催時間は10：00～12：00）で行うこととした．また，開催場所は自施設通所リハの定休日が土日で，設備面も整っていることから通所リハのスペースで行うこととした．
- 通所型サービスCの概要はここで決定した（表7）．また，この段階で予算計上されている備品と予算額の確認を行った．

> **よかった点**　施設，上司，リハ課内ともに地域包括ケアに関しての理解があったことから，受託の決定に関しては，障壁となる事柄はなかった．そのため，導入部分から問題なく，手順どおりに準備を進めることができた．

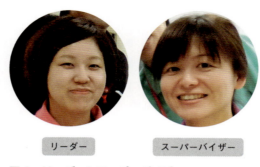

リーダー　　　スーパーバイザー

図4　リーダーとスーパーバイザー

---

※1　介護予防・日常生活支援総合事業通所型サービスC
　　市町村が地域の実情に応じた独自の基準を定め，生活機能の改善に向けた支援を要するケースを対象に行う，短期集中予防サービス．セラピストなどが3～6カ月の短期間で実施し，市町村による直接実施や委託による実施がある．

表7　生活イキイキ教室の概要（通所型サービスC）

| 項目 | 内容 |
|---|---|
| 担当地域 | 2カ所の地域包括担当地域1クール12週（全12回） |
| 対象者 | 上記地域の要支援者・事業対象者 |
| 実施期間 | 週1回，3カ月間 |
| 曜日・時間 | 土曜日，10：00～12：00 |
| 定員 | 最大20名（実際の登録者は6名） |
| 施設による送迎 | なし |
| 担当者 | セラピスト・他職種合わせて3～4名（輪番制） |
| 職員の勤務時間 | プログラムの2時間＋前後30分の合計3時間 |
| 実施場所 | 通所リハスペース（通所リハ定休日） |

**悪かった点**　施設内での事業周知が不十分であったことと，リハ課が中心となって準備を進めていたことから，リハ課単独での事業という印象が強くなってしまい，他部署からの興味関心が薄くなってしまった．施設全体への周知を十分に行い，他部署へは進捗報告をこまめに行えるとよい．

## 2）開催に向けての準備

### 1 準備期間は3カ月 （参照：ワークブック 3) 1 ）

- 開催予定日（3カ月後）を目標にまずは，リーダーが進捗管理担当として開催までの大まかなスジュール作成と作業内容の抽出・リハ課内でのワーキンググループの立ち上げ，ワーキンググループのルール決め（ワーキンググループ活動日を毎月2回設定するなど），グループの役割・作業内容の周知を行い，準備を開始した（表8）．
- 事前にリーダーは，今回の自分たちの目標（開催日までに準備をおえること，事故なく最後まで開催すること，次年度へ向けて課題をみつけること）を設定し，関係各所に周知した．

### 2 グループごとに準備を進めた （参照：ワークブック 3) 1 ）

- グループごとに，具体的な準備スケジュールを作成し，決められた活動日に徐々に準備を進め，以降，定期的にリーダーが全体把握と進捗確認をし，そのまとめを周知することのくり返し作業であった．

表8　ワーキンググループの概要（例）

| ワーキンググループ | 担当 | 作業内容 |
|---|---|---|
| リーダー | 進捗管理 | 作業スケジュール・進捗管理・まとめ・周知，他部門との業務調整，マニュアル作成など |
| A班（2名） | 安全管理 | 安全管理方法検討 |
| B班（3名） | プログラム立案 | 評価方法，実施内容，運用方法検討 |
| C班（2名） | 記録・物品 | 必要備品選定・調達，概要説明書，チラシ作成，計画書・記録方法の検討 |
| スーパーバイザー | 渉外・人員配置 | 勤務調整と勤務上のルール作成，各班のスーパーバイズ |

- 作業を進めるなかで見落としていた作業内容があれば，リーダーやスーパーバイザーが随時，各グループに作業を割り振り，その他の作業においても適宜スーパーバイズしていった（図5）．
- リーダーはどのグループの担当者がみても全体の進行がわかるよう各ワーキンググループの作業や資料を1冊のファイルにまとめて，「総合事業通所型サービスCの実施マニュアル（手引書）」を作成した（表9）．
- 決められた予算内で備品を準備した．また，費用はかからないプログラム内容としたため，自費負担なしとした．収支と参加人数に見合った人員配置にしたいが，直前まで参加人数がわからないため，最大人数を想定しての人員配置とした．
- 勤務表の他，例えば各日の進行・進行補助・フロア補助・自宅待機などの担当も決め，一覧にした．

### 3 リハーサルの実施 (参照：ワークブック 3) 2)）

- 開催2週間前には関係者全員で1回目のリハーサル，そこでの反省や改善点，追加事項を踏まえて，1週間前には直前リハーサルを実施した．その後も開始直前まで不備に気づけばおのおのがリーダーに報告し，リーダーが都度，各ワーキンググループへ振り分けすることで解決していった（例えば，ロッカーや上着預かりの際の名札，水分補給時のコップ準備の不足，モニタリング作成のルールなど）．
- 開催直前（3日前）には，1カ所の地域包括支援センターが事前顔合わせという形で事業参加者4名と関係者を集めた打ち合わせの場を設けてくれたため，スーパーバイザーとリーダーが参加した．
- この顔合わせで得られた情報も踏まえ，事前情報からわかることは，リーダーが事前にメモ書きや計画書にまとめておいた．

### 4 委託契約の締結には時間がかかった (参照：ワークブック 2)）

- 本来なら準備の開始前に契約締結できることが望ましかった委託契約締結は，自治体からの委託事業打診直後から，積極的にアプローチはしていたが，開始直前まで不透明なことが多く，準備作業の終盤でようやく行えた．

**よかった点**
- ワーキンググループには適材適所に人員配置され，役割分担と準備は円滑に行われた．
- 事業準備にかかわる職員が多かった（10名程度）．
- 直前に関係者全員でリハーサルしたことで，予算計上されていなかった細かな必要備品（うがいや水分補給用のコップなど）や運用上のルールなど，作業内容の不備に気づくことができ，事前に対応することができた．
- 事業開催前のサービス担当者会議などは，委託元から特に求められてはいなかったが，「顔合わせ」という形で情報収集できる機会を得られた．この顔合わせは，対象者のイメージがわきやすく，書面での情報以外の情報も集まり，初回に向けて，リーダーから他職員にも情報提供しやすい．可能であれば顔合わせは行っておくとよいだろう．

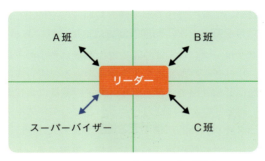

**図5　ワーキンググループの運営**

リーダーは定期的に各班の進捗確認を確認し，まとめを周知した．リーダーとスーパーバイザーは随時，各班への作業の再割り振りとアドバイスをした．

### 表9　通所型サービスC実施マニュアル（手引書例）

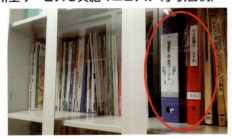
スタッフルームの棚に保管

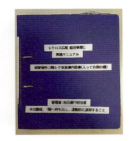
実施マニュアルのファイルの表紙

| 項目 | 内容 |
| --- | --- |
| 目次 | マニュアルの目次 |
| 通所型サービスCのルール | 勤務の取り扱い，記録・申し送り・計画書作成・説明・送付のルールなど |
| 会場準備〜片付け | 会場準備・片付けの手順，トレーニング機器の取り扱い説明書 |
| 中止基準 | 一般的なもの |
| 緊急時対応 | 通所型サービスC用の緊急時対応マニュアル（連絡フローや連絡事項，連絡先，搬送方法など），悪天候時の対応策など |
| 通常時の実施手順書 | 事前の情報収集，会場設営→出迎え→プログラム→見送り→後片付け，記録 |
| プログラム内容の説明書 | 各プログラムの内容説明書と運用方法説明書 |
| 記録の手順 | PC操作方法・施設内電子カルテの取り扱い説明書，計画書の作成方法など |
| 勤務表・担当者一覧 | 勤務表と担当する係り（進行・進行補助・フロア補助・自宅待機）一覧，勤務変更のルールや突発休などの対応ルールなど |
| 初回〜最終回までの工程表 | 12回分，当日のスケジュールや動きを具体的に記載 |
| 利用者情報 | 各利用者の基本情報・基本チェックリスト・ケアプラン・保険加入証明書など |
| 自治体からの資料 | 利用決定通知や業務委託契約書など |
| 帳票類 | 表10評価項目参照 |

これらを1冊のファイルにまとめ，どのグループの担当者がみても全体の進行がわかる内容にした．

**悪かった点**

- 作業内容について課内責任者が準備の初期段階で抽出したものに不足のないよう，追加項目を募ったが，初期段階では追加項目はあがらなかった．
- ワーキンググループ立ち上げの時点で作業量に多少の不均衡はあったため，各グループ，リーダーのまとめた進捗情報をもとに協力するよう周知はしていたが期待したほど相互協力は得られず，特定の職員に負担がかかってしまう傾向があった．何をどのように協力し合うべきなのか，グループ間の相互協力について，リーダーが具体的に指示する必要があった．
- 通常業務に加えての新規事業の事前準備～実施であったため，かかわった職員の業務負担が大きかった．職員それぞれの通常業務の分量をみなおし，業務負担の偏りが生じないように配慮すべきだろう．
- 契約締結が準備段階の終盤であったために，委託元とプログラム内容のすり合わせや意見交換ができなかった．
- 自治体からの委託事業だったためか，施設独自の広報活動が許されなかった．参加応募状況は早めに委託元に確認し，必要時には対処を促すことが望ましい．
- 自治体の動きや反応は思った以上に鈍く，準備作業に支障がでることもあった．積極的に催促すべきである．
- 自治体から指定された評価項目は運動機能に特化したもののみであったため，自前で評価項目を追加する必要があった．書式についても提示されたのが，開始直前であったため，自分たちで書式や評価用紙を準備するなどの手間が多かった．

### 3）ようやく事業開始（参照：ワークブック 4））

- 参加者は2カ所の地域包括支援センター担当地域より，要支援者・事業対象者合わせて6名であった（図6）．
- 初回評価時と最終評価時には，通常時よりも人員を増やしてさらに，経験のある職員を配置し，実施した（表10）．

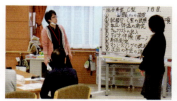
オリエンテーション

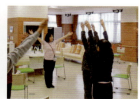
立位でラジオ体操（準備体操）

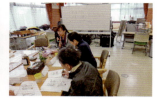
ミニ講義

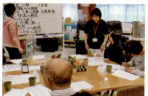
日課確認や脳トレ
（机上プログラム）

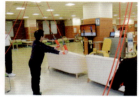
スリングトレーニング
（運動プログラム）

図6　生活イキイキ教室
（通所型サービスC）
利用中の様子．

表10　通所型サービスC評価項目（例）

| 自治体からの指定項目 | バイタルサイン・身長・体重・BMI，握力，開眼片足立ち，5m最大歩行時間，TUG，ファンクショナルリーチ，下肢伸展筋力，QOL指標 |
|---|---|
| 施設で独自に追加した項目 | 基本チェックリスト，興味関心チェックリスト，簡易単語記憶検査，ADL・IADL（聞き取り）連絡帳（バイタル，自覚症状，実施内容，感想），個別課題チェックシート |

- 当日の記録は記録担当者がプログラム終了後の30分で行うこととし，おわらなかった当日の記録や計画書の作成については，平日通常業務終了後に行うこととした．
- 各回で事業の勤務者は変わるため，引継ぎや情報共有に関しては，次回担当者が各自で主にケア記録から情報収集し，補足が必要な場合は，前回担当者から直接情報収集を行った．
- 評価結果の記載や計画書の作成，利用者への説明，毎月のモニタリング作成は，各回の担当者が分担して行ったが，これら書類の関係各所への発送や自治体提出書類の作成・発送はリーダーが一括して行った．
- 毎月のモニタリングで変化や特記事項を担当の地域包括支援センターに報告するとともに特に重要と思われる内容（道に迷ってしまったなど）に関しては電話で直接伝えた．
- プログラム内容は，準備体操，選択プログラム（スリングトレーニング，マシントレーニング，机上活動のうち2種類程度），ミニ講義の構成とした（表11）．
- 数人が1回程度の欠席はあったものの，最終回まで1人の脱落者もなく終了することができた．
- 最終回が近づくと，利用者側から終了後についての質問も聞かれるようになったため，最終回には，同施設内の総合事業通所型サービスAの担当者による説明会や施設内で開催予定であった自治体主催の介護予防教室の紹介などを行った．

表11　生活イキイキ教室（通所型サービスC）の流れ（通常時の例）

| 時間 | 項目 | 内容 | 必要人員 |
|---|---|---|---|
| 9：30～10：00 | 準備 | 会場設営，備品・水分などの準備，内容確認 | 他職種1名＋リハ2名（＋α）初回と最終回は，評価実施のために人員を増やした |
| 10：00～11：50 | 健康確認<br>あいさつ<br>準備体操<br>＊運動プログラム<br>＊机上プログラム<br>＊ミニ講義 | バイタルサインの確認，体調確認など<br>オリエンテーション，当日までの日課確認など<br>ラジオ体操など<br>マシントレーニングやスリングトレーニング<br>写経や脳トレ類，製作など<br>テーマに合わせて講師による座学や実技など | |
| 適宜 | 休憩 | 水分補給，雑談 | |
| 11：50～12：00 | クールダウン | | |
| 12：00 | 終了 | 次回の確認，あいさつ | |
| 12：00～12：30 | 後片付け・記録 | 片付け，通常の記録，計画書作成など | |

毎週土曜日，＊各20分程度で自己選択による．

**よかった点**
- 参加者のレベルにバラつきはなかったため，プログラムは進めやすかった．
- プログラムは，運動系に偏りがちではあったが好評であり，プログラムを進めるうちに参加者同士の交流が想定以上に生じていたため，準備はおおむね妥当であった．
- 参加者自身が，意欲をもって積極的に実践している様子を実感でき，職員も最後まで楽しく，意欲的に事業を開催することができた．
- 事前に決めたルールの通り，次回担当者が前回までの記録や計画書を確認したり，直接前回担当者から情報収集することで情報共有は円滑に行われた．

**悪かった点**
- 利用者情報については，担当の地域包括支援センターもほとんど情報をもっていないなかでの開始となるため，評価は慎重に行わなければならない．
- ケアプランが一般の介護予防サービス・支援計画書の書式であり，目標が「筋力強化」など，通所型サービスCの本来の目的とずれていたり，大雑把であることが多く，通所型サービスCのサービス計画書作成に苦労した．
- 直前まで参加人数がわからなかったため，最大人数を想定しての人員配置としたが，実際，日によっては職員過多と思われる回もあった．余分な人件費をかけないためには，人員配置案は数パターン想定しておく方がよい．
- 事業自体にかかわる職員が多かったこと（10名程度）は，準備段階では助かったが，実際の事業運営においては，担当職員によっては，事業の目的や内容理解に乏しく，マニュアルから外れて独自のプログラムを進めてしまい，時間配分や負荷量など失敗してしまうことがあった．事業の運営にかかわる職員は事業目的に理解のある少数精鋭であることが望ましい．
- 実際にはプログラム終了後に記録担当者が30分間で当日の記録や計画書を完了させることは難しく，平日通常業務終了後に関係職員で分担して作成することも多かった．

## 4）とにかく終了（参照：ワークブック 5））

- 終了後，関係各所への各種書類作成（出席簿，プログラム評価表，終了時自己評価表，実績報告書，事業者による評価，自前の初期・終了時評価比較表）や郵送はリーダーが一括して行った．
- 委託元への請求書発送は経理へ依頼した．また，課内では無事終了し，当初の目標は達成されたことを申し合わせた．
- 量的評価で有意差が認められた項目は握力とTUGのみであったが，基本チェックリストでは複数名が複数項目でチェック個数が減少し，興味関心チェックリストでは，半数の利用者に1項目以上「してみたい」から「している」に変化があった．また，QOL指標自己評価では，全員が「身体をよく動かすようになった」「気持ちが明るくなった」「これからも新しいことに参加してみようと思った」の項目で「そう思う」であった．

- 今回は地域ケア会議が開催されなかったため，利用者の卒業後の生活や日課となり得る地域支援事業や自主グループなど具体的な紹介やコーディネートができなかった．
- 委託元からの本事業の評価はおおむね良好であった．
- 委託元に今回の結果や所感を報告し，次年度事業に向けての展望などを発信した．
- 得られたこと，所感については表12にまとめた．
- 通常業務と並行して新規事業を立ち上げることは，ハードではあるが，福祉施設に所属するセラピストとして，地域包括ケア〜終末期まで経験できることは見識が広がるだろう．セラピストだけの仕事ではないが，このような地域生活支援はまさにセラピストが担うべき分野だと実感している．他職種とも協力して国が理想とする地域包括ケアシステムを構築していく足がかりにもなり得るため，何らかの事業委託の打診があれば，ぜひチャレンジしてみてほしい（図7）．

### 表12 得られたこと・所感

| |
|---|
| 地域リハに参画することでセラピストの興味関心が必然的に広くなった印象があった．また，地域にかかわることは，自施設の広報活動につながる |
| 少しではあるが，地域のケアマネジャーなどと接点が生まれた |
| 地域のフォーマル・インフォーマルな活動に興味がもてた |
| よかった点，悪かった点を踏まえて，次回に向けての展望が広がった |
| 今回の結果を考察することで地域リハのイメージが多少なりともわいてきた．また，地域支援のために，既存のフォーマルサービス・インフォーマルサービスを知ることはもちろん，資源がなければ自分たちで立ち上げることなども視野に入れて考えられるようになった |

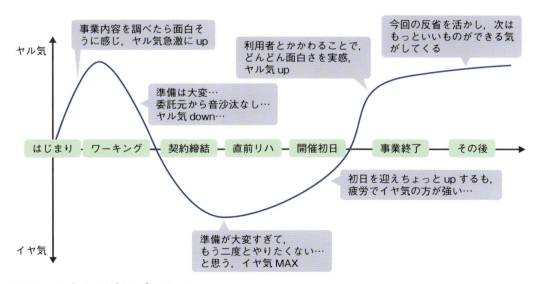

図7　ヤル気とイヤ気のバロメーター

受託後から事業終了までの，リーダーの気持ちを模擬的にあらわした．準備はハードでイヤになることも多かったが，初日を迎え利用者に直接かかわりはじめると，事業の面白さや大切さ，使命などを実感でき，自己の見識が広がって前向きな気持ちになった．

- 自治体からの委託を待たずとも，自前でオリジナルの地域支援事業を立ち上げてみる，自治体に地域支援事業をもちかけてみる，自主グループを立ち上げてみる，今回のような通所型サービスCに立候補してみるなどの方法もある．ぜひ，積極的に働きかけてほしい．

## 3 イタクよくあるQ＆A

- 最後にイタクについてよく起こるトラブルやよく受ける質問をまとめたので自身の活動の参考にしてほしい．

| Q | A | 本項参照 |
|---|---|---|
| 施設内で上司や他部署，リハ部内から，受託の反対意見があったら？ | 「コスト面」と「職員の知識技術の研鑽」という2点を主軸に，「損はしない」ことを再説明し，説得をしましょう | 表12 |
| 委託内容が自分の興味とかけ離れていて，受託したいと思えない場合は？ | 受託により仕事量が増えることは事実です．最初からモチベーションがない場合は準備作業が苦痛でしかなくなります．事業開催が危ぶまれるような最悪の事態を防ぐため，少なくとも自分がリーダーの役割を担うのはやめましょう | ワークブック 3）❶ |
| 委託契約の手続きがよくわからない，委託料などの経理面に疎い場合は？ | 総務や経理など事務部門所属の頼りになる先輩や同僚をみつけてください | 表2 |
| 委託元の対応が遅い場合や，事業内容の詳細が明確でない場合は？ | 委託元にその都度，何度でも，催促の連絡をした方がよいです | 表4 |
| 事業開催の準備段階で，企画チームに適した人材が少なすぎる場合は？ | 人数が少なくても，企画チームには適した人材のみを配置した方がいいです．能動的に作業を進められない人は全体作業進捗の妨げになります | ワークブック 3）❶ |
| 事業開催準備が思うようにはかどりません．開催を延期してもいい？ | 受託した以上，準備を進め期日通りに開催する以外の道はありません．新たな手伝い要員を依頼しても構いませんが，作業の説明をする時間が惜しければ，自分たち企画や作業チームの日常リハ業務を他者に分担してもらうといいかもしれません | ワークブック 3）❷ |
| 委託事業を経験したら予想以上におもしろくてためになった．今後も継続するには？ | 事業継続の依頼があれば，引き続き受託しましょう．事業の継続が未定の場合，委託元へ希望や意見，提案を伝えるなどしても特に問題はありませんが，最終的に事業開催を決めるのは先方です．決定を待つしかありません | ❷ 4） |

### 文 献

1）デジタル大辞泉（小学館）
2）谷川真澄：作業療法ジャーナル，51：299-306，2017

# ❹ 地域生活活動チェックリスト

- 地域生活にどのような活動があるかを知る
- 地域生活活動チェックリストの使い方を身につける

## 1 地域生活活動という言葉の意味

- **地域生活活動**と聞いて，どのような活動を思い浮かべるだろうか．ADLなど身の回りのことを浮かべる人もいれば，趣味などの余暇活動，仕事などの生産的な活動，またはご近所付き合いなどの地域活動を浮かべる人もいるかもしれない．
- 地域生活活動という言葉は，セラピストであればぼんやりと想像することのできる言葉であるが明確な定義づけはなされていない．
- 作業療法の世界では，人が生きて行う目的活動のすべてを「作業」とよぶが，この作業はわかりやすく3つに分類することがある（図1）．本項ではそのすべてを含んだものを，地域生活活動とよぶことにする．
- 地域生活のなかで人々が行う活動は千差万別であり，同じ種類の活動でも，それに対する重みづけや想いは異なる．いい換えれば，地域生活活動とは一つひとつの活動の名称にかかわらず対象者の数だけ存在するということである．

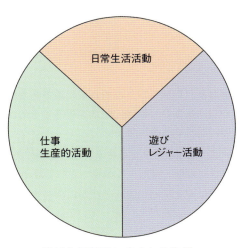

図1 　地域生活活動に含まれる作業

## 2　地域生活活動を知るうえで重要なこと

- キールホフナーはセラピストの着目する役割は，日々の機能や習慣の大半を構成すると述べており[1]，鎌倉もリハビリテーションとは対象者の「当たり前」をとり戻す仕事だと述べている[2]．
- 日々の生活にある当たり前の習慣や役割をとり戻すことは主体的な生活を送るために必要であり[3]，対象者自身が主体的に生活を送っていくことは，その後の生活の再構築のうえでも重要である（図2）．
- 対象者の地域生活の支援は一人ひとりがもつ地域生活活動を把握しそれを支援することからはじまるが，あらゆる活動が含まれる地域生活活動のなかでも，特に**習慣や役割を対象者とともに探し出す**ことが重要である．

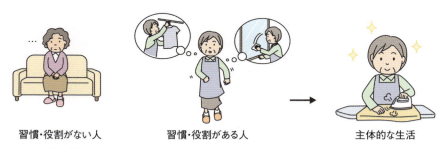

習慣・役割がない人　　習慣・役割がある人　　主体的な生活

**図2　習慣・役割の重要性**

### ワークブック　地域生活活動チェックリスト

#### 1) チェックリストの成り立ち

- この地域生活活動チェックリスト（以下，チェックリスト，表1）は，地域生活を送るなかで，人々が習慣・役割だと認識している内容を把握する目的で，主に定年退職後の方々に使用することを想定して作成された．
- 生活を再構築していくうえで対象者の習慣や役割を考えるとき，働いている人，学校へ行っている人，家事を任されている人などの場合は，主となる役割がみつけやすい．目標とする明確な生活が想像しやすく，とり戻すべき習慣や役割が対象者自身やセラピストとの間で共有しやすい．
- ところが主に定年退職後など，明確な生活目標が不明瞭である場合（本人の認識として習慣や役割の意識が乏しい場合を含む）には，生活を想像するのが難しく，そのなかにある習慣・役割をみつけるのに難航する場合が多い．
- そこで本チェックリストは，地域生活を送るさまざまな立場にある健康な65歳以上の方にご協力いただき「自分自身が習慣・役割」だと思う活動を書き出してもらいリスト化した．
- つまりこのリストは客観的に捉えた地域生活のなかに存在する習慣・役割ではなく，あくまで地域で暮らす人々が習慣・役割だと「思っている」活動から成り立っていることが特徴である[4]．その領域は全部で31種類あり，さらに各領域の代表的な活動についてその内容が記載してある．

表1　地域生活活動チェックリスト

| 番号 | 活動領域 | チェック欄 | 活動例 | チェック欄 | G1 | G2 | G3 | G4 | G5 | 番号 | 活動領域 | チェック欄 | 活動例 | チェック欄 | G1 | G2 | G3 | G4 | G5 |
|---|---|---|---|---|---|---|---|---|---|---|---|---|---|---|---|---|---|---|---|
| 1 | 家事活動 | | 食事の支度（朝食・昼食・夕食） | | | | | | | 14 | 音楽活動 | | カラオケ | | | | | | |
| | | | 食事の片づけ | | | | | | | | | | 楽器演奏 | | | | | | | |
| | | | 食器洗い | | | | | | | | | | コーラス | | | | | | | |
| | | | 食事準備の手伝い | | | | | | | 15 | 楽しみ活動 | | 趣味活動 | | | | | | | |
| | | | お弁当づくり | | | | | | | 16 | 気分転換活動 | | 外出・お出かけ | | | | | | | |
| | | | ゴミ出し | | | | | | | | | | 散歩 | | | | | | | |
| | | | 整理整頓 | | | | | | | 17 | 家周辺の活動 | | 大工仕事・家の修理 | | | | | | | |
| | | | 家の中の掃除 | | | | | | | | | | 家周辺の水撒き | | | | | | | |
| | | | 戸締り・雨戸閉め・窓閉め | | | | | | | | | | 手入れ（車・自転車・農具など） | | | | | | | |
| | | | 朝の窓開け | | | | | | | 18 | 庭での活動 | | 園芸・家庭菜園 | | | | | | | |
| | | | 洗濯（洗う・干す・取り込む・畳む・しまう） | | | | | | | | | | 庭の手入れ・水やり | | | | | | | |
| | | | 布団の上げ下げ | | | | | | | 19 | 近所との交流活動 | | 回覧板を回す | | | | | | | |
| | | | 布団干し | | | | | | | | | | ご近所付き合い | | | | | | | |
| | | | アイロンがけ | | | | | | | 20 | 親族との交流 | | 親戚付き合い | | | | | | | |
| | | | 風呂準備 | | | | | | | 21 | 生き物の世話 | | 餌やり・世話 | | | | | | | |
| | | | 家事手伝い | | | | | | | | | | ペットの散歩 | | | | | | | |
| 2 | 台所周りの活動 | | 加工品作り（梅干し・漬物・ヨーグルトなど） | | | | | | | 22 | 体を動かす活動 | | 体を動かす（筋トレ・体操・運動・ラジオ体操） | | | | | | | |
| | | | 料理 | | | | | | | | | | スポーツジムへ行く | | | | | | | |
| 3 | 家計管理 | | 家計簿・帳簿の管理 | | | | | | | | | | スポーツをする（水泳・ゴルフ・野球・卓球・バレーボールなど） | | | | | | | |
| 4 | 宗教的活動 | | 神仏に手を合わす | | | | | | | | | | ウォーキング | | | | | | | |
| | | | お経をあげる | | | | | | | | | | 山歩き | | | | | | | |
| | | | 神棚への水の上げ下げ | | | | | | | 23 | 地域での家事に関する活動 | | 日用品の買い物 | | | | | | | |
| | | | 仏壇への水の上げ下げ | | | | | | | | | | 買い物の付き添い（荷物持ち・運転手） | | | | | | | |
| | | | 仏壇の清掃 | | | | | | | | | | お金の出し入れ | | | | | | | |
| 5 | 家族の世話的活動 | | 子ども・孫の世話（送迎・子守など） | | | | | | | 24 | 地域を守る活動 | | 地域の掃除（公民館・地区道路・集会所・公園・海岸など） | | | | | | | |
| | | | 親の世話（介護・話し相手など） | | | | | | | | | | お寺・神社の掃除 | | | | | | | |
| 6 | 自分と向き合う活動 | | 健康の自己管理（体重測定・血圧測定など） | | | | | | | | | | 地域文化保全（史跡ガイド・伝統文化の継承など） | | | | | | | |
| | | | 医療ケア | | | | | | | | | | 地区パトロール（高齢者見守り・小学生登下校見守り・自治会見回り） | | | | | | | |
| 7 | 家での自分の時間 | | 日記を書く | | | | | | | | | | | | | | | | | |
| | | | 酒を呑む | | | | | | | 25 | 地域での人の為の活動 | | 防犯活動 | | | | | | | |
| | | | 花を生ける | | | | | | | | | | ボランティア活動 | | | | | | | |
| | | | テレビを見る・ラジオを聴く | | | | | | | | | | 近所の問題解決 | | | | | | | |
| 8 | 休息 | | 休み・昼寝 | | | | | | | | | | 地域組織参加・運営（お祭り・地域行事など） | | | | | | | |
| 9 | ADL | | 食事を摂る | | | | | | | 26 | 地域活性化の活動 | | 資格による活動（大会の審判など） | | | | | | | |
| | | | 入浴 | | | | | | | | | | 神社の行事手伝い | | | | | | | |
| | | | 整容 | | | | | | | | | | 地域の当番（ゴミ場管理・地域親睦会開催など） | | | | | | | |
| | | | トイレ | | | | | | | | | | | | | | | | | |
| 10 | 人との交流活動 | | 友人とお茶会 | | | | | | | 27 | 老人会活動 | | 老人会参加・運営 | | | | | | | |
| | | | 友人と集まりおしゃべり | | | | | | | | | | 老人会旅行 | | | | | | | |
| | | | 友人と活動 | | | | | | | 28 | 町内会活動 | | 町内会参加・運営 | | | | | | | |
| | | | 趣味サークルへの参加 | | | | | | | 29 | 自治会活動 | | 自治会活動 | | | | | | | |
| | | | 同窓会やOB会へ参加 | | | | | | | | | | 婦人会 | | | | | | | |
| | | | 来客対応 | | | | | | | 30 | 仕事 | | 仕事・アルバイト | | | | | | | |
| 11 | 仲間のとりまとめ活動 | | 趣味サークルの運営 | | | | | | | 31 | 集団内での役割 | | ○○長 | | | | | | | |
| | | | 友人との旅行計画 | | | | | | | | | | ○○幹事 | | | | | | | |
| | | | 広報誌の配布 | | | | | | | | | | ○○役員・部員・委員 | | | | | | | |
| 12 | 自分を磨く楽しみ活動 | | お稽古・習い事への参加 | | | | | | | | | | | | | | | | | |
| 13 | 自分を磨く知的活動 | | シルバー大学へ行く | | | | | | | | | | | | | | | | | |
| | | | 生涯学習（政治・文化・地域の歴史・読書など） | | | | | | | | | | | | | | | | | |
| | | | 資格試験の勉強 | | | | | | | | | | | | | | | | | |

色分けの意味，使用法は本文参照．

## 2) チェックリストの使い方

### ■1 チェックリストの基本的な使い方

- セラピストがリストに目を通し，人々が地域生活のなかでどのようなことを**自分自身の習慣・役割だと感じているのか**を確認する．
- 対象者に活動領域のチェック欄または活動例のチェック欄に○をつけてもらいながら，できていることやこれからやりたいこと，病前の習慣・役割だったことや新しく行いたい役割などを一緒に確認する（具体的な使用方法は「3）チェックリスト使用例」を参照）．

### ■2 チェックリストの応用的な使い方

- リストはすべてをチェックするには数が多いので，時間を短縮できる使い方や，他の応用的な使い方の例について説明する．

①応用1：基本情報の組合わせを活かす

- リストにある活動例のうち，性別や配偶者の有無など，カルテ情報として知ることができる基本情報との関係で，**特徴的に習慣・役割である可能性の高い活動がある**．
- 表2に順に特徴的な習慣・役割を示すので，対象者の情報と照合しながら聞く項目を選び質問するとよい．例えば仕事をしている独身男性であれば，「男性」，「配偶者なし」，「独居」，「常勤勤務」の項目の活動について該当するものがあるか質問する．
- 1つでも該当する活動があればそこからさらに話を聞くことで活動を掘り下げることができる．

表2 基本情報の組合せを活かす

| 基本情報 | | 活動 |
|---|---|---|
| 性別 | 男性 | 戸締り，散歩，地区パトロール，自治会活動，○○役員 |
| | 女性 | 食事の支度，食事の片づけ，家計管理，友人と集まりおしゃべり，趣味活動，体を動かす，ご近所付き合い |
| 配偶者 | あり | 特になし |
| | なし | 生き物の世話，お弁当づくり，整理整頓，洗濯，外出・お出かけ |
| 同居形態 | 独居 | 外出・お出かけ |
| | 夫婦二人暮らし | 趣味サークルの運営，テレビをみる |
| | 子どもまたは親と同居 | 親の世話，自治会活動 |
| | 子ども世帯と同居 | 特になし |
| 仕事形態 | 定年退職 | 地区パトロール |
| | 非常勤勤務 | 家計管理，体を動かす |
| | 常勤勤務 | 仕事，親の世話 |
| | 無職（主婦含む） | 食事の支度，食事の片づけ，整理整頓，家の中の掃除，洗濯，家計管理，買い物，友人と集まりおしゃべり |

② 応用2：活動場所から質問する領域を絞る
- リストはその**活動を行う場所**で番号を分けてある．まず対象者に家の中にいることが多いか，家の敷地を含む家の外にいることが多いか，地域の人との交流が多いかを確認する．
- 次に該当した活動場所の活動領域のチェックを行うことで習慣・役割を効率的にみつけることができる可能性がある．対応番号を表3に示す．リストは活動場所ごとに色分けしてある．

③ 応用3：どのような活動を行いやすいか考え応用する
- これはチェックリストを使ってすべてをチェックした後の応用方法である．
- ある活動を実施している人はある他の活動を行う可能性が高いといえる場合がある．地域生活活動のなかで，どのような活動を**習慣・役割と認識しているのか**のグループ分け（G1〜5）を表4に示す．
- リストのグループ欄で該当活動例に網掛け（　　　）をしてあるので，活動例をチェックしていった際に，網掛け部で多く該当したグループがあれば表4を確認し，傾向をつかむことができる（図3）．
- どのような活動を行いやすいかわかれば，その傾向でリストには載っていない活動を想像し質問することができる．

表3　活動を行う場所に対応したチェックリストの番号

| 主な活動場所 | チェックリストの番号（色分け） |
|---|---|
| 家の中での活動 | 1〜9 |
| 家の敷地や家周辺での活動 | 10〜21 |
| 家の外の地域での活動 | 22〜31 |

表4　活動の行いやすさで分けたときのグループの特徴

G1．地域活動と家事を両立するグループ
洗濯や食事の片づけ，家計管理など家事を中心に生活のためにやらなくてはならないことを行っており，地域の役員など家族や地域に貢献する活動を行う傾向にある

G2．生活全般の管理をするグループ
ゴミ出しや食事の支度，仕事など，自分の生活のためにやらなくてはならないことを中心に行っており，他者や地域へ貢献する活動が少ない傾向にある

G3．家事の一部を手伝うグループ
戸締りや窓開け，神棚の管理などを行っており，自身が中心に行う家事活動はないものの，その一部を手伝う傾向にある

G4．趣味などの好きなことをするグループ
趣味や散歩など自分のやりたいことを中心に行っており，家事の協力や地域への協力などの活動がみられない傾向にある

G5．好きなことと地域貢献活動をするグループ
趣味や自己研鑽など自分のやりたいことを中心に行っているものの，食事準備の手伝いなど家事の一部を手伝う傾向があり，地域の掃除や文化保全などの貢献がみられる傾向がある

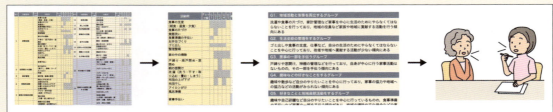

図3 応用的にリストを使うとき

## 3) チェックリストの使用例

- 本チェックリストの使用方法は時と場合によりさまざまであるが，いくつかの場面を想定した使用方法を提案する．

### ① 回復期リハ病棟，地域包括ケア病棟での使い方

- 回復期リハ病棟，地域包括ケア病棟ではこのリストを，**いち早く地域生活活動に目を向けるために退院後の生活の気づきを促す目的**で使う．
- 回復期リハ病棟は家庭復帰を目標とする病棟であるが，対象者のなかには病気のことで頭がいっぱいとなり，退院後の生活について自ら考えることが難しい場合がある．
- チェックリストを網羅的にともに確認することで，対象者が自分自身の生活について明確に考えるきっかけとなり，具体的な目標を定めるためのヒントとなる．

①使い方

| Step1 | 活動領域の31項目について，病前に行っていたかを順に聞く．活動の内容がわかりにくい場合には活動例から例をあげて伝える |
|---|---|
| Step2 | ・地域での生活に目を向けることが重要なので，活動領域のチェックの後に本人から関連した語りが聞かれる場合には，リストにある活動例にない活動でもそれを掘り下げ支援につなげ，リストの使用は中止してよい<br>・特に語りが聞かれない場合には，Step1で病前に行っていた活動領域にある活動例について，病前に行っていたかを順に聞く．活動例の項目の細かさを活用し，対象者の具体的な生活への気づきを促す |
| Step3 | Step2で具体的に病前に行っていた活動を，環境上可能な範囲で実際に訓練時に実施する |
| Step4 | 実際に活動をすることで，対象者の生活に対する語りは増えてくると思うので，リストにない活動でもつど掘り下げ対象者ならではの地域生活活動の支援につなげる |

②解釈と支援

- 病棟生活から地域生活へ戻る際には客観的に何かが自立していることよりも，1つでも対象者自身が主体的に何かしらの活動をしていることの方が重要である．

- 対象者自ら生活の想像が具体的にできるようになれば，後はともに次の目標を決め，一つひとつ必要となる活動について支援していけばよい．
- 習慣・役割を問われても，すぐに頭に浮かばないことが多い．具体的な活動を聞くことで，家での様子を思い出すことにつながるので，例えばチェックを進めるなかで「そういえば朝の窓開けは私がしていました」との発言が聞かれれば，「他にはご自宅でどのようなことをしていましたか？」と進めればよい．関連した周辺の活動について聞けるはずである．

## 2 通所リハでの使い方

- 通所リハではこのリストを，**初期評価で対象者の現状を把握する目的**で使う．
- 通所リハを利用する人の多くは，病院での生活から地域での生活をはじめたばかりの人である．実際に地域生活をはじめて具体的な課題に気づいている場合が多いと思われるので，チェックリストで確認することで，すばやく課題を共有できる．
- 対象者情報把握の際，他施設から申し送られる内容には差がある．通所リハをはじめる際の初期評価として，活動例の項目の細かさを活かし，何もないところからつぶさに質問する非効率さを防げる．また単に機能的な改善だけでなく，活動を意識することで目標とすべき事柄が対象者にもわかりやすい．

### ①使い方

| | |
|---|---|
| Step1 | 現在の生活で実施できていることについて活動例のチェック欄に○をつけてもらう |
| Step2 | 現在の生活でできていないが，これからできるようになりたいことについて，活動例のチェック欄に◎をつけてもらう |
| Step3 | ◎のついた項目を中心に，関連した活動を確認し，対象者ならではの生活の課題を一緒に掘り下げていく |

### ②解釈と支援

- 対象者の課題が明らかになった場合には，具体的にそのことについてできるようになるよう支援することが重要である．
- 例えば「庭の手入れがしたい」と答えた場合には，それに関する評価を行い，それを目標に関連した訓練を行う．対象者に，通所リハが生活での課題を解決してくれる場であると思ってもらえるとよい．

## 3 訪問リハでの使い方①

- 訪問リハではこのリストを，**こもりがちな生活の人の目標を定めるとき対象者の目標を共有する目的**で使う．
- 訪問リハを利用する人の障害のレベルはさまざまである．ここでは，在宅生活がはじまったものの，ベッド周囲から活動範囲が広がらずに訪問リハをはじめた場合を例に考える．
- 病棟生活で，退院後の十分で具体的な指導がなされなかった場合，在宅での生活がはじまっても，本人・家族ともにどのように過ごしてよいかわからずにいる場合がある．
- 訪問リハでは，チェックリストを区切って順に使っていくことで，対象者の生活をその場で具体的な支援をしながら，徐々に活動範囲を拡大することができる．

①使い方

| | |
|---|---|
| Step1 | 活動領域1～9の家の中での活動について，現在できていることと，できていないがやりたいことを聞く |
| Step2 | Step1で聞かれた活動での介入を行いながら，活動領域10～21の家の周辺での活動についてやってみたいことを聞く |
| Step3 | Step2のやってみたいことを目標に関連事項の支援を行う |
| Step4 | 家および，家の周辺での活動ができるようになってきたら，活動領域22～31の地域での活動を参考に，対象者の生活する地域周辺でかかわれる部分がないか一緒に探し掘り下げていく |

②解釈と支援
- 毎日の生活で目の前の活動に精一杯になっていると，他にどのような活動があるか気づかずにいる場合があるので，まず家の中での活動に関して確認し，できていないことを支援する．同時に活動範囲が家の中だけにとどまってしまわぬよう，家周辺での活動に関しては次の目標設定という具合に使い分け支援するとよい．
- 常に1つ先の活動範囲を意識しながら一緒に新しい目標を立てていく．

## ❹訪問リハでの使い方②

- ここでは**活動の範囲を外へと広げていくのが難しい場合家族の中での新しい役割をみつけるとき**を考える．対象者の能力によっては，外に活動範囲を広げるのではなく家の中での活動を充実させることが目標となる場合もある．
- またずっと続く在宅生活では小さなことでも主体的に行う活動があることが大切だが，主な介助者となることが多い家族が対象者に何ができるのかわからずに過剰な支援になっている場合がある．
- 活動例の項目の細かさを活用し，対象者にできることを家族が考える手助けや，家族の視野を広げることにも活用できる．

①使い方

| | |
|---|---|
| Step1 | 訪問の際に家族にチェックリストを渡し，1～9の家の中での活動の活動例の項目のうち，対象者が病前行っていた活動に○をつけてもらう |
| Step2 | 病前に行っていた活動，または行っていなかった活動でも，今の対象者にできそうなこと，またはやってもらえると思うことに◎をつけてもらう |
| Step3 | その内容を対象者と共有し，目標にできそうなことを一緒に決めていく |

②解釈と支援
- 家族がやってもらいたいと頼りにし，それに対し対象者がやってみたいと思えば，家族から頼られる存在になれる．そういった関係が少しできるだけでも，介助する側・される側の意識は変わるものである．
- このような場合は，完璧にできることにこだわり過ぎず，環境調整などの現実的な支援をしていくことが重要である．

### 5 急性期リハビリテーションの場面で

- 本書の特徴から，急性期で働いている人が本書を手にとっている可能性は少ないが，リハビリテーションは生活を再建する仕事だという視点で考えると，急性期の段階から**対象者自身がこれから訪れる地域での生活に目を向ける**ことはたいへん重要である．コミュニケーションが可能である対象者に関しては，急性期・回復期・生活期と意識して区切りすぎることなく，このチェックリストを活用してもらいたい．

## 3 チェックリストを用いた事例

- ここでは訪問リハをはじめたJさんの事例を紹介する（表5）．

### 1）初期訪問時の評価

- 困りごとを聞くと，夫より「病院でいろいろと練習したが，家に帰ってきてからは食事以外はベッドにいる」と聞かれ，本人からは「今は娘が心配していろいろとやりにきてくれるから全然困っていません」とのことだった．
- まずは家の中の活動範囲を広げる目的で，活動チェックリスト活動領域1〜9を夫とともにチェックしてもらった（ワークブック 3）❸Step1）．その結果，現在できていることは「4宗教活動（神仏に手を合わす）」，「8休息」，「9ADL」であり，できていないがやりたいことは「食事の支度」，「孫の世話」，「花を生ける」であった．まずは回復期病棟で練習したが実現できていない「食事の支度」の練習を実際の台所で導線を確認しながら行い，「孫の世話」，「花を生ける」に関しては具体的にどのようにするのかを相談しながら介入した（ワークブック 3）❸Step2）．

#### 表5 事例：訪問リハをはじめたJさん

| Jさん基本情報 |
|---|
| 70代女性，夫と二人暮らし，子ども3人はそれぞれの世帯をもち自立している<br>X年Y月に右内頸動脈閉塞による脳梗塞を発症した．救急病院にて急性期の加療を行った後，リハ目的で回復期リハ病棟（以下，回復期病棟）に転院し，5カ月間の入院生活を経て自宅に退院した<br>3人の子どもが巣立ってからの5年間は夫と2人で持ち家でのんびりと過ごす生活を送っていた．週に3回は夫とともに近所のスポーツクラブに通い運動をするなど，健康には気をかけていた．朝食はJさん，昼食は夫が用意すると役割分担しており，夕食は2人でつくりお酒を呑みながら楽しむか，外食に出かけていた．自宅には手入れされた庭があり，近所でも評判のおしどり夫婦だった |
| 回復期病棟から届いたサマリー |
| ・ややぼんやりとしているが指示理解はよく，コミュニケーションも問題なくとれる．右利きのふくよかな女性<br>・運動麻痺：ブルンストロームステージⅡ−Ⅱ−Ⅲ，感覚障害は右上下肢に極軽度あり．右上肢の実用的な使用は難しい<br>・基本動作は，屋外は車いす介助，屋内は装具と4点杖での歩行見守り，装具の着脱は自立<br>・日常生活動作では入浴は夫の介助で行い，その他の動作は時間がかかるが自立している<br>・退院前に家屋改修を行い，家の中の段差はない，また必要箇所に手すりが設置されている<br>・回復期病棟では，PTは実用歩行訓練，OTでは日常生活動作の訓練を中心に行い，その結果入浴以外のADLは自立した．入浴は家族指導で夫の介助で可能となった．その他IADLとして寝室の掃除の練習，朝食準備の練習，趣味として片手でできる刺繍台を用いた刺繍の練習をした |

- 前述3つの介入を2カ月行ったところ，「朝食の支度」は病前同様にJさんが実施できるようになり，「花を生ける」は夫の買ってきた花を大きな剣山を使って片手で生けられるようになった．「孫の世話」はリビングの環境調整と座椅子からの立ち上がり訓練を行ったことで2歳の孫が遊びにきたときに本の読み聞かせができるようになった．
- そこで，さらに活動範囲を広げる目的で活動チェックリスト活動領域10〜21を本人にチェックしてもらった（ワークブック 3）3 Step2）．1〜9領域のなかでまだできていない「家の中の掃除」，「庭の手入れ」と中断している「お稽古・習い事への参加（茶道の稽古）」を再開したいと聞かれたので，これらに関し目標を決めて介入することにした（ワークブック 3）3 Step3）．

## 2) ポイント

- 対象者の暮らしへ入り込み介入する訪問リハでは，他者から得る新しい視点や気づきの機会が少なく生活範囲の拡大が難しい場合があるが，具体的な活動の載った活動チェックリストを用いることで，少しずつできること・やりたいことを家の中から外，家の周囲から地域活動へと広げていくことに役立つ．

---

### 文 献

1）「A Model of Hummman Occupation」(Kielhofner G & Burke JP/eds), Williams & Wilkins, 1985
2）「作業療法の世界 第2版」(鎌倉矩子，他/編，鎌倉矩子/著)，p109, 三輪書店，2004
3）岩上さやか，杉原素子：日本保健科学学会誌，17：151-158, 2014
4）岩上さやか：国際医療福祉大学審査学位論文（博士），221, 2015

# 巻末付録
# 地域包括リハに即使える資料集

- 代表的な疾患・障害の地域生活支援の押さえどころ
- 制度の変化をすばやく捉えるダイレクトリー
- 団体一覧
- 地域で役立つ図表集

## 1　代表的な疾患・障害の地域生活支援の押さえどころ

- **地域生活上の課題**は，疾患・障害の種類ごとの共通性よりも，**発達段階ごとの共通性**の方が高い．同じ疾患・障害であっても発達段階が異なる場合，地域生活上の課題は異なるものとなるし，一方で，異なる疾患・障害であっても同じ発達段階にある場合，地域生活上の課題は共通することが多い．
- ただ，そうはいっても，**個別の疾患や障害に特徴的な地域生活支援の押さえどころは存在する**．次の一覧表では，健康で適応的な地域生活の持続のために必要な押さえどころを疾患・障害ごとに示す．いずれも著者らが地域生活支援の経験から学び取った勘所である．我流で偏りこそあるものの，**実践者の確かな知恵**の一端といえる．

| 疾患・障害・状態像 | 地域生活支援の押さえどころ |
|---|---|
| 片麻痺 | ・麻痺による動きにくさで活動量が減ると，食事量が変わらなくても肥満傾向となる．肥満はさらに動きにくくなる悪循環を生じさせ，脳血管障害の再発リスクを高める<br>・食生活で油・塩分・カロリー摂取過多になっていないか，適度な活動量が確保されているかを確認する |
| 自閉症スペクトラム症 | ・本人が困らない感覚刺激への対応（過反応，感覚探求，低反応）を整える．その際，家庭や地域で許される対応にする<br>・保護者が希望する配慮事項について，幼稚園・保育園や学校に説明する<br>・成人期以降の，親なき後をみすえた持続可能な生活の構築．家事など一人暮らしに必要な活動の遂行（自助・公助含む）と，資産や収入などの経済面の整理 |
| 重症心身障害 | ・活動・参加の基本となる健康状態や医療的管理の体制を整えたうえで，できることを1つでも多くみつけ，生活のなかで随意的・目的的・主体的な動きを増やす |
| 遂行機能障害<br>（高次脳機能障害） | ・社会復帰後のできないことへの直面による抑うつに注意<br>・サポート体制と困ったときの解決手段を，本人や家族，本人が所属する地域・職場・学校の関係者と共有しておく |
| 統合失調症 | ・何かあったときにだれかに相談できる本人自身の力（「今が何かあったときかどうか」を判断する力も含む）があるか確認する<br>・その力がない場合は，何かあったときに，もれなく相談を引き出せる環境設定 |
| 透析患者 | ・自己判断で制限なく食事摂取していることは多い．生命にかかわる問題であるため，水分と塩分の摂取は控えるよう指導する．必要であれば医師からも指導してもらう |
| 認知症（独居） | ・脱水や栄養失調への配慮ができず，自覚ないまま体調不良を引き起こすことがあるため，適切に補水や食事摂取ができているかを確認する．例えば，コップや湯飲みが常に使われているか，冷蔵庫の中の食材は悪くなっていないか，などでチェックするとよい<br>・何かあったときの周囲の気づき・対応のため，定期的に人と会う機会をもつ．例えば，地域の集いへの参加，民生委員や家族の訪問など |
| 認知症（家族と同居） | ・同居家族の主観的介護意欲が認知症者の在宅生活の継続を左右する．主たる介護者への支援が必須であり，介護者の心身の健康状態や疲労の程度を把握することが不可欠<br>・認知症者本人が夜間きちんと寝ているかどうかは，介護疲労を把握する1つのポイントである．合わせて，介護者がもう無理だと思ったときや困ったときの相談窓口を明確にしておく<br>・家族の介護を持続的なものにするために，家族の孤立を防止する．例えば，公的サービス提供機関などとのつながりや家族会，認知症カフェなどへの参加など |
| 脳性麻痺 | ・運動の機会の確保と，痛みや変形などの二次障害を防ぐための家庭や学校で継続してできる支援が重要 |

| 疾患・障害・状態像 | 地域生活支援の押さえどころ |
|---|---|
| パーキンソン病 | ・普段はできるADLが、on/off現象により全くできなくなるときがある．不定期に出現する「できないとき」にも困らないように，住宅環境や介護環境に関して対応策を決めておくことが重要．例えば，普段は排泄が自立していても，ちょうど「無動」のときに尿意があった場合には尿器を使って介護すると決めておく，など |
| ALS | ・肺炎や呼吸困難などにつながる体調変化の訴えを逃さないように，いついかなるときも本人からのSOSが確実に伝わるコミュニケーション環境を設定する |
| COPD | ・急性増悪を予防するため，風邪やインフルエンザなどによる気道感染予防に努める．感染した場合は，軽度でも受診を勧め，早期治療を促す |

## 2　制度の変化をすばやく捉えるダイレクトリー

- 施策に関する情報は，**情報公開**制度によりそのほとんどを手に入れることができる．最近はその多くがweb上で公開されるようになった．
- 以下のwebページで得られる情報から，本書で扱う地域包括ケア関連（介護・福祉・教育など）の施策などの動向を知ることができる．
- **厚生労働省**と**文部科学省**のページから関連のあるものをいくつか紹介する．また，**施策に応じた調査研究**が行われることから，特に行政とかかわりの深い研究機関について紹介する．

### 1) 厚生労働省webページより

| 介護・高齢者福祉 | http://www.mhlw.go.jp/stf/seisakunitsuite/bunya/hukushi_kaigo/kaigo_koureisha/index.html |
|---|---|
| 認知症施策 | http://www.mhlw.go.jp/stf/seisakunitsuite/bunya/0000076236.html |
| 障害者福祉 | http://www.mhlw.go.jp/stf/seisakunitsuite/bunya/hukushi_kaigo/shougaishahukushi/ |
| 障害児支援施策 | http://www.mhlw.go.jp/stf/seisakunitsuite/bunya/0000117218.html |
| 子ども・子育て支援 | http://www.mhlw.go.jp/stf/seisakunitsuite/bunya/kodomo/kodomo_kosodate/kosodate/index.html |
| 障害者総合支援法 | http://www.mhlw.go.jp/stf/seisakunitsuite/bunya/hukushi_kaigo/shougaishahukushi/sougoushien/index.html |
| 統計情報・白書 | http://www.mhlw.go.jp/toukei_hakusho/index.html |

### 2) 文部科学省webページより

| 特別支援教育 | http://www.mext.go.jp/a_menu/01_m.htm |
|---|---|
| 特別支援教育専門家向け | http://www.mext.go.jp/a_menu/shotou/tokubetu/material/1298170.htm |
| 特別支援教育　相談支援 | http://www.mext.go.jp/a_menu/shotou/tokubetu/material/021/004.htm |
| 白書・統計 | http://www.mext.go.jp/b_menu/b005.htm |

## 3) 情報センターなど

- 特定の障害や領域における情報をまとめて発信しているwebページもある．制度，支援のための資料，調査結果などを紹介している．

| | |
|---|---|
| 高次脳機能障害情報・支援センター | http://www.rehab.go.jp/brain_fukyu/ |
| 難病情報センター | http://www.nanbyou.or.jp/ |
| 発達障害情報・支援センター | http://www.rehab.go.jp/ddis/ |
| 発達障害教育推進センター | http://icedd.nise.go.jp/ |
| 高齢・障害・求職者雇用支援機構 | http://www.jeed.or.jp/ |

## 4) 研究機関など

- ある事業（厚生労働省の老人保健健康増進等事業）を経時的に確認することでも，その領域における大まかな動向を知ることができる．成果報告・業績のページを参照するとよい．厚生労働科学研究に関しては成果検索システムも利用できる．

| | |
|---|---|
| **国立機関** | |
| 国立保健医療科学院 | https://www.niph.go.jp/ |
| 国立教育政策研究所 | http://www.nier.go.jp/ |
| 国立社会保障・人口問題研究所 | http://www.ipss.go.jp/ |
| 国立障害者リハビリテーションセンター | http://www.rehab.go.jp/ |
| **国立研究開発法人** | |
| 国立精神・神経医療研究センター | http://www.ncnp.go.jp/ |
| 国立成育医療研究センター | https://www.ncchd.go.jp/ |
| 国立長寿医療研究センター | http://www.ncgg.go.jp/ |
| **独立行政法人** | |
| 国立特別支援教育総合研究所 | http://www.nise.go.jp/cms/ |
| 東京都健康長寿医療センター<br>東京都健康長寿医療センター研究所<br>（東京都老人総合研究所） | http://www.tmghig.jp/J_TMIG/J_index.html |
| **民間機関** | |
| 三菱総合研究所<br>（厚生労働省 老人保健健康増進等事業） | http://www.mri.co.jp/project_related/roujinhoken/ |
| 三菱UFJリサーチ&コンサルティング<br>（地域包括ケア研究会） | http://www.murc.jp/sp/1509/houkatsu/houkatsu_01.html |
| 明治安田生活福祉研究所<br>（厚生労働省調査研究事業） | http://www.myilw.co.jp/research/cat_other_mhlw.php |
| **厚生労働科学研究の成果検索システム** | |
| 厚生労働科学研究成果データベース | https://mhlw-grants.niph.go.jp/ |

# 3 団体一覧

## 1) 親の会連絡会参加団体一覧

| 団体名 | URL | 対象疾患 | 連絡先 | 備考 |
|---|---|---|---|---|
| 特定非営利活動法人 ALD の未来を考える会 | http://www.ald-family.com/ | 副腎白質ジストロフィー | 202-0003 東京都西東京市北町 2-8-34<br>TEL/FAX 042-449-1980<br>a-future@ald-family.com | 旧ＡＬＤ親の会 |
| Beckwith-Wiedemann症候群親の会 | なし | Beckwith-Wiedemann症候群 | 362-0075 埼玉県上尾市柏座 2-8-2 柏葉ビル１階 大森敏秀胃腸科クリニック内<br>TEL 090-1435-2301 | BWS親の会 |
| CAPS患者・家族の会 | http://www.caps-family.com/ | クリオピリン関連周期性発熱症候群，高IgD症候群 | 225-0003 神奈川県横浜市青葉区新石川 4-33-18<br>TEL/FAX 045-912-4428<br>capskanjakai@gmail.com | |
| CHARGEの会 | http://charge.2.pro.tok2.com/ | CHARGE症候群 | TEL/FAX 045-894-3067<br>mtabata@mud.biglobe.ne.jp | |
| CCHSファミリー会 | http://www.normanet.ne.jp/~cchs/ | 先天性中枢性低換気症候群 | cchsjapan@gmail.com | |
| CdLS Japan | http://www.geocities.jp/cdlsjp/ | コルネリア・デ・ランゲ症候群 | 224-0055 神奈川県横浜市都筑区加賀原 1-23-28-308 蔭山方<br>TEL 090-7181-5309<br>FAX 045-507-6555<br>cdlsjapan@gmail.com | |
| SMA（脊髄性筋萎縮症）家族の会 | http://www.sma-kazoku.net/ | 脊髄性筋萎縮症，ウェルドニッヒ・ホフマン病，クーゲルベルグ・ヴェランダー病 | 561-0882 大阪府豊中市南桜塚 1-1-8<br>豊中桜塚郵便局留「SMA家族の会 事務局」佐野朋子<br>smajimkyoku@sma-kazoku.net | |
| SSPE青空の会 | http://sspe.main.jp/ | 亜急性硬化性全脳炎 | 195-0057 東京都町田市真光寺 1-35-7<br>TEL/FAX 042-736-2028<br>sspe_aozora@hotmail.com | |
| MECP2重複症候群患者家族会 | mecp2.jp | MECP2重複症候群 | 985-0871 宮城県多賀城市留ヶ谷 1-9-14 トミーハイツ 105<br>info@mecp2.jp | |
| TSつばさの会 | http://www.ts-tubasa.com/ | 結節性硬化症 | 154-0021 東京都世田谷区豪徳寺 1-18-19-102<br>TEL 03-5450-7258<br>FAX 03-5450-7259 | 電話の受付は，平日10時～17時．Faxは随時受付 |
| あすなろ会 | http://asunarokai.com/ | 若年性特発性関節炎（若年性関節リウマチ） | 125-0041 東京都葛飾区東金町 7-5-8-501<br>TEL/FAX 03-3600-9771 | 常時留守電のため連絡先を録音してください． |

| 団体名 | URL | 対象疾患 | 連絡先 | 備考 |
|---|---|---|---|---|
| アラジーポット | http://www.allergypot.net/ | アレルギー性疾患 | 152-0035 東京都目黒区自由が丘 2-17-24<br>TEL 090-4728-5421<br>info@allergypot.net | アレルギー児を支える全国ネット |
| 異染性白質ジストロフィー患者家族の会 | https://mldpf2012.jimdo.com | 異染性白質ジストロフィー（ライソゾーム病） | mldpf2012@gmail.com | ＭＬＤ患者会 |
| 滑脳症親の会 lissangel | http://www5e.biglobe.ne.jp/~kasha_1/ | 滑脳症 | 731-5121 広島県広島市佐伯区五日市町美鈴園 14-21 大田方<br>kasha@mtj.biglobe.ne.jp | |
| カモミールの会 | なし | 5p-症候群 | camomile5p@yahoo.co.jp | |
| 公益財団法人 がんの子どもを守る会 | http://www.ccaj-found.or.jp/ | 小児がん | 111-0053 東京都台東区浅草橋 1-3-12<br>TEL 03-5825-6312<br>FAX 03-5825-6316<br>nozomi@ccaj-found.or.jp<br>541-0057 大阪府大阪市中央区北久宝寺町 2-3-1<br>TEL 06-6263-1333<br>FAX 06-6263-2229 | |
| 魚鱗癬の会 | http://gyorinsen.blog.fc2.com | 魚鱗癬 | 804-0082 福岡県北九州市戸畑区新池 32-13<br>TEL 093-616-6910 | |
| 骨形成不全友の会 | http://homepage3.nifty.com/oi-tomonokai/ | 骨形成不全症 | 721-0945 広島県福山市引野町南 1-29-2 垰本方<br>TEL/FAX 084-943-2725<br>taomoto@bronze.ocn.ne.jp | |
| 小児交互性片麻痺親の会 | http://www008.upp.so-net.ne.jp/ahc/ | 小児交互性片麻痺 | 577-0844 大阪府東大阪市太平寺 1-7-13 萩野方<br>TEL 06-6721-8281<br>FAX 06-6720-5864<br>moony-j88@ksf.biglobe.ne.jp | AHCの会 |
| 小児神経伝達物質病家族会 | http://www.jpnd.org/ | 小児神経伝達物質病 瀬川病（GTPCH欠損症），BH4欠損症，TH欠損症，AADC欠損症，MAO欠損症，SSADH欠損症，GABA-T欠損症など | 135-0003 東京都江東区猿江 2-16-23-113<br>TEL/FAX 03-3632-6419<br>info@jpnd.org | |
| シルバー・ラッセル症候群ネットワーク | http://srsnet.web.fc2.com/ | シルバー・ラッセル症候群 | srs-net@mbr.nifty.com | |
| 腎性尿崩症友の会 | なし | 腎性尿崩症 | 536-0023 大阪府大阪市城東区東中浜 3-11-9<br>TEL/FAX 06-6963-4022<br>boolin-k@ops.dti.ne.jp | |
| 膵の会 | http://suikai.cocolog-nifty.com | 遺伝性・家族性膵炎，若年発症膵炎，特発性慢性膵炎（成人発症，若年発症）重症急性膵炎，自己免疫性膵炎 | suikai@outlook.jp | |

| 団体名 | URL | 対象疾患 | 連絡先 | 備考 |
|---|---|---|---|---|
| スタージウェーバー家族の会 | http://sturge-weber.jp/ | スタージウェーバー症候群 | swsjuntendo@gmail.com | |
| 染色体起因しょうがいじの親の会 Four-Leaf Clover（略称FLC） | http://www.eve.ne.jp/FLC/ | 染色体起因しょうがい | 569-0854 大阪府高槻市西町33-1 森定玲子方 FLC@eve.ne.jp | |
| 全国筋無力症友の会 | http://www.mgjp.org/ | 重症筋無力症 | 192-0916 八王子市みなみ野4丁目 25-1-321 恒川方 TEL/FAX 042-683-0189 | 小児MG会 |
| 一般社団法人 全国膠原病友の会 | http://www.kougen.org/ | 全身性エリテマトーデス，皮膚筋炎，強皮症，シェーグレン症候群ほか | 102-0071 東京都千代田区富士見2-4-9 千代田富士見スカイマンション203 TEL 03-3288-0721 FAX 03-3288-0722 | 小児膠原病部会 |
| 全国色素性乾皮症（XP）連絡会 | http://www.xp-japan.net/ | 色素性乾皮症 | 136-0074 東京都江東区東砂4-24-3-212 長谷川方 TEL/FAX 03-3644-6399 | |
| 一般社団法人 全国心臓病の子どもを守る会 | http://www.heart-mamoru.jp/ | 心臓病（成人期の先天性心疾患，心筋疾患を含む） | 170-0013 東京都豊島区東池袋2-7-3 柄澤ビル7F TEL 03-5958-8070 FAX 03-5958-0508 mail@heart-mamoru.jp | 内部組織に心臓病者友の会（心友会）があります． |
| 全国軟骨無形成症患者・家族の会（つくしの会） | http://www.tsukushinokai.net/ | 軟骨無形成症（軟骨異栄養症） | 本部事務局 791-8031 愛媛県松山市北斎院町812-7 TEL/FAX 089-952-0435 Tukusi-n@alto.ocn.ne.jp 本部渉外部：東京支部 183-0053 東京都府中市天神町1-25-25 TEL/FAX 042-362-0023 atushi-43@nifty.com | |
| 全国尿素サイクル異常症患者と家族の会 | http://ameblo.jp/nucda/ | 尿素サイクル異常症 | TEL 090-2681-9770 FAX 059-836-0886 info.nucda@gmail.com | 「尿素サイクル異常症」には10の疾病があります． |
| 一般社団法人 全国ファブリー病患者と家族の会 | http://www.fabrynet.jp/ | ファブリー病 | 113-0033 東京都文京区本郷4-12-16-707 キタメディア・アソシエイト（株）内ふくろうの会 TEL 080-5720-2085 FAX 03-4400-5954 info@fabrynet.jp | ふくろうの会 |
| 先天性トキソプラズマ&サイトメガロウイルス感染症患者会「トーチの会」 | http://toxo-cmv.org/ | 先天性トキソプラズマ，サイトメガロウイルス感染症 | info@toxo-cmv.org | |
| 竹の子の会 | http://www.pwstakenoko.org/ | プラダー・ウィリー症候群 | 470-2105 愛知県知多郡東浦町大字藤江字前田24 杉本方 TEL 0562-84-0750 sugimoto@pwstakenoko.org | |

| 団体名 | URL | 対象疾患 | 連絡先 | 備考 |
|---|---|---|---|---|
| 一般社団法人 短腸症候群の会 | http://short-bowel-synd.seesaa.net/ | 短腸症候群をはじめとする小腸不全全般 | 319-1553 茨城県北茨城市中郷町汐見ヶ丘4-297-43<br>TEL 0293-43-3302<br>sbsa2014@gmail.com | |
| 胆道閉鎖症の子どもを守る会 | http://tando.lolipop.jp/ | 胆道閉鎖症 | 170-0002 東京都豊島区巣鴨3-25-10 バロンハイツ巣鴨603号<br>TEL 03-3940-3150<br>FAX 03-3940-8525<br>tando@agate.plala.or.jp | |
| つぼみの会 | https://www.tsubomi1964.org | 1型糖尿病（インスリン欠損症） | 151-0053 東京都渋谷区代々木3-24-4 あいおいニッセイ同和損保新宿別館1F<br>TEL/FAX 03-5350-8510<br>dm-tsubominokai@celery.ocn.ne.jp | |
| 低フォスファターゼ症の会 | http://hypophosphatasia.life.coocan.jp/ | 低フォスファターゼ症 | 489-0074 愛知県瀬戸市幡野町535<br>TEL 0561-76-1956 | |
| 天使のつばさ | http://www.tentsuba.org/HP/ | 全前脳胞症 | 715-0024 岡山県井原市高屋町1丁目22-5 小松方 | 全前脳胞症の会 |
| 日本ニーマン・ピック病の会 | なし | ニーマン・ピック病（A，B，C，D，E等全ての型） | 675-0011 兵庫県加古川市野口町北野1126-14<br>TEL/FAX 079-420-3616<br>mako.hnm@gmail.com | 略称：NPD |
| 日本ゴーシェ病の会 | http://www.gaucherjapan.com | ゴーシェ病 | TEL/ 080-3727-5454<br>gaucherjapan@gmail.com | |
| 日本コケイン症候群ネットワーク | http://www.jpcsnet.com/ | コケイン症候群 | 264-0023 千葉県千葉市若葉区貝塚町192-4-1-304<br>TEL/FAX 043-232-7805 | 日中お急ぎの方は090-5804-9831 |
| 日本水頭症協会 | http://www.suitoushou.net/ | 水頭症 | 238-0044 神奈川県横須賀市逸見が丘9-4<br>FAX 03-5701-2410<br>info@suitoushou.net | |
| 特定非営利活動法人 日本トゥレット協会 | http://tourette-japan.org/ | トゥレット症候群とその併発症（強迫性障害，睡眠障害，AD／HD, LD, ほか発達障害全般） | 170-0005 東京都豊島区南大塚3丁目43-11 福祉財団ビル7F<br>TEL/FAX 03-6912-9625<br>info@tourette-japan.org | 電話の受付は，木10時～15時. |
| 日本二分脊椎症協会 | http://sba.jpn.com/ | 二分脊椎症 | 173-0037 東京都板橋区小茂根1-1-10 心身障害児総合医療療育センター内SB情報ネットワーク室<br>TEL/FAX 03-5917-2234 | 受付はHPよりメールにて |
| 日本ハンチントン病ネットワーク | http://www.jhdn.org/ | ハンチントン病 | 108-8639 東京大学医科学研究所公共政策研究分野内JHDN事務局宛<br>FAX 03-6409-2080<br>jhdn@mbd.nifty.com | JHD親の会 |
| 日本ムコ多糖症患者家族の会 | http://www.mps-japan.org/ | ムコ多糖症，ムコリピドーシス | 151-0053 東京都渋谷区代々木4-22-15-203<br>TEL 050-5539-2551<br>mps_office@mps-japan.org | MPS患者家族の会 |

| 団体名 | URL | 対象疾患 | 連絡先 | 備考 |
|---|---|---|---|---|
| 日本レット症候群協会 | http://www.rett.gr.jp/ | レット症候群 | 167-0023 東京都杉並区上井草2-29-20-101 櫻井方<br>TEL/FAX 03-3397-8150 | |
| 日本WAGR症候群の会 | http://wagr.ho-plus.com | WAGR症候群 | japanwagr@gmail.com | |
| バクバクの会～人工呼吸器とともに生きる～ | https://www.bakubaku.org | 人工呼吸器使用者もしくは同程度のケアを必要とする子 | 562-0013 大阪府箕面市坊島4-5-20 みのお市民活動センター内<br>TEL/FAX 072-724-2007<br>bakuinfo@bakubaku.org | |
| ひだまりたんぽぽ | http://hidamari-tanpopo.main.jp | 有機酸代謝異常症，脂肪酸代謝異常症 | TEL/FAX 045-942-4412<br>pamma.info@gmail.com | |
| 姫と王子の医ケアの会（要医療的ケア児の親の会） | http://yoiryoukea.blog.fc2.com/ | 医療的ケアを必要とする子 | 158-0095 東京都世田谷区瀬田2-6-8 ほわわ瀬田内<br>TEL/FAX 03-6805-6470<br>yoiryoukea@yahoo.co.jp | |
| NPO法人表皮水疱症友の会 DebRA Japan | http://www.debrajapan.com | 表皮水疱症 | 001-0038 北海道札幌市北区北38条西5丁目1-40-803<br>TEL/FAX 011-726-5170<br>debrajapan@gmail.com | |
| ポプラの会 | なし | 成長ホルモン分泌不全性低身長症 | 165-0032 東京都中野区鷺宮2-15-10<br>TEL/FAX 03-3330-8612 | 低身長児者友の会 |
| マルファンネットワークジャパン | http://www.marfan.gr.jp/ | マルファン症候群 | 468-0049 愛知県名古屋市天白区福池1-17-1<br>TEL 090-5764-8471<br>FAX 052-896-4335<br>info@marfan.gr.jp | |
| ミトコンドリア病患者・家族の会 | http://mcm.sakura.ne.jp/wpnew/ | ミトコンドリア病 | | MCM家族の会 |
| 特定非営利活動法人無痛無汗症の会「トゥモロウ」 | http://www.tomorrow.or.jp/ | 無痛無汗症 | 157-0067 東京都世田谷区喜多見8-15-35 K・田中ビル307<br>TEL 03-6692-2626<br>FAX 03-6770-2321 | |
| もやもや病の患者と家族の会 | http://moyanokai.com/ | もやもや病 | 563-0032 大阪府池田市石橋3-7-9 平和ハイツ206<br>TEL/FAX 072-761-8825 | もやの会 |
| モワット・ウィルソン症候群家族会 | http://www7b.biglobe.ne.jp/~mws-fm/ | モワット・ウィルソン症候群 | mws@kki.biglobe.ne.jp | MWS家族会 |

「親の会連絡会参加団体一覧」（難病のこども支援全国ネットワーク）https://www.nanbyonet.or.jp/content/docs/pdf/renrakukai/list.pdfより転載．

## 2) 全国親の会一覧

| 団体名 | URL | 対象疾患 | 連絡先 | 備考 |
|---|---|---|---|---|
| 日本脳性マヒ者協会全国青い芝の会 | なし | 脳性麻痺 | | 現在webサイト不明 |
| 全国肢体不自由児者父母の会連合会（響〜ひびき〜） | http://www.zenshiren.or.jp/ | 肢体不自由 | TEL 03-3971-6079<br>FAX 03-3982-2913<br>web-info@zenshiren.or.jp | |
| 全国重症心身障害児（者）を守る会 | http://www.normanet.ne.jp/~ww100092/ | 重症心身障害 | 154-0005 東京都世田谷区三宿2-30-9<br>TEL 03-3413-6781<br>FAX 03-3413-6919 | |
| 先天性四肢障害児父母の会 | http://www.fubon-okai1975.ne | 先天性四肢障害 | 101-0048 東京都千代田区神田司町2-19 神田司町ビル3F<br>TEL 03-3295-3755<br>FAX 03-3292-7422 | |
| ネットワークOI（骨形成不全症協会） | http://www.network-oi.com/ | 骨形成不全症 | 173-0037 東京都板橋区小茂根1-1-10心身障害児総合医療療育センター内<br>TEL/FAX 03-3974-2101<br>ge5s-kwmr@asahi-net.or.jp | |
| 日本てんかん協会（波の会） | http://www.jea-net.jp/index.html | てんかん | 170-0005 東京都豊島区南大塚3-43-11福祉財団ビル7F<br>TEL 03-3202-5661<br>FAX 03-3202-7235<br>jea@e-nami.or.jp | |
| 日本ダウン症協会 | http://www.jdss.or.jp | ダウン症 | 170-0005 東京都豊島区南大塚3-43-11<br>TEL 03-6907-1824<br>FAX 03-6907-1825<br>info@jdss.or.jp | |
| 全国手をつなぐ育成会連合会 | http://zen-iku.jp/ | 知的障害 | 520-0044 滋賀県大津市京町4-3-28 滋賀県厚生会館内 公益社団法人 滋賀県手をつなぐ育成会事務局内<br>TEL 077-572-9894 | |
| 全国難聴児を持つ親の会 | http://zennancho.com/ | 難聴 | 170-0005 東京都豊島区南大塚3-43-11福祉財団ビル7階<br>TEL/FAX 03-3988-1616 | |
| 全国ことばを育む会 | http://b.zkotoba.jp/ | 言語障害 | 105-0012 東京都港区芝大門1-10-1 全国たばこビル6F<br>TEL/FAX 03-6459-0989<br>info@zkotoba.jp | 旧全国ことばを育む会親の会 |
| 全国視覚障害児（者）親の会 | なし | 視覚障害 | 170-0005 東京都豊島区南大塚3-43-11福祉財団ビル<br>TEL/FAX 03-3984-3845 | |
| 口唇・口蓋裂友の会（口友会） | http://www.koyukai.org/index.html | 口唇・口蓋裂 | 140-0001 東京都品川区北品川2-26-20-106<br>TEL 03-5479-8941<br>FAX 03-5479-8925 | |

| 団体名 | URL | 対象疾患 | 連絡先 | 備考 |
|---|---|---|---|---|
| 日本口唇口蓋裂協会 | http://jcpf.or.jp/ | 口唇口蓋裂 | 464-0055 名古屋市千種区姫池通3-7-101<br>TEL 052-757-4312<br>FAX 052-757-4465<br>jcpf@jcpf.or.jp | |
| 日本自閉症協会 | http://www.autism.or.jp/ | 自閉スペクトラム症 | 104-0044 東京都中央区明石町6-22 築地ニッコンビル6F<br>TEL 03-3545-3380<br>FAX 03-3545-3381<br>相談専用 TEL 03-3545-3382 | |
| 全国ＬＤ親の会 | http://www.jpald.net/ | 学習障害（LD） | 151-0053 東京都渋谷区代々木2-26-5 バロール代々木415<br>TEL/FAX 03-6276-8985<br>jimukyoku@jpald.net | |
| 全国言友会連絡協議会 | http://zengenren.org/ | 吃音 | 170-0005 東京都豊島区南大塚1-30-15（東京言友会館）<br>TEL 03-3942-9436<br>FAX 03-3942-9438<br>zengenren@gmail.com | |

## 3) 自助グループ：全国組織・主要団体

| 領域 | 名称 | URL |
|---|---|---|
| 共通 | 自助グループポータル（自助グループ情報サイト） | https://self-help-group.sakura.ne.jp/ |
| 共通 | 日本障害フォーラム（JDF） | http://www.normanet.ne.jp/~jdf/ |
| 共通 | NPO法人　日本障害者協議会（JD） | http://www.jdnet.gr.jp/ |
| 共通 | 社会福祉法人　全国社会福祉協議会　障害関係団体連絡協議会（障連協） | http://www.shakyo.or.jp/bunya/shougai/dantai/index.html |
| 共通 | 全国自立生活センター協議会（JIL） | http://www.j-il.jp/ |
| 共通 | 認定NPO法人　DPI日本会議 | http://dpi-japan.org/ |
| 共通 | 障害者の生活と権利を守る全国連絡協議会（障全協） | http://shogaisha.jp/szk/ |
| 共通 | 障害者の生活保障を要求する連絡会議（障害連） | http：//www9.plala.or.jp/shogairen/ |
| 身体障害領域 | 全国肢体障害者団体連絡協議会（全国肢障協） | http://shogaisha.jp/zenkoku-shishokyo/ |
| 身体障害領域 | 社会福祉法人　日本身体障害者団体連合会 | http://www.nissinren.or.jp/ |
| 身体障害領域 | 社会福祉法人　日本盲人会連合 | http://nichimou.org/ |
| 身体障害領域 | 一般財団法人　全日本ろうあ連盟 | http://www.jfd.or.jp/ |
| 身体障害領域 | NPO法人　日本失語症協議会 | http://www.japc.info/ |
| 身体障害領域 | NPO法人　ハート・プラスの会（内部障害） | http://www.normanet.ne.jp/~h-plus/ |
| 知的障害領域 | ピープルファーストジャパン | https://www.pf-j.jp/ |
| 精神障害領域 | 公益社団法人　全国精神保健福祉会連合会　みんなねっと | http://seishinhoken.jp/ |
| 精神障害領域 | 日本ピアスタッフ協会 | https://peersociety.jimdo.com/ |
| 発達障害領域 | 一般社団法人　日本発達障害ネットワーク（JDDnet） | https://jddnet.jp/ |
| 発達障害領域 | NPO法人　発達障害をもつ大人の会（DDAC） | http://www.adhd-west.net/ |
| 発達障害領域 | 発達障害当事者協会（JDDA） | http://jdda.or.jp/ |
| 高次脳機能障害領域 | NPO法人　日本脳外傷友の会 | http://npo-jtbia.sakura.ne.jp/ |
| 高次脳機能障害領域 | NPO法人　日本脳卒中者友の会 | http://noutomo.com/ |
| 難病領域 | 一般社団法人　日本難病・疾病団体協議会（JPA） | http://www.nanbyo.jp/ |
| 難病領域 | 日本の患者会（WEB版） | http://pg-japan.jp/ |

2017年6月時点.

# 4 地域で役立つ図表集

■ 就学支援における課題の整理

現在の課題状況　　年　　月　　日（　　）

| 課題 | 所要時間の目安 | 期限 | 優先順位 |
|------|----------------|------|----------|
|      |                |      |          |
|      |                |      |          |
|      |                |      |          |
|      |                |      |          |
|      |                |      |          |
|      |                |      |          |
|      |                |      |          |
|      |                |      |          |
|      |                |      |          |

その他特記：

使用法の詳細は**第2章❷4）**参照.

## ■ チェックリスト経過記録表　　支援対象者名＿＿＿＿＿＿＿

実施回数，記入者名，実施した日付を記入し，各項目の結果に○をつける．3回分記入できる．さらに実施する場合には，この用紙をコピーして使用されたい．

| | 項目 | 第　回＿＿＿＿　年　月　日 | | | | | 第　回＿＿＿＿　年　月　日 | | | | | 第　回＿＿＿＿　年　月　日 | | | | |
|---|---|---|---|---|---|---|---|---|---|---|---|---|---|---|---|---|
| I 日常生活 | 1. 起床 | 1 | 2 | 3 | 4 | 5 | 1 | 2 | 3 | 4 | 5 | 1 | 2 | 3 | 4 | 5 |
| | 2. 生活リズム | 1 | 2 | 3 | 4 | 5 | 1 | 2 | 3 | 4 | 5 | 1 | 2 | 3 | 4 | 5 |
| | 3. 食事 | 1 | 2 | 3 | 4 | 5 | 1 | 2 | 3 | 4 | 5 | 1 | 2 | 3 | 4 | 5 |
| | 4. 服薬管理（定期的服薬） | 1 | 2 | 3 | 4 | 5 | 1 | 2 | 3 | 4 | 5 | 1 | 2 | 3 | 4 | 5 |
| | 5. 外来通院（定期的通院） | 1 | 2 | 3 | 4 | 5 | 1 | 2 | 3 | 4 | 5 | 1 | 2 | 3 | 4 | 5 |
| | 6. 体調不良時の対処 | 1 | 2 | 3 | 4 | 5 | 1 | 2 | 3 | 4 | 5 | 1 | 2 | 3 | 4 | 5 |
| | 7. 身だしなみ | 1 | 2 | 3 | 4 | 5 | 1 | 2 | 3 | 4 | 5 | 1 | 2 | 3 | 4 | 5 |
| | 8. 金銭管理 | 1 | 2 | 3 | 4 | 5 | 1 | 2 | 3 | 4 | 5 | 1 | 2 | 3 | 4 | 5 |
| | 9. 自分の障害や症状の理解 | 1 | 2 | 3 | 4 | 5 | 1 | 2 | 3 | 4 | 5 | 1 | 2 | 3 | 4 | 5 |
| | 10. 援助の要請 | 1 | 2 | 3 | 4 | 5 | 1 | 2 | 3 | 4 | 5 | 1 | 2 | 3 | 4 | 5 |
| | 11. 社会性 | 1 | | 2 | | | 1 | | 2 | | | 1 | | 2 | | |
| II 働く場での対人関係 | 1. あいさつ | 1 | 2 | 3 | 4 | 5 | 1 | 2 | 3 | 4 | 5 | 1 | 2 | 3 | 4 | 5 |
| | 2. 会話 | 1 | 2 | 3 | 4 | 5 | 1 | 2 | 3 | 4 | 5 | 1 | 2 | 3 | 4 | 5 |
| | 3. 言葉遣い | 1 | 2 | 3 | 4 | 5 | 1 | 2 | 3 | 4 | 5 | 1 | 2 | 3 | 4 | 5 |
| | 4. 非言語的コミュニケーション | 1 | 2 | 3 | 4 | 5 | 1 | 2 | 3 | 4 | 5 | 1 | 2 | 3 | 4 | 5 |
| | 5. 協調性 | 1 | 2 | 3 | 4 | 5 | 1 | 2 | 3 | 4 | 5 | 1 | 2 | 3 | 4 | 5 |
| | 6. 感情のコントロール | 1 | 2 | 3 | 4 | 5 | 1 | 2 | 3 | 4 | 5 | 1 | 2 | 3 | 4 | 5 |
| | 7. 意思表示 | 1 | 2 | 3 | 4 | 5 | 1 | 2 | 3 | 4 | 5 | 1 | 2 | 3 | 4 | 5 |
| | 8. 共同作業 | 1 | | 2 | | | 1 | | 2 | | | 1 | | 2 | | |
| III 働く場での行動・態度 | 1. 一般就労への意欲 | 1 | 2 | 3 | 4 | 5 | 1 | 2 | 3 | 4 | 5 | 1 | 2 | 3 | 4 | 5 |
| | 2. 作業意欲 | 1 | 2 | 3 | 4 | 5 | 1 | 2 | 3 | 4 | 5 | 1 | 2 | 3 | 4 | 5 |
| | 3. 就労能力の自覚 | 1 | 2 | 3 | 4 | 5 | 1 | 2 | 3 | 4 | 5 | 1 | 2 | 3 | 4 | 5 |
| | 4. 働く場のルールの理解 | 1 | 2 | 3 | 4 | 5 | 1 | 2 | 3 | 4 | 5 | 1 | 2 | 3 | 4 | 5 |
| | 5. 仕事の報告 | 1 | 2 | 3 | 4 | 5 | 1 | 2 | 3 | 4 | 5 | 1 | 2 | 3 | 4 | 5 |
| | 6. 欠勤等の連絡 | 1 | 2 | 3 | 4 | 5 | 1 | 2 | 3 | 4 | 5 | 1 | 2 | 3 | 4 | 5 |
| | 7. 出勤状況 | 1 | 2 | 3 | 4 | 5 | 1 | 2 | 3 | 4 | 5 | 1 | 2 | 3 | 4 | 5 |
| | 8. 作業に取り組む態度 | 1 | 2 | 3 | 4 | 5 | 1 | 2 | 3 | 4 | 5 | 1 | 2 | 3 | 4 | 5 |
| | 9. 持続力 | 1 | 2 | 3 | 4 | 5 | 1 | 2 | 3 | 4 | 5 | 1 | 2 | 3 | 4 | 5 |
| | 10. 作業速度 | 1 | 2 | 3 | 4 | 5 | 1 | 2 | 3 | 4 | 5 | 1 | 2 | 3 | 4 | 5 |
| | 11. 作業能率の向上 | 1 | 2 | 3 | 4 | 5 | 1 | 2 | 3 | 4 | 5 | 1 | 2 | 3 | 4 | 5 |
| | 12. 指示内容の理解 | 1 | 2 | 3 | 4 | 5 | 1 | 2 | 3 | 4 | 5 | 1 | 2 | 3 | 4 | 5 |
| | 13. 作業の正確性 | 1 | 2 | 3 | 4 | 5 | 1 | 2 | 3 | 4 | 5 | 1 | 2 | 3 | 4 | 5 |
| | 14. 危険への対処 | 1 | 2 | 3 | 4 | 5 | 1 | 2 | 3 | 4 | 5 | 1 | 2 | 3 | 4 | 5 |
| | 15. 作業環境の変化への対応 | 1 | 2 | 3 | 4 | 5 | 1 | 2 | 3 | 4 | 5 | 1 | 2 | 3 | 4 | 5 |

就労移行支援のためのチェックリスト．使用法の詳細は**第2章❸ 5)** 参照．

■ 支援計画：目標・取り組む活動

|  | 開始 | □カ月 | □カ月 | □カ月 |
|---|---|---|---|---|
|  | 利用相談 | 初期の準備訓練段階 | 後期訓練段階 | 求職活動段階 |

職業面

生活面

自己理解 など

体制整備 など

使用法の詳細は**第2章❸5）**参照．

■ 支援経過記録

| 活動 | 対応する課題 | 支援経過 |
|---|---|---|
|  |  |  |
|  |  |  |
|  |  |  |
|  |  |  |
|  |  |  |

使用法の詳細は**第2章❸5）**参照．

## 緩和医療行動スケール〔Palliative Performance Scale (PPSv2)〕

| PPSレベル | 歩行 | 活動と疾患の根拠 | セルフケア | 摂取量 | 意識レベル |
|---|---|---|---|---|---|
| 100% | 歩行可能 | 日常生活が出来，病気の進行がみられない | 自身でできる | 食欲があり，一般食が食べられる | 清明 |
| 90% | 歩行可能 | 日常生活が出来，軽度の病気の進行がみられる | 自身でできる | 食欲があり，一般食が食べられる | 清明 |
| 80% | 歩行可能 | 日常生活において努力が必要，軽度の病気の進行がみられる | 自身でできる | すべての食種において食欲減退 | 清明 |
| 70% | 歩行量の減少 | 職場における労働が不可能，病気の進行が明らかである | 自身でできる | すべての食種において食欲減退 | 清明 |
| 60% | 歩行量の減少 | 趣味，家事が不可能，病気の進行が明らかである | 時々介助が必要 | すべての食種において食欲減退 | 清明もしくは混乱がみられる |
| 50% | 主に座っているか，寝ている | すべての仕事（家事など），労働ができない，病気の重傷度が明らかである | 時々介助が必要 | すべての食種において食欲減退 | 清明もしくは混乱がみられる |
| 40% | 主にベッドでの生活 | 趣味（読書，編み物など）がほとんどできない，病気の重傷度が明らかである | 主に介助が必要，自身ではほとんどできない | すべての食種において食欲減退 | 清明 もしくは傾眠，混乱がみられることもある |
| 30% | ベッドから起き上がれない状態 | 趣味（読書，編み物など）が全くできない，病気の重傷度が明らかである | 完全介護 | すべての食種において食欲減退 | 清明 もしくは傾眠，混乱がみられることもある |
| 20% | ベッドから起き上がれない状態 | 趣味（読書，編み物など）が全くできない，病気の重傷度が明らかである | 完全介護 | 少量の水，氷の摂取 | 清明 もしくは傾眠，混乱がみられることもある |
| 10% | ベッドから起き上がれない状態 | 趣味（読書，編み物など）が全くできない，病気の重傷度が明らかである | 完全介護 | 口腔ケア | 傾眠もしくは昏睡状態，混乱がみられることもある |
| 0% | 死去 | − | − | − | − |

「緩和医療行動スケール Palliative Performance Scale (PPSv2)」(Victoria Hospice)
http://www.centralhpcnetwork.ca/hpc/HPC_docs/formsref/Palliative_Performance_Scale_Japanese.pdf
より引用．使用法の詳細は**第2章❺**参照．

■ 対象者カード

| | 氏名：<br>年齢：<br>家族：<br>住居：<br>状況： |
|---|---|
| 高齢女性 | |

| | 氏名：<br>年齢：<br>家族：<br>住居：<br>状況： |
|---|---|
| 高齢男性 | |

| | 氏名：<br>年齢：<br>家族：<br>住居：<br>状況： |
|---|---|
| 成人女性 | |

| | 氏名：<br>年齢：<br>家族：<br>住居：<br>状況： |
|---|---|
| 成人男性 | |

| | 氏名：<br>年齢：<br>家族：<br>住居：<br>状況： |
|---|---|
| 女の子 | |

| | 氏名：<br>年齢：<br>家族：<br>住居：<br>状況： |
|---|---|
| 男の子 | |

| | 氏名：<br>年齢：<br>家族：<br>住居：<br>状況： |
|---|---|
| 赤ちゃん | |

使用法の詳細は**第3章❶**参照．

## ■ 事業計画概要

作成者：　　　　　　　　　作成日：

| 事業名 | |
|---|---|
| 目的 | |
| 内容 | |
| セラピストの役割 | |
| 実施期間 | |
| 実施頻度 | |
| 実施場所 | |
| 協力機関 | |
| 備考 | |

使用法の詳細は**第3章❷**参照.

■ 進行管理表の書式例

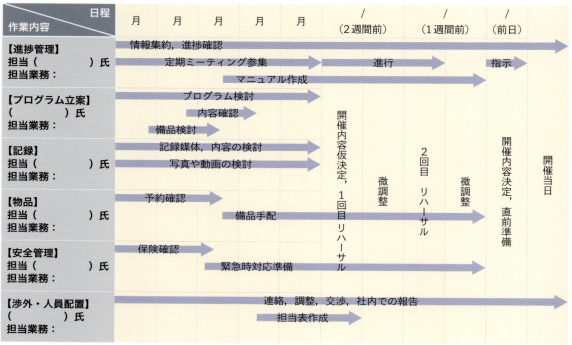

使用法の詳細は第3章❸参照.

# 索引

## 欧文

| | |
|---|---|
| CBRマトリックス | 18 |
| Community-Based Rehabilitation (CBR) | 17 |
| elderly status assessment set (E-SAS) | 203 |
| functional reach test (FRT) | 205 |
| IADL | 209 |
| ICF | 133, 168 |
| IL運動 | 123, 164 |
| mild cognitive impairment (MCI) | 205 |
| MMSE | 205 |
| PDCAサイクル | 87 |
| Public Health Therapist (PHT) | 23 |
| QOL | 174 |
| timed up and go test (TUG) | 203, 205 |

## 和文

### あ

| | |
|---|---|
| アイスブレイク | 235, 237 |
| アウトリーチ | 72, 127 |
| 遊ぶこと | 228 |
| 新しい総合事業 | 181, 194 |

### い, う

| | |
|---|---|
| 生きがい | 211 |
| 生きる意欲 | 228 |
| 意思疎通支援事業 | 36 |
| 意思伝達手段 | 215 |
| 委託事業 | 253 |
| 一般介護予防事業 | 194 |
| 居場所づくり | 208 |
| 医療計画 | 30 |
| インクルーシブ教育 | 92 |
| 運動器症候群 | 203 |

### え, お

| | |
|---|---|
| 栄養状態 | 216 |
| エンパワメント | 114, 163 |
| 応用的動作能力 | 28 |
| 親の会 | 69 |

### か

| | |
|---|---|
| 介護サービス計画 | 42 |
| 介護保険3施設 | 176 |
| 介護保険サービス | 36 |
| 介護保険制度 | 193 |
| 介護保険法 | 21 |
| 介護予防 | 17, 26, 203, 208 |
| 介護予防事業 | 219 |
| 介護予防・日常生活支援総合事業 | 194 |
| 介護老人福祉施設 | 122 |
| 改訂長谷川式簡易知能評価スケール | 205 |
| 外部専門家事業 | 113 |
| かかりつけ医 | 38 |
| 学習障害 | 34 |
| 家族支援 | 112 |
| 家族の会 | 114 |
| 片足立位保持 | 205 |
| 活動 | 230 |
| 家庭背景 | 56 |
| 株式会社 | 78 |
| 環境調整 | 107, 115, 116 |
| 患者の死亡までの過程 | 225 |
| 緩和医療行動スケール | 225 |

### き

| | |
|---|---|
| 機能訓練 | 127, 189 |
| 機能訓練事業 | 20 |
| 義務教育段階 | 96 |
| キャラバン・メイト | 217 |
| キャリア発達 | 105 |
| 吸引器 | 224 |
| 救護法 | 19 |
| 急性期リハビリテーション | 277 |
| 教育的ニーズ | 88 |
| 行政セラピスト | 217 |
| 起立性低血圧 | 223 |
| 緊急時訪問 | 224 |

### く

| | |
|---|---|
| グループホーム | 122 |
| グループワーク | 233 |
| グレーゾーン児 | 52 |

### け

| | |
|---|---|
| ケアプラン | 42 |
| 軽度認知障害 | 205 |
| 啓蒙活動 | 190 |
| 健康寿命 | 26, 207 |
| 検討会 | 47 |

### こ

| | |
|---|---|
| 口腔衛生 | 35 |
| 工賃 | 144 |
| 高等学校 | 83 |
| 高等部 | 83 |
| 公認心理師 | 43 |
| 広汎性発達障害 | 57 |
| 合理的配慮 | 85, 100 |
| 国際生活機能分類 | 133 |
| 国土づくり | 29 |
| 互助 | 16, 199 |
| 子育て応援サイト | 64 |
| 骨盤底筋 | 26, 205 |
| 個別機能訓練 | 190 |
| 個別の教育支援計画 | 85 |
| 個別の指導計画 | 85 |
| コミュニケーションパートナー | 36 |
| コミュニティ | 14 |

| 雇用 | 80 |

## さ

| サービス担当者会議 | 223 |
| サービス付き高齢者住宅 | 176 |
| 在宅医療専門医 | 39 |
| 在宅看護 | 39 |
| 在宅酸素療法 | 224 |
| 在宅生活支援 | 60, 133 |
| 在宅訪問管理栄養士 | 40 |
| 座位保持装置 | 24 |
| 参加 | 106 |
| 三間表 | 62 |

## し, す

| 支援員 | 160 |
| 事業計画 | 79 |
| 事業収支計画 | 80 |
| 治具 | 147 |
| 始語 | 56 |
| 自己肯定感 | 108, 228 |
| 自助グループ | 163 |
| 施設外就労 | 145 |
| 肢体不自由 | 82 |
| 自治会 | 198 |
| しつけ | 53 |
| 指定申請 | 80 |
| 児童館 | 106 |
| 児童クラブ | 83 |
| 児童発達支援事業 | 67 |
| 児童発達支援事業所 | 78 |
| 児童福祉法 | 19 |
| 社会資源 | 35 |
| 社会資源マップ | 150 |
| 社会制度 | 41 |
| 社会的意義 | 81 |
| 社会的適応能力 | 28 |
| 社会福祉主事 | 43 |
| 縦横連携 | 53 |
| 住環境整備 | 176 |
| 住宅改修 | 178 |
| 住民活動 | 198 |
| 就労移行支援事業 | 139 |
| 就労移行支援事業所 | 44 |
| 就労継続支援 | 44, 144 |
| 就労継続支援B型 | 151 |
| 就労継続支援事業 | 144 |
| 就労継続支援事業所立ち上げ | 151 |
| 主体的な生活 | 270 |
| 巡回支援 | 101 |
| 巡回就学相談 | 113 |
| 巡回相談事業 | 72 |
| 生涯学習 | 120 |
| 障害児通所支援事業所 | 79 |
| 障害児保育 | 53 |
| 障害者差別解消法 | 100 |
| 障害者自立支援法 | 22 |
| 障害者総合支援法 | 22, 126, 139 |
| 障害者の権利に関する条約 | 164 |
| 障害受容 | 68 |
| 障害特性 | 102 |
| 障害福祉 | 224 |
| 障害福祉サービス | 126 |
| 障害を理由とする差別の解消の推進に関する法律 | 100 |
| 情報共有 | 116 |
| 自立訓練 | 127, 151 |
| 自立支援 | 25 |
| 自立生活運動 | 123 |
| 自立生活センター | 123 |
| 新生児聴覚スクリーニング検査 | 33 |
| 身体障害者手帳 | 64, 127 |
| 身体障害者福祉法 | 20 |
| スクウィージング | 227 |

## せ, そ

| 生活介護 | 158 |
| 生活介護事業 | 159 |
| 生活介護事業所 | 160 |
| 生活期リハ | 182 |
| 生活訓練 | 127 |
| 生活の気づき | 274 |
| 生活の質 | 174 |
| 成功体験 | 108, 117 |
| 摂食嚥下機能 | 35, 214 |
| 摂食・嚥下指導 | 40 |
| 摂食・嚥下障害 | 33, 39 |
| 専門家チーム | 101 |
| 創発的 | 156 |
| ソーシャルスキルトレーニング | 34 |

## た

| 体位ドレナージ | 227 |
| 多機能事業所 | 151 |
| 多系統萎縮症 | 221 |
| 多職種協働 | 190 |
| 多職種連携 | 88, 183 |

## ち, て

| 地域 | 14, 107, 112 |
| 地域活動 | 168 |
| 地域活動事業予算化 | 244 |
| 地域看護 | 39 |
| 地域ケア会議 | 16, 194 |
| 地域子育て支援拠点事業 | 60 |
| 地域作業療法 | 32 |
| 地域作業療法研究会 | 31 |
| 地域支援事業 | 193 |
| 地域資源 | 209, 241 |
| 地域診断 | 232 |
| 地域生活 | 24 |
| 地域生活課題 | 240 |
| 地域生活活動 | 269 |
| 地域づくり | 17, 26, 29, 31 |
| 地域特性 | 175, 197 |
| 地域に根ざしたリハビリテーション | 17 |
| 地域の活動 | 121 |
| 地域包括ケア | 15, 16, 22, 193 |
| 地域包括支援センター | 16, 195 |
| 地域包括リハマトリックス | 18 |
| 地域リハビリテーション活動支援事業 | 194 |
| 地域を専門としたセラピスト | 23 |
| チームアプローチ | 190 |
| 知的障害 | 82 |

# 索引

聴覚理解 …………………………… 108
調査研究 …………………………… 47
デイケア …………………………… 187
デイサービス ……………………… 187

## と, な

特定疾病 …………………………… 151
特別支援学校 ………………… 25, 84
特別支援学校機能強化モデル事業
 …………………………………… 96
特別支援学校自立活動教諭 ……… 85
特別支援教育 …………… 84, 92, 100
特別支援教育支援員 …………… 100
特別支援教育ネットワーク推進委員会
 …………………………………… 96
特別養護老人ホーム ………… 20, 122
仲間づくり ………………………… 105
難聴評価 …………………………… 215

## に, の

ニーズ ……………………………… 117
二次障害 ……………………… 52, 120
日中活動 …………………………… 158
乳幼児健康診査 ……………………  60
尿失禁 ……………………………… 205
認知・コミュニケーション … 35, 214
認知・コミュニケーション障害 … 33
認知症 ……………………………… 215
認知症サポーター養成講座 ……… 218
認知症サポート医 ………………… 39
認知症初期集中支援 ……………… 209
認定子ども園 ………………………  60
ノーマライゼーション …………… 25

## は

発声発語器官 ……………………… 215
発達障害 ……………………… 42, 82
発達障害児 ………………………… 56
発達障害者支援センター ………… 101
発達相談 …………………………… 58

## ひ

ピアカウンセリング ………… 45, 71
ピアサポーター ………………… 164
ピアサポート …………… 45, 121, 162

## ふ

フォーマルな地域資源／インフォーマルな地域資源 ……………… 241
福祉サービスガイドブック ……… 64
福祉制度 …………………………… 41
福祉ホーム ………………………… 123
福祉用具 …………………………… 178
フロー体験 ………………………… 228

## へ

ペアレント・トレーニング … 70, 113
ペアレント・プログラム ………… 70
ペアレント・メンター …………… 70

## ほ

保育所 ………………………………  60
保育所等訪問支援 …………… 72, 106
放課後子ども教室 ……………… 106
放課後児童クラブ ……………… 106
放課後等デイサービス … 78, 106, 111
法人設立 ……………………………  80
訪問事業 …………………………… 218
訪問薬剤業務 ………………………  40
訪問リハビリテーション ……… 181
保護者観察 ………………………… 56
ポジショニング ……………… 24, 227

## ま, も

マッチング …………………… 140, 141
マップづくり …………………… 150
ものづくり ………………………… 228
模倣 …………………………………  56

## や〜ら

役割 ………………………………… 107
友人関係 …………………………… 175
幼稚園 ………………………………  60
余暇活動 ……………………… 105, 168
ライフステージ ……………… 94, 116

## り, れ

リスク管理 ………………………… 184
リハビリテーション加算 ……… 159
リハビリテーションマネジメント
 …………………………… 181, 188
療育 …………………………………  25
療育手帳 ……………………………  64
連携 ………………………………… 116

## ろ, わ

老人福祉法 …………………………  20
老人訪問看護制度 …………………  20
老人保健施設 ………………………  21
老人保健法 …………………… 15, 20
ロールモデル …………………… 163
ロコモティブシンドローム …… 203
ワーキングメモリー …………… 108

## 編者プロフィール

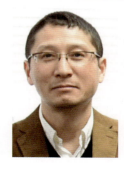

**河野　眞**（こうの　まこと）

国際医療福祉大学成田保健医療学部・教授

青年海外協力隊，国際医療福祉大学保健医療学部講師，杏林大学保健学部准教授を経て現職．カンボジア，ウズベキスタン，タジキスタン，トルコ，ミャンマーといった国々で地域に根差したリハビリテーション（CBR）に携わるのと並行して，国内でも，障害者授産施設，知的障害者デイケア，特別支援教育，五歳児発達相談，東日本大震災被災者支援など幅広く地域での活動に携わっている．

---

### ライフステージから学ぶ
### 地域包括リハビリテーション　実践マニュアル

2018年4月15日　第1刷発行

| | |
|---|---|
| 編　集 | 河野　眞 |
| 発行人 | 一戸裕子 |
| 発行所 | 株式会社 羊 土 社 |
| | 〒101-0052 |
| | 東京都千代田区神田小川町2-5-1 |
| | TEL　03（5282）1211 |
| | FAX　03（5282）1212 |
| | E-mail　eigyo@yodosha.co.jp |
| | URL　www.yodosha.co.jp/ |
| カバーイラスト | エンド譲 |
| 印刷所 | 株式会社加藤文明社 |

© YODOSHA CO., LTD. 2018
Printed in Japan

ISBN978-4-7581-0229-2

本書に掲載する著作物の複製権，上映権，譲渡権，公衆送信権（送信可能化権を含む）は（株）羊土社が保有します．
本書を無断で複製する行為（コピー，スキャン，デジタルデータ化など）は，著作権法上での限られた例外（「私的使用のための複製」など）を除き禁じられています．研究活動，診療を含み業務上使用する目的で上記の行為を行うことは大学，病院，企業などにおける内部的な利用であっても，私的使用には該当せず，違法です．また私的使用のためであっても，代行業者等の第三者に依頼して上記の行為を行うことは違法となります．

JCOPY ＜（社）出版者著作権管理機構　委託出版物＞
本書の無断複写は著作権法上での例外を除き禁じられています．複写される場合は，そのつど事前に，（社）出版者著作権管理機構（TEL 03-3513-6969，FAX 03-3513-6979，e-mail：info@jcopy.or.jp）の許諾を得てください．

# 羊土社のオススメ書籍

## リハビリに直結する！
## 運動器画像の見かた

河村廣幸／編

画像診断ではなく，理学療法のための画像の見かたがわかる入門書！画像の基本的な見かたはもちろん，損傷部位の類推，運動療法の適応・禁忌，リスク管理や予後予測まで，臨床に活かせる考えかたが身につく！

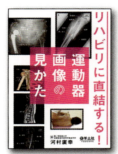

- ■定価（本体4,800円＋税）　■B5判
- ■279頁　■ISBN 978-4-7581-0223-0

## リハに役立つ
## 検査値の読み方・とらえ方

田屋雅信，松田雅弘／編

各検査値の基準値をグラフ化し，異常値の原因・症状が一目でわかるよう工夫しました．リハスタッフが確認すべきこと，リハの中止基準，疾患ごとの検査値を丁寧に解説．case studyもあるので臨床ですぐ活かせる！

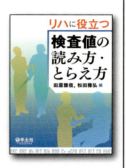

- ■定価（本体3,400円＋税）　■A5判
- ■272頁　■ISBN 978-4-7581-0227-8

## 解いて納得！身につける理学療法
## 内部障害の症例検討
### エキスパートPTが出会った20症例の問題点と効果的なリハプログラム

玉木 彰／編
森沢知之，宮本俊朗／編集協力

臨床でよく出会う20症例を，エキスパートPTが解説．症例の概略と初期評価から「主要な問題点」と「最適な理学療法プログラム」を考える問題を解くことで，どんな患者さんに対しても適切な介入ができる応用力が身につく！

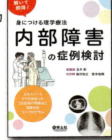

- ■定価（本体4,300円＋税）　■B5判
- ■237頁　■ISBN 978-4-7581-0226-1

## クリニカルリーズニングで
## 神経系の理学療法に強くなる！

相澤純也／監
中村 学，藤野雄次／編

さまざまな要因が絡み合う神経系疾患に，デキるPTはどう立ち向かっているのか？脳がどう障害され，どのようなアプローチが有効かを考えるための思考プロセスを，フローチャートを用いて徹底解説！

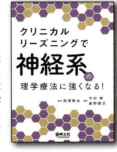

- ■定価（本体4,900円＋税）　■B5判
- ■247頁　■ISBN 978-4-7581-0220-9

---

発行　羊土社 YODOSHA
〒101-0052　東京都千代田区神田小川町2-5-1　TEL 03(5282)1211　FAX 03(5282)1212
E-mail：eigyo@yodosha.co.jp
URL：www.yodosha.co.jp/

ご注文は最寄りの書店，または小社営業部まで

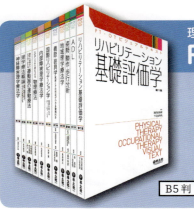

理学療法士・作業療法士を目指す学生のための新定番教科書
# PT・OTビジュアルテキストシリーズ

**シリーズの特徴**
- 臨床とのつながりを重視した解説で，座学〜実習はもちろん現場に出てからも役立ちます
- カラーイラスト・写真を多用した，目で見てわかる教科書です
- 国試の出題範囲を意識しつつ，PT・OTに必要な知識を厳選．基本から丁寧に解説しました

B5判

## リハビリテーション基礎評価学

理学療法士と作業療法士の合作による評価学テキスト．PT・OTに共通する基礎的な評価項目を厳選．よく使われる評価指標を収録した巻末付録も充実．

潮見泰藏，下田信明／編　定価（本体 5,900円＋税）　390頁　ISBN 978-4-7581-0793-8

## ADL

ADLの評価はもちろん，介助と指導法もカラーイラストで具体的に見える！脳卒中と脊髄損傷で基本を解説，さらに疾患特有のADLをまとめた，現場でも長く使える1冊．

柴　喜崇，下田信明／編　定価（本体 5,200円＋税）　351頁　ISBN 978-4-7581-0795-2

## 義肢・装具学
異常とその対応がわかる動画付き

実際にふれなければイメージしにくい義肢・装具を，患者さんの写真と動画，現場のエキスパートによる解説で体系的にしっかり学べる！国試対策問題も収載．

高田治実／監，豊田　輝，石垣栄司／編　定価（本体 6,800円＋税）　413頁　ISBN 978-4-7581-0799-0

## 国際リハビリテーション学
国境を越えるPT・OT・ST

日本のリハを海外へ．国際協力における実施マニュアル，プロジェクト立案，そのまま使える図表集など現地で役立つ要素満載．ゼロからリハを創り上げるノウハウは地域でも活きる．

河野　眞／編　定価（本体 6,800円＋税）　357頁　ISBN 978-4-7581-0215-5

## 理学療法概論
課題・動画を使ってエッセンスを学びとる

課題・動画による能動的な講義のヒント，工夫がいっぱい．1回生に適した情報量で理学療法の重要事項がわかる入門書．

庄本康治／編　定価（本体 3,200円＋税）　222頁　ISBN 978-4-7581-0224-7

## 局所と全身からアプローチする運動器の運動療法

部位別の構成で，共通する評価や技術が身につく！理学療法に欠かせない全身の視点，姿勢や運動連鎖も丁寧に解説．操作技術向上につながる実習課題も収載．

小柳磨毅，中江徳彦，井上　悟／編　定価（本体 5,000円＋税）　342頁　ISBN 978-4-7581-0222-3

## エビデンスから身につける物理療法

現場で必要な知識を集約した物理療法の超実践的な教科書が登場！痛みのしくみや運動療法との関連，適応や効果，禁忌と注意点がエビデンスからわかる．治療法の動画も収載

庄本康治／編　定価（本体 5,200円＋税）　301頁　ISBN 978-4-7581-0221-6

## 内部障害理学療法学

外見から想像しづらい内部障害が「目で見てわかる」！各疾患を「症状・障害の理解」「理学療法の理論と実際」の2項目から解説．振り返り学習，国試キーワードなど学びに役立つ要素も充実．

松尾善美／編　定価（本体 5,000円＋税）　335頁　ISBN 978-4-7581-0217-9

## 神経障害理学療法学

多彩な症状を呈する脳・神経疾患を正しく理解し，評価から介入への思考プロセスを学ぶ！症状・障害の簡潔な解説，症例を交えた理学療法の説明で，実習で活きる知識が身に付く．

潮見泰藏／編　定価（本体 5,000円＋税）　366頁　ISBN 978-4-7581-0225-4

## 姿勢・動作・歩行分析

「動作分析は難しい」を払拭！症例に基づくケーススタディで，観察・分析のプロセスがよくわかる．正常／異常動作のCG動画付き．

臨床歩行分析研究会／監，畠中泰彦／編　定価（本体 5,000円＋税）　230頁　ISBN 978-4-7581-0796-9

## 地域理学療法学

地域をグローバルに捉えた新しい地域理学療法学．基本から予防，防災などホットトピックまで網羅．学びに役立つ自己学習・実習課題，国試対策問題も収載．

重森健太／編　定価（本体 4,500円＋税）　310頁　ISBN 978-4-7581-0797-6